The Therapist's Answer Book:
Solutions to 101 Tricky Problems in Psychotherapy

101个心理治疗难题

［美］ Jerome S. Blackman 著

赵丞智 曹晓鸥 译

中国轻工业出版社

图书在版编目（CIP）数据

101个心理治疗难题／（美）布莱克曼（Blackman,
J. S.）著；赵丞智，曹晓鸥译. —北京：中国轻工业出版
社，2016.8（2023.11重印）
　ISBN 978-7-5184-0911-2

　Ⅰ. ①1⋯　Ⅱ. ①布⋯ ②赵⋯ ③曹⋯　Ⅲ. ①精神
疗法　Ⅳ. ①R749.055

中国版本图书馆CIP数据核字（2016）第086416号

版权声明

责任编辑：陈　珵
策划编辑：阎　兰　　　　责任终审：杜文勇
责任校对：刘志颖　　　　责任监印：吴维斌

出版发行：中国轻工业出版社（北京东长安街6号，邮编：100740）
印　　刷：三河市鑫金马印装有限公司
经　　销：各地新华书店
版　　次：2023年11月第1版第11次印刷
开　　本：710×1000　1/16　印张：30.75
字　　数：280千字
书　　号：ISBN 978-7-5184-0911-2　　定价：88.00元
读者热线：010-65181109，65262933
发行电话：010-85119832　传真：010-85113293
网　　址：http://www.chlip.com.cn　http://www.wqedu.com
电子信箱：1012305542@qq.com
如发现图书残缺请拨打读者热线联系调换
231910Y2C111ZYW

译 者 序

翻译完这本书的最后一句话已经是半夜两点多了！

合上电脑，久久不能入眠！

这是一本极其有趣、好玩和有用的书！

这本书是心理咨询和治疗诊断与技术知识的珍贵宝藏！

无论你是心理咨询与治疗领域的新手，还是老鸟，这本书都非常值得出现在你的书架上！

本书的作者 Jerome S. Blackman 是美国精神科医师和精神分析师，也是美国弗吉尼亚医学院临床精神病学教授。迄今 Blackman 医师已经有四十多年的临床治疗、督导和教学培训经验。他也是中美精神分析联盟 CAPA 项目的培训师和督导师。中国的心理咨询和治疗领域的人其实对这位医师非常的熟悉，他迄今一共写了三本关于心理治疗的书籍，第一本是我们非常熟悉的《101 种防御机制》（*101 Defenses:How the Mind Shields Itself*），第二本是 Get the Diagnosis Right: Assessment and Treatment Selection for Mental Disorders，第三本就是本书。如果你想了解更多关于 Blackman 医师的信息，请登录他的个人网站。

本书作者神奇地把心理治疗的临床理论、技术和伦理整合在一起，并巧妙地将心理咨询师与治疗师在日常临床操作中必须要面对和处理的 101 个心理及行为问题（其实每个问题中又包含好几个小问题）编织在一起，并列举了大量的临床案例，对临床心理治疗中的各种症状、诊断、技术使用、治疗原则和具体问题的处理过程与所涉及的伦理道德进行了清晰、细致的描述。这种编排和描述非常有助于心理咨询师学习从临床角度上全面把握和处理来访者的问题。作者在描述治疗师使用一种技术处理问题时，给出了使用该技术时咨询师如何说话的例子，这也是该书的一大特点。另外，本书的另一个特色是很多详细回答的内容是对所举案例的个案概念化的描述，非常有助于初学心理治疗的咨询师从中学习到如何对案例进行概念化和构想的阐述。

我认为Blackman医师的临床理论取向偏重于经典精神分析和自我心理学，所以他在临床中比较重视自我心理功能和防御机制的评估，当然他也很重视客体关系功能的评估，甚至在很多时候他在临床上也使用认知行为治疗的技术（CBT）。我们可以从他所著的三本书中清晰地看到他的这些临床评估和技术使用的治疗风格。对于精神分析取向的心理治疗中的诊断原则和方法历来都是初学者感到模糊不清和头疼的问题，诊断问题的模糊最终导致了很多初学者对个案概念化的困难，从而影响了治疗技术的选择和对治疗进程的把握。

2013年Blackman医师在北京讲心理防御机制的时候，我和他谈起了关于翻译这本书的想法。他说他在美国教授防御机制和精神分析诊断的课程快有30多年了，而且还因此得过金牌教师奖，他认为我可以翻译本书。这就开启了我们翻译本书的艰苦历程。

本书内容框架为七个部分。

第一部分：简述诊断和技术。作者使用极其简明的言语，以回答两个问题的形式分别概括了动力学心理咨询与治疗的冲突型和缺陷型两大诊断分类的基本诊断维度及方法，包括与这两大诊断相对应的解释性技术和支持性技术的特点。

第二部分：一般治疗原则。作者用10个问题结合相应的案例着重说明了心理治疗的框架和工作联盟的概念，以及在治疗框架中的具体诊断问题和技术的选择。

第三部分：处理不同问题的各种技术。作者选取了18个临床咨询或治疗中来访者的常见现象，诸如神经症、边缘性和精神病性表现的来访者的诊断技术和治疗技术，以及拖延症、躯体症状表现、高智商的来访者如何进行治疗和处理的技术，并结合相应案例介绍了作者常用的处理方式。

第四部分：处理治疗内、外见诸行动的技术，也就是常说的见诸行动。无论是治疗内的还是治疗之外的见诸行动，都是心理咨询师必须要处理的棘手问题。作者列举了心理咨询中常见的35个来访者见诸行动的例子，并详细介绍了处理技术和方法，诸如，各种突破边界、礼物、色情诱惑、拖延治疗时间、言语攻击、躯体接触等。

第五部分：治疗师对来访者的各种反应。本部分以13个问题并举实例的方式讨论了治疗中治疗师的反移情、移情和共情的现象及其处理方法，对治疗师的临床工作非常有帮助。

第六部分：治疗性"框架"的变动和调整。本部分作者写了12个问题再现了治疗性框架被来访者突破或遇到特殊情况时的处理和调整。

第七部分：特殊问题。11个问题谈到了治疗中比较罕见的问题，诸如来访者在治疗中使用口头语、不断清喉咙、穿超短裙、被他人操纵的来访者等。特别是问题101中 A 问题和 B 问题非常重要，它们呼应问题1和2，分别又对诊断和技术做了详细、清晰的总结，对治疗师非常有用。

翻译精神分析心理治疗的书确实是一种煎熬，2014年2月与万千心理的阎兰编辑协商翻译事宜并开始翻译，期间由于临床治疗、教学、培训和研究工作的繁忙，一直拖到现在才完稿，所以很感谢阎兰女士的宽容和理解。当然，尽管时间紧急，我们还是认真、仔细地研究和琢磨本书的言语风格和想表达的内容，尽量把 Blackman 医师流畅、通俗、但不失专业水准的写作风格准确表达出来，这是一种痛并快乐的感受。

我邀请曹晓鸥女士翻译本书的第五和第六部分。她是北京工业大学社工系心理学教师，是首都社会建设与社会协同管理创新中心的成员，也是精神分析取向心理治疗师。她接受中美精神分析联盟培训（CAPA），也是我中挪精神分析培训班的同学。我翻译了本书的其余部分，最后我对全书翻译稿进行了统一整理和仔细校阅。

如果你是一位有经验的心理咨询师，相信你可以从字里行间读出 Blankman 医师在治疗中的说话的语气和治疗态度。这部分内容是无法说出来的，是需要你进行琢磨和体验的。我尽量在中文的行文中把它反映出来。当然这样做的缺点是代入了我自己的主观经验，所以我还是建议各位咨询师可以结合原版英文来读这本书。在此提醒读者，读本书的时候，不要有快速阅读和走马观花的企图，要仔细阅读和思考每一句话的意思，以及这句话与前后文的联系，甚至与相关案例和问题的联系。对于心理咨询行业的初学者来说，当你看不明白的时候，不要着急，召开几个好友的读书会进行讨论也许是个好办法。

虽然我们尽了最大的努力来翻译本书，但肯定有不少地方值得商榷，非常欢迎大家与我们讨论有关本书的翻译问题（zchengz@163.com）。

赵丞智

2015 年 10 月 05 日 于北京回龙观

北京曼陀海斯精神分析中心

一 些 答 案

本书的内容是解答我的朋友、同事、学生、亲友和感兴趣的社会人士经常向我提出有关心理治疗疑难问题的答案。这本书主要是为所有从事心理咨询和治疗工作的心理健康执业者及其有爱好者精心准备的一桌大餐。

在本书中，您将会读到我在心理诊断、治疗和督导工作中的一些成功和失败的经验；我在长达几十年心理治疗和督导工作中所遇到的最令人困惑的、最基本的和令人着迷的问题的总结；以及处理和解决这些问题的实操性策略。

多年来，我一直坚持着教学、督导工作以及与许多心理健康执业者讨论心理治疗技术的习惯。他们包括社会工作者、心理学家、乡村宗教咨询师、教育咨询师、执业的专业咨询师、精神科医师和精神分析师[1]。尽管他们的背景非常宽泛和不同，我发现许多这些心理助人从业者最常感到困惑并提出的是一些实操问题和比较难操作的技术问题，它们就是我希望在本书中给出答案的那些问题。

最初，我对他们提出的这些问题感到有些吃惊，尽管许多治疗师觉得

---

[1] 他们的理论背景包括支持性治疗、认知心理学、人际理论、神经科学、认知行为治疗、电休克治疗、精神药理学、发展心理学、成瘾心理学、社会工作、进食障碍专业、神经心理学、儿童精神病学、儿童虐待专业、伦理学、动物行为学、老年病专业、音乐治疗、艺术治疗、学校心理咨询、住院治疗、和 Klein、Lacan、Jung、Freud、Bion/Tavistock、Kohut、Mahler、Kernberg、Bowlby/Ainsworth、Arlow 和 Brenner 的精神分析理论以及存在主义心理学家。

他们接受的训练足以使自己能够使用某一种治疗取向来应对和处理心理问题，但是绝大多数开业者其实在其实践中并不是"纯粹"者，也就是说，他们在心理治疗实践中使用的技术和策略其实并不仅仅局限于某一种理论和治疗取向。他们常常会从自己未接受过训练的其他理论和技术取向中，吸取对自己工作有用的理论或技术来帮助来访者。有时候，他们能够非常熟练地使用这些技术；而另外一些时候，他们在使用这些技术帮助特定个案时，并没有认识到其实这些技术在不同的理论体系中有其特定的起源和原理。

我观察到绝大多数治疗师都发展出了自己独特的治疗"风格"和技术。这是他们在自己的治疗中，尝试错误和阅读学习中，凭借对来访者的一般知识、专业判断、经验和共情性同调等发展出来的。他们发展出来的许多非常有价值的技能都是在治疗工作中学习得来的，和／或是通过研究、执业后督导，以及与其他同行讨论而获得的。

我认为多学科、多理论取向的方法，无论是对心理治疗执业者，还是对接受心理治疗的个体都有着太多的益处。常言道，"如果你拥有的工具仅仅是锤子，那么任何事情在开始时都会被你认为是钉子。"大多数经验丰富的心理治疗师，认为他们所接受的专业训练为他们在治疗中提供了一个如何接近和处理来访者的开始视角。而且我们都发现，我们还从每一位来访者的治疗中学习到了一些新的东西。这是心理健康领域所能提供的激发智慧的巨大源泉之一：无论我们实践多长时间，我们总是能够通过心理治疗的实践学习到更多新的东西。

我个人喜欢研究与治疗心理疾病有关的更加宽泛的理论，并且从每一种理论所提供的最好思想中吸取一些东西。在我与同行的讨论中，我自然而然地发现了一些在理论取向方面非常具有灵活性的治疗师，他们非常擅长根据他们所治疗的具体个体来调整治疗技术，这样的做法表现出以下三方面的优势：

- 在总体上，他们会获得更好的治疗结果；
- 在他们的工作中，能够使来访者更加满意；

● 他们能更有效率地展开一个治疗，因而有不错的经济收入（很大程度上是因为 1 和 2）。

要想成为能够根据来访者的具体情况来调整治疗技术的专家，这需要你发展出适合你自己的诊断工具箱（成套诊断工具）。大多数关于诊断的工具基本都体现在本书所描述的特定问题中，特别是问题 2（我什么时候说话？）和问题 101[B]（关于诊断的更多知识）。我早些时候写过一本书，书名是《获得正确诊断：心理障碍的评估与治疗技术选择》（*Get the Diagnosis Right: Assessment and Treatment Selection for Mental Disorders, Routledge*, 2010），这本书提供了对诊断更多的深层次探索的信息。

所有心理治疗方法都被设计成能够通过个体与治疗师之间的互动来达到对个体的困扰产生影响和改变之目的。有时候，治疗师尝试帮助来访者理解先前不能被他们自己看到的内心冲突。也有时候，治疗师会尝试为来访者提供抚慰和解决问题的方法，和/或有关工作和人际关系的建议。在本书中，我也纳入了我的一些想法，这些想法是关于以上两种治疗取向之间的灰色区域和混合状态的。

在心理健康、心理治疗理论和实践情境中，你将会发现很多两难性冲突情境。有一些几乎具有普遍性。而另一些则是不常见的，它们只是发生在罕见的情况下。绝大部分情况是处于中间状态，它们足够常见，但不是无所不在。只有很少的问题是单调和乏味的；在治疗中，一些问题可能具有讽刺意味，而且通过一点幽默就很容易得到处理和控制。其他一些问题则可能是极其悲哀、令人恼火，或者干脆就是危险的。

我希望你们能从本书提供的问题答案中尽可能地学习到和我一样多的经验，而我的这些经验是多年来我从那些极其困难问题的解决过程中学习到的，而这些问题都是由接受我督导的学生和接受我治疗的个体摆在我面前的。这些问题让我一直保持着对心理治疗的兴趣，并维持着我对求助于我的那些个体更加宽泛的思考。

毋庸置疑，你们可能会想起一些我省略掉或没有考虑到的问题。如果你愿意的话，请你给我发电子邮件来谈谈你的一些想法。自从我开始写这本书，我的同行就不断向我提出他们在工作中所遇到的新问题和一些更具挑战性的问题。也正如我期望的那样，我也听到了一些我没有考虑到的答案，而且我也非常期望听到更多那样的答案。

在提出和回答这些问题的工作中，对我来说根本的狂喜在于智慧的扩展和自我效能感的不断提高。

让我们一起享受这一时刻！

Jerome S. Blackman, MD

jeromesblackmanmd@gmail.com

注意：本书使用了许多临床案例。绝大多数案例是由不同个案综合而成，所有案例都绝对隐去了当事人的真实信息，但我还是保留了案例的动力学元素。

致　谢

首先，感谢那些申请并接受我督导的心理治疗师们，是他们督促我去思考如何解释治疗中所遇到的复杂困难和情境。其次，我非常感激接受我帮助的来访者，是他们允许我接近他们的心灵深处；是他们让我理解了人性的特征和心理功能。

特别需要感谢的是我的妻子，Susan，她在忙碌的法律工作中尽心竭力地帮助我整理和校对书稿；我也很感谢我的儿子，Ted，他在繁忙的商业活动中抽出时间为本书的写作风格提出了不少宝贵的建议。

我也非常感谢那些阅读本书和为本书各个章节提出了非常有用建议和意见的同事们，他们是：Steven Waranch 医师、Janet Schiff 和 Andrea Bandfield 医师。北京的姬雪松医师和上海的曹凌云医师阅读了本书手稿的最初版本。Emad Daniel（U.S. Navy）和 Aileen Kim（Washington, DC）阅读过本书的文本并提出过建议。还有很多同道给予过本书支持和建议，在此一并予以感谢，名字不一一列出。

最后，也是非常重要的感谢，我衷心感谢协助我工作的、忠实而胜任的办公室助理，Jean Broughton 女士，她一如既往，在组织和策划本书稿项目中起到了不可估量的作用。

目　录

第四部分 处理治疗内、外见诸行动的技术／137

第一部分

简述诊断和技术

概述

不是每种治疗方法都适合所有个体。不是每种理论都能解释所有个体的行为和问题。

在本部分中，我会用两个问题简单而快速地回顾和复习一下心理治疗师使用的一些干预技术类型。我也会讨论哪种类型的干预方法基本上更加适合哪种类型的问题，以及能最恰当地解释那些不同问题的是哪种理论取向。

如果你们想要获得关于这些主题的详细讨论内容，请参看我的另一本书，《获得正确诊断：心理障碍的评估和治疗方法选择》（*Get the Diagnosis Right: Assessment and Treatment Selection for Mental Disorders, Blackman*，2010）。

我期望，接下来将是一个简明扼要的总结，其内容主要针对决定最大可能诊断的那些因素组成的实际综合体，然后依据这个决定因素而找到治疗师需要在治疗中对来访者说什么类型的话。更加详细一点的内容，请你参看问题101。

我要说什么话？（技术）

任何类型的心理治疗工作都会涉及你要告诉来访者那些能影响他们的事情。你要说的话基本上可以分成以下两种类型：

● 使来访者情绪镇静下来的话，

● 激发来访者的话。[1]

"镇静"（calming）的互动技术通常被称为"支持性"技术，反之，"激发性"（stirring）评论通常被称为"澄清""理解"或"解释。"在问题2中，你会看到我对何时使用每种干预策略的有关想法，以及我对每种干预策略在治疗中使用的举例也将会贯穿本书。

支持性技术是指治疗师对来访者所说的话能够使他们感到好受一些——有点类似于给身体疼痛的人服用止疼药。解释性技术非常像外科手术：治疗师对来访者所说的话开始可能会让他们感到一些痛苦，但是必须在过一段时间后这些话才能产生有益的效果，从长远利益来看，这类技术的目的是要移除或改变来访者的问题。

认知行为技术有点像支持性与解释性取向的混合，但是主要还是支持性技术。认知行为治疗师基本上还是尝试帮助来访者感受好一些，以及思考时更加理性一些。

那么，治疗师应该在咨询中说什么话呢？（在问题2中我将回答说话的时机是什么。）

---

[1] Schlesinger (1995).

简 短 回 答

支持

支持技术要求心理咨询师要仔细地调谐（attune）来访者的情感和他们的生命现实。你需要对来访者在思维判断和人际沟通中哪里出现了问题感兴趣，以至于你愿意并能够与他们讨论解决办法。你也要设法发现他们的强烈情绪，而且真诚直率地表达（当你有能力表达时）你对这些情绪的同调性理解。

如果你认为有必要并决定使用支持性治疗技术，你需要做的是：

● 询问来访者目前的情况和情境，以便获取详细的信息；

● 探索来访者在工作情境和目前人际关系中的困难；

● 尝试进行干预，帮助来访者做出更好的决定，并使他们自己感受好一些。

有些治疗师可能会增加一些认知行为技术以帮助：

● 澄清来访者关于他们自己或他人的非现实性期望，及其主题范围；

● 让来访者记录和写出重要事件和他们的想法，以及它们做出的反应（"家庭作业"）；

● 思考针对引发功能失调性情绪问题的其他解释方式；

● 确证来访者的正确认知和理解，并帮助他们学会改变不正确的认知和解释；

● 教会来访者放松练习技术，指导性想象技术。

理解（"解释"）

解释性技术是指治疗师向来访者指明，是他们什么样的思维方式和想法引发了他们的问题，不管他们有没有意识到这些思维和想法（意识的和无意识的）。治疗师将会在以下所列的内容中寻找构成他们内在冲突[2]的元素：

- 爱、性和攻击的愿望；

- 罪疚感和羞耻感；

- 现实；

- 情绪（"情感"）；

- 各种防御机制。

当你仔细倾听来访者对他们症状、人际关系困难的描述，以及有时候他们对你作出的反应方式的时候，你将会发现以上这些内在冲突性元素的内容具体是什么。

如果治疗师决定使用解释性治疗技术，你需要做的是：

- 指导

  来访者告诉你他们在人际关系中，生活中和治疗中所遇到问题的有关想法、梦和感受；

- 指明

  来访者的现在和过去各种愿望之间的冲突，以及他们对他人和环境的道德良心感；

- 澄清

  来访者焦虑和抑郁情感的根源；

- 面质

  那些干扰来访者恰当解决各种内心冲突的防御性操作。

当治疗师与来访者一起弄明白这些问题和内容的时候，一开始他们可能会感觉有点不舒服，但是来访者在这个过程中所获得的知识，能够帮助他们理解他们自己的行为，让他们做出更加恰当的决定，以及达到缓解症状的目标。[3]

---

[2]　Brenner (2006).

[3]　比较全面的回答参见问题101(A)。

我什么时候说话？（诊断）

当治疗师充分倾听了来访者的问题后，你就会面临一个选择：是进行支持性干预，还是解释性干预？

简 短 回 答[4]

当来访者以下的自我功能基本完整的时候，基本上就决定了治疗中应该使用说阐明（解释性）技术（问题1）：

理论
尝试解释来访者的内在冲突，来访者需要具备以下心理功能： ◆ **AIRS**：抽象、整合、现实检验、自我保护 ◆ **ARTS**：情感容受、冲动管理、信任、超我（道德良心）

- 理解象征化（抽象能力），

- 思维和想法的组织性（整合能力），

- 现实关系能力，

- 自我保护（没有自我伤害行为），

- 情绪控制能力（"情感管理"），

- 信任能力（"客体关系"），

- 道德良心（"超我"）。

当来访者以下的自我功能存在严重缺陷的时候，基本上就决定了治疗中应该使用药物治疗和（或）支持性（相关的）技术：

- 抽象功能

- 思维和想法的整合功能

- 现实功能

- 信任能力，和（或）

- 以下功能

  ▲ 冲动控制（例如酒精滥用或性成瘾行为）和

  ▲ 情绪控制。

使用认知行为治疗技术来帮助来访者解决他们以下的问题：

- 关于现实的看法，

- 关于他们自己的看法，

- 关于未来的看法，

- 关于对与他们有关人的看法，

- 关于使他们感到强烈焦虑相关因素的看法。

小技巧
◆ 药物治疗功能缺陷 ◆ 解释内心冲突

第二部分

一般治疗原则

概述

治疗师和来访者共同构成了治疗"框架"或"工作联盟"：

- 准时开始与结束治疗；
- 探索和识别来访者的问题；
- 同意与治疗师谈话（不是其他形式）；
- 同意告诉治疗师他们对治疗师所说话的思考和感受；
- 愿意支付心理治疗费；
- 按照双方协议支付爽约的治疗费。

当来访者违背以上任何一条约定时，治疗师需要与他们就此问题进行讨论。如果是治疗师违背了任何一条约定，你必须要反思和觉察你的"反移情"（参看第五部分内容）。

工作联盟与治疗框架

　　心理治疗，当其进展不错的时候，很像与一个好朋友的日常谈话，在这个谈话中：

- 你鼓励来访者与你进行坦率而开放的谈话。
- 你努力做到真诚地对待来访者，但你必须是机智和敏感的。
- 来访者形成对你的依恋，而且很在乎你。
- 你关注他们究竟发生了什么，你感觉到他们的依恋，而且对他们负有责任。
- 你发展出了一些对他们如何感受的共情性理解。
- 他们发展出了一些对你和你为帮助他们所做努力的共情性理解。
- 你们二者互相看重对方的时间价值。
- 你要发展出相互尊重。
- 随着来访者逐渐能客观地看待自己，他们可能会与你开一点玩笑。
- 你要真诚地讨论他们对告诉你的事情和你告诉他们的事情所作出的反应。
- 当来访者感到非常痛苦的时候，你要有能力在情绪上响应他们。

心理治疗与好朋友之间日常谈话的不同之处在于以下几点：

- 你不能在治疗室之外会见来访者。
- 通常你不能告诉来访者太多你私人生活的细节。
- 来访者需要识别出真正困扰他们的明确的情绪问题，这些问题令他们非常尴尬和难堪，以至于他们无法告诉他们最好的朋友。
- 你努力帮助来访者做出决定，更好地应对或更好地理解他们自己。
- 有时候需要你告诉来访者那些导致他们痛苦的关于他们自己的一

些事情(就像告诉来访者关于他们自己意识不到的防御机制一样。)

● 来访者会告诉你他们对你所说的话的反应。

● 你只能在有限的时间里（通常是 30 或 45 分钟）会见来访者。

● 来访者同意准时开始和结束会谈，而且要尽可能诚实。

● 来访者要为你的工作支付费用。

● 如果来访者不能在约定的时间会见你，他们必须遵守你们一起制定的关于爽约的协议。

● 你要鼓励来访者告诉你他们对他们自己的关系、幻想和秘密（例如自慰幻想或婚外情）的相关想法。

● 你要鼓励来访者报告出关于他们与你关系的积极和消极的想法，包括在任何其他情境中不恰当的幻想，以便于你能够找到和弄清楚目前仍然缠绕和作祟的他们的童年和青春期问题。

● 你不能与来访者有任何躯体接触（除了在第一次会见开始和最后一次会见结束时的握手，这是美国文化；在世界的其他许多地方，每次治疗开始和结束都要有短暂的握手。）

● 你承担了与来访者精神健康相关的一定责任和义务。

● 你不能寄期望于来访者反过来帮助你。

● 你不能把来访者对你说的话告诉任何人（保密），除非是在督导中（不能向督导师透露来访者的真实姓名），或在特殊的法定情境中（诸如非自愿诉讼）。

上述部分通常被称为"工作联盟"[1]

---

[1] Greenson (2008).

没有清晰问题（或"主诉"）的人

这是一个有点奇怪的问题。如果你是个执业治疗师，你早就会知道，绝大多数来访者直到他们先尝试了许多解决他们自己问题的方式之后才来约定与你会面。[2]通常情况下，他们会不分先后地尝试与朋友交谈、练瑜伽、练冥想、咨询人生导师、服各种各样的药物、扎针灸、体育锻炼、努力工作、旅行、手淫或婚外情等自救行为。

然而，有时候来访者来见你是因为他们似乎并不清楚究竟是什么问题在困扰着他们。他们表达含糊，或者并不认为他们提到（顺便提及）的问题是异常的。这种情况下，治疗师该怎么做？

提示

工作联盟意味着来访者在治疗中要与你一起做到：

◆ 出席每次会谈；

◆ 准时开始和结束会谈；

◆ 以治疗师期望的方式支付治疗费；

◆ 按照你们设立的协议，支付任何一次爽约的治疗费；

◆ 来访者承认自己特别的问题，他们想获得帮助来解决这些问题；

◆ 来访者只与你（不能与任何其他人）进行会谈；

◆ 来访者要对你对他们的评论和解释给出反馈意见。

---

[2] 顺便一提，这正是让保险商和第三方付费者（包括美国政府）做出关于心理治疗的有效性将会导致人们过度使用心理治疗的不正确假设的地方：绝大多数人拒绝看心理治疗师的原因如下：

　a) 谈论自己的问题，特别是那些与性和手淫相关的事情，是非常尴尬的；

　b) 青少年放弃自主性的感觉太强烈了，以至于他们不会因为任何事情而去咨询一个"权威"人物；

　c) 来访者宁愿把时间花在其他可以带来暂时快乐的事情上。

你作为治疗师，相应地要做到：

◆ 完全聚焦于来访者的问题（而不是你自己的问题或其他人的问题）；

◆ 设法搞清楚什么地方出问题了；

◆ 你要做出专业的评论和解释，来帮助来访者应对和理解你和他们一起发现的问题；

◆ 准时开始和结束治疗；

◆ 认真对待来访者。

简 短 回 答

一般的认识是，如果来访者不能澄清他们的问题，工作联盟就还没有建立起来。那么，在尝试着手处理其他问题（除非来访者处于紧急情况之中）之前，通常必须先处理工作联盟中的问题。当来访者不清楚他们自己的主要问题时，我会设法让这个问题引起来访者的注意和关注。

例如，我会对他们说，"我理解在你的婚姻中可能存在沟通的问题，但是我注意到了你可能已经不在乎那些相关的问题了。"这可能是针对模糊问题的一个面质过程。当我这样说之后，我希望听到来访者告诉我更多关于他们问题的详细情况，诸如，"噢，对你说出那些事情会让我感到很尴尬。我们已经两年没有性生活了……。"

然而，有时候来访者可能会有这样的反应，"我不知道究竟怎么了，我们每次沟通总是以争吵而告终。我想不起来我们为什么而争吵。"换句话说，他们含糊其辞的问题可能会因他们的遗忘（压抑）而变得更加复杂。然后，你将不得不努力尝试去发现和找到具体问题是什么。方法是通过获得更多既往详细生活事件信息和通过使用评论性解释去面质压抑的防御，如："我有点明白了，作祟的魔鬼在各种具体细节里面，可是那些细节听起来是如此的痛苦，以至于你有意无意地把它们关在了记忆之外。"[3]

---

[3] 理论：这里使用了 Paul Gray (1994) 的概念：聚焦于（无意识的）阻抗，当其发生的时候。

治疗师要警惕，你不能询问太多的问题，诸如，"你们是为了钱而吵架吗？"来访者会有很多遗忘（压抑是一种防御机制）的理由。如果你探索到了令来访者心烦意乱的记忆内容，他们可能会以放弃治疗或不出席下次治疗（"回避"作为一种防御机制，参见问题10）的方式来回报你。

> **小技巧**
>
> 如果治疗师必须深入挖掘才能发现来访者的主诉问题，那么你可能会错失观察来访者使用压制（Supression）防御机制来防御幻想和冲突的呈现机会。

详 细 回 答

除了模棱两可和含糊其辞的问题之外，来找你做咨询的人可能一开始仅仅是谈论他们的童年或青春期的事情。

如果来访者过多地关注和聚焦于其根源性主题的家庭成长史信息，那么无论在任何时候，这都可能是他们"回避"现有问题的一种方式。基于这个原因，我有时候把这种聚焦和关注戏谑地称为"糊弄事儿（FOOL）"。[4]

> **小技巧**
>
> "糊弄事儿"的关注可能是来访者在掩盖他们目前的问题。

举例1

Joe，男，41岁，感到非常抑郁。他一进入我的办公室，就开始诉说："是啊，我认为我的父亲是个双相障碍患者。他看精神科医生已经有一段时间了。后来他喝酒喝得很厉害，不过他去参加了AA（匿名戒酒者协会），这对他有些帮助，可是到后来他又因为吸烟患上了肺气肿。在我13岁的

---

[4] 这个防御机制的技术名称是"暂时性退行"。参见 Blackman (2003a)。

时候，我第一次开始喝酒，我认为这是一个重大事件。我所有的朋友都喝酒。我父母一直不知道我们在喝酒。我在14岁的时候认识了Sandy，我们开始约会。我记得她有着蓝色的眼睛和棕色的长发。但是后来她和我吹了……"

就此情境来说，我有许多选择。我可以等待几分钟来看看Joe漫无边际的诉说是否能联系到他刚才告诉我目前抑郁情绪的过去经历史。我也可以探索他和Sandy的关系或者他与父亲的关系，对我来说对这些关系的探索可能会为我提供理解患者抑郁情绪的线索。或者我还可以温和地指出，尽管他告诉我的资料信息似乎是重要的，但是我仍然不知道究竟是什么原因让他联系我，并来见我。

或者，我还可以补充道，对于他来说开始诉说他的家庭故事要比直接"进入"随后他自己发现的困难情景容易得多。我决定选择这些干预方式中的最后一种选择。Joe反馈道，"那是我处理困难事情的一贯方式：我总是围绕着罗宾汉谷仓（Robin Hood's barn）徘徊转悠，永远也不能说出要害之处。我的妻子说话也是这个样子的。"我最后终于弄明白了，Joe目前抑郁情绪的主要原因集中在他与妻子之间的情感亲密和性关系相关的内心冲突上。

举例2

Karen，女，22岁，她属于美国志工团人员，工作于偏远的农村地区，Arlene咨询师转介她到我的办公室见我，Arlene曾经是我的一个学生，现在她在美国志工团谋职。在农村工作场所，Karen曾经有过惊恐发作的经历，最近的一次惊恐发作动用了救援直升飞机把她送回在城市的家里。

我以下面的开场白展开了对Karen的心理评估访谈，"为什么不和我谈谈关于你的问题和困难呢？"Karen看起来有点不知所措的样子，她回答道，"什么问题啊？"我告诉她说Arlene曾经告诉过我你有急性焦虑发作的问题。Karen点点头，说道，"哦，是那个事情啊。可那是很久以前的事情了。"其实仅仅是2周前发生的事情。

Karen 补充道,"我不想说那些事情!更不想去想起它们!"我解释说,她把那些事情关闭在自己的意识之外,对她来说一定也是很痛苦和尴尬的。她试探性地看着我,然后说她仅仅是"吹掉了它们。"她用这样的方式表达极有可能是在使用双关语[5],这向我透露出她可能在压制与性有关的内在冲突。

不幸的是,当我指出她在回避她的主要问题时,Karen 变得更加防御了。因此,我询问她是否愿意和我谈谈在她在美国志工团的一些经历。她同意了。大概过了20分钟,她说道,在她工作的地方,她与另一个志愿者 Ken 成为了"亲密的朋友"。在她和 Ken 一起工作到深夜的时候,她就开始了惊恐发作。Karen 说,"可是他并不喜欢我的男朋友。我的男朋友,名字叫 John,在加拿大生活。"

事实上,John 已经好几个月没有与 Karen 见面了,而且他们之间的邮件联系也越来越少了。我与 Karen 一起澄清了她对自己在那种情况下卷入与 Ken 的情感关系而感到非常的罪恶和内疚。她表示同意这样的澄清,而且她对有关她自己与 John 的内心冲突也越来越感兴趣了,最后发现 John 曾经欺骗过她一回,但是 Karen 已经原谅了 John。在评估访谈的最后一段时间里,我们都同意并承认 Karen 对于她与 John 的关系一直都存在着一些复杂的感受,而且她愿意进一步搞清楚她自己现在正在做什么;到此,我们就找到了一个明确的主诉。

Karen 与我的心理治疗工作频率是每周一次,一直持续了大概3个月。在这段治疗时间里,我们逐渐理解了 Karen 一直在压制她对 John 忽视她所产生的强烈愤怒情绪,Karen 是通过认为 John 忙于应酬"朋友"来合理化 John 对她的疏离和忽视。她的罪疚感一直驱使她回避面对自己通过卷入与 Ken 的情感关系来报复 John 的内心愿望。

具有讽刺意味的是,她的惊恐发作一直使她逃离 Ken 的同时也让她不能接近 John(John 仍然在加拿大);Karen 通过得不到(丧失)两个男人

5　S. Freud (1901).

来让自己遭受惩罚。由于青春期"判断能力抑制的倾向"使她的内心冲突变得严重起来：例如，她回避对有关 John 对她不忠实的判断。

就家庭根源而论，在 Karen 15 岁的时候，父亲曾经欺骗了她的妈妈，但她的妈妈原谅了丈夫。在对待父亲欺骗母亲的问题上，Karen 一直在与自己的母亲认同。因此，Karen 一直回避批评母亲的逆来顺受，在心理上接受了父亲的回心转意，并且自己也紧紧依附着 John。

问题 5

你能根据目前的问题（主诉）做出诊断吗？

有时候，你可以仅仅根据来访者陈述的目前的问题（主诉）而做出诊断，如果是这样，就会节省你很多时间。至少，为了证实或否定你关于诊断的最初假设，来访者当前的问题能够引导你继续探索那些你所需要的材料。

简 短 回 答

如果来访者目前的问题或行为显得离奇古怪，那么诊断为精神病的机会很大。举例1：一个男人用枪射击了自己的脖子。举例2：一个女人用刀切掉了自己的一个乳房。有这类问题的个体可能需要接受药物治疗，毋庸置疑，他们需要定期接受住院治疗。

如果来访者目前的主诉不是那么太离奇古怪（例如，"我几乎不能从我母亲去世中走出来，"或"我经常喝醉酒，而且醉得很厉害"），我通常会询问来访者，关于你提到的这些问题，你自己有什么看法？比较有用的回答可能是，"我想我对不起我的妈妈，我感到很内疚"或者"我最近在经济上有些困难，可能我正在用喝醉酒来麻醉我失败的感受。"来访者这样的回答表明了他们还拥有理性的自我观察能力和抽象概括能力，具备这些能力是来访者能够在心理治疗中理解自己内心冲突的重要基础。

鉴别诊断

这是一个通过综合考虑来访者的各种各样主诉、征兆、症状和调查结果，而得出各种可能诊断的过程和结局。

在考虑过各种可能诊断和原因（病因学）之后，每一个诊断都必须在具体的案例中被进一步地研究以便被"排除"或被"证实"。

详 细 回 答

举例 1

Amir，精神科住院医师，他在课堂上报告了一个案例：Joan，女性，33岁，因患有"抑郁症"住在内科病房接受治疗。"实际上，Joan 能凭空听到有人说话的声音，内容是让她去杀人；她也能够看到已经死去的亲戚和一只狗在她的床前一会儿出现，一会儿又消失了；她无法摆脱这些令她感到心烦意乱的体验，这使她变得情绪非常的抑郁。"

我在课堂上询问这位住院医师，可不可以尝试利用现有的主诉：言语性幻听，得出一个诊断。住院医师的诊断意见是，"偏执型精神分裂症""伴有精神病性症状的重性抑郁症"和"伴有精神病性发作的边缘性人格。"学生们都一致同意一个情况：Joan 目前是精神病患者。

鉴别诊断（其他可能的诊断）也包括药物滥用和一些躯体疾病。因此，我们不能仅仅是去理解患者的内心冲突，还需要寻找和发现导致患者精神病性症状的其他原因是什么。

Amir 接着报告说，Joan 和男朋友分手了，是男友抛弃了 Joan。她有五个孩子，他们的年龄从6岁到17岁，孩子们的父亲分别是不同的男人，没有一个父亲支付孩子的抚养费。Joan 从来就没有结过婚，目前也是单身女性。Joan 的头颅核磁成像（MRI）结果显示正常。血液化验结果也正常，躯体检查结果也是正常的（例如，器质性病因能够被排除）。然后，Amir 报告大约有两年的时间里，Joan 一直是无家可归（沿街流浪）的。根据 E·Bleuler（1911，1950）的观点，"无家可归"的现象极大可能提示是精神分裂症。

随后，Amir 回忆起，Joan 曾经对他说过，"你的灵魂以前和我的灵魂是一样的。现在你已经变了；我不想伤害你的感情，但是现在我不喜欢你了。"

小技巧
不是所有说自己感到情绪很抑郁的个体都符合抑郁症的诊断。

我讲解说，住院医师的报告陈述表明，Joan 还是有一些道德良心的功能的[6]，并说明 Joan 的内心是"分裂"的：她同时怀有对一个人积极和消极想法的能力方面是有缺陷的，这一特征通常见于边缘性人格和精神病状态的个体。Joan 在她与 Amir（不需要外在证据就发生了感知上的转换）之间的现实检验功能是有缺陷的，这一证据让她的诊断更加靠近精神病的可能性。

Amir 补充说，Joan 曾经向他展现过她自己的裸体照片。在那张照片中，Joan 紧挨着一个裸体的男性异装癖者站着，像个"模特儿"一样。

Amir 证实到，Joan 从来就不是一个模特儿，尽管她的照片被挂在网络上。Amir 对 Joan 的夸大性表现（一种妄想类型）是否是精神分裂症的特征感到很奇怪。他报告了全体教学人员针对 Joan 的轴 II 疾病（可能是反社会人格特质）诊断的讨论结论，这是基于 Joan 的说谎、表现癖和夸大性的表现而得出的。

我同意 Joan 展现出了"歇斯底里的人格特质"——她的表演特质和表现癖可以列在轴 II 的诊断上；另外，她的说谎现象更加符合"做作"（factitious）或"反社会"人格的特质。但这些特征并不能排除精神病性诊断，因为这些病理性性格特质[7]是很普遍的表现——这正是建立 DSM 多轴诊断系统背后的真正原因。

总而言之，内科医生做出的"抑郁症"诊断并不是 Joan 的真正可靠的诊断，尽管抑郁情绪一直是她的主诉内容。

---

[6] 因为 Joan 对伤害 Amir 的情感能感受到一定的罪疚感——可能是整合罪疚感的能力比较差 (Ticho, 1972)。

[7] Hoch and Polatin (1949).

举例2

Fred，28岁，律师，已婚，自述自己脑子里面总是不停地想着一个为他工作的年轻女人，苦于不能把这个女人"驱逐出自己的头脑。"这位年轻女性名字叫Ann，除了在他们互相看到的时候，她几乎都是疏远和冷漠的。他对被她吸引而感到罪疚，尽管他与自己的妻子一直在考虑离婚的事情。他脑子里面一直想着Ann，驱之不尽，挥之不去，怎么也摆脱不掉那些想法——这就是他来诊的主诉。Fred感到自己与律师所中一个已婚的男性合伙人有竞争，这个合伙人曾经带着Ann和自己去旅行过。Ann可能从来就没有承认过他想的这些情况，这使得Fred感到更加受挫折。

Fred似乎具备足够的现实检验能力，他能够观察自己，而且他对理解自己也很感兴趣（他有"心智化"的能力）。他在叙述和表达自己问题的时候，显的很有组织和条理性（完整的整合功能），他认识到有些东西在抑制和阻止着他（完整的抽象功能），而且也认识到自己感到Ann的迷人和吸引是"迷恋和发傻"的表现。我对Fred的初步诊断是：伴有神经症性判断能力和执行功能抑制（做出有关爱和攻击决定的功能抑制）的强迫性观念。

我与Fred做了将近2年的心理治疗。我们最终弄明白了他对Ann的迷恋和被吸引反映了：

- 他对失去妻子情感（妻子拒绝他）的受伤害感受所产生的良心谴责（罪疚感）的宽慰和缓解；
- 表达对妻子愤怒的一种秘密方式；
- 获得自我惩罚（妻子虐待他）的一种方式；
- 他感受严重挫折感的一种重复，其原因是他的母亲曾经理想化他。

Fred和他的妻子最后还是离婚了。结果是因为他妻子已经有了另外的爱人。Fred感到非常的嫉美，但是罪疚感却大大减轻了。

Ann向Fred承认，她一直与那个Fred的律所合伙人有暧昧关系，但是她也担心那个合伙人可能不会离开他的妻子而与自己结婚。经过了一次长长的谈话，他们决定只是"做朋友"。当 Fred 结束了与我的心理治疗时，他又开始与其他女性约会了。

这个案例的关键点在于，在 Fred 的主诉中，我们发现有证据表明他具备观察自我功能、抽象概括能力和现实检验功能。

他也体验着渴望和罪疚感，以及其他对心理治疗好结局的那些预后征兆都能帮助他更好地理解自己。

小技巧

在你决定要帮助来访者理解他们自己的问题之前，你要看看他们是否具有以下的基本心理功能：

◆ 好的抽象概括能力
◆ 好的思维组织整合能力
◆ 观察他们自己的能力
◆ 涉及罪疚感的内心冲突

使用药物的时机

经我治疗的个体，当他们体验到的强烈而危险的情绪（抑郁，惊恐、暴怒）导致了不只一种心理（自我）功能短暂崩溃的时候，我会开出药物处方，并建议他们进行药物治疗。有损害或崩溃的心理功能主要是指以下几种自我功能：

- 睡眠－觉醒周期功能
- 记忆功能
- 工作能力
- 注意力集中功能 .
- 对危险的判断功能
- 讲话和言语表达能力
- 智力

特别要注意的是，在这种情况下，开出神经阻滞剂类药物的处方可能是必要的。即使患者的诊断不是精神分裂症类的疾病，他们此刻可能正在体验着原发思考过程的包容状态处于崩溃的边缘——此刻，那些潜意识中离奇古怪（凝缩性，象征化）的想法溢出并淹没了他们的意识思考过程。

当然，治疗师最好不要尝试与那些具有太多以下所列的几种"基本自我功能缺陷"的来访者做探索性的心理治疗工作。

- 整合功能缺陷 (思维松散，思维奔逸)；
- 抽象功能缺陷（具象化思维）；
- 现实关系缺陷；
- 自我保护功能缺陷（严重的自杀行为）（参见问题 101[B]）。

有时候，当治疗师正在尝试帮助来访者理解他们自己的过程中，他们可能会被自己所感受到的强烈情绪淹没，以至于理解自己内心冲突的治疗工作变得几乎没有什么效率。当来访者的基本自我功能被强烈情绪体验所淹没的时候，小剂量和短程的抗精神病性药物治疗可能会让他们有所收益。[8]

简 短 回 答

药物治疗精神功能缺陷；心理治疗理解内心冲突。治疗方法选择不能搞错。

详 细 回 答

举例

Brad，男，30岁，研究生，在心理治疗中透露出他的亲哥哥 Tred 死于一次摩托车意外事故。在 Brad 童年的时候，哥哥 Tred 经常会保护他。Tred 的葬礼结束之后，Tred 的寡妇妻子便开始勾引 Brad。Brad 在与寡妇嫂子发生了性关系之后的日子里，感觉到非常的痛苦和困惑。我向 Brad 解释说，与自己的嫂子发生性交似乎可以保护他不受亲人丧失所产生悲伤情感的困扰（性交作为了一种防御机制）。然后，Brad 开始流泪哭泣。他哭泣的越来越严重，终于在某一时刻被强烈的悲伤情绪淹没，以至于 Brad 从沙发上跌落在地上。

这次治疗结束后几个小时，Brad 感到不能集中注意力进行学习。他给我打电话诉说，电话中听他说话没有什么条理性。因此，我在电话中让他来见我，并且为他开了小剂量的神经阻滞剂类药物，建议他服用一段时间。2 天后他来看我，他说感觉好多了。他仍然感到很悲伤，但是他的

---

[8] Blackman (2003a)，引言

整合功能和定向力并没有表现出崩溃现象。他需要连续服用药物几个周，一直到最后他的抽象、整合、现实检验和定向力等基本自我功能恢复为止，到那时他就可以重新开始接受分析性心理治疗了。

使用药物治疗抑郁症吗？还是要设法找到抑郁症的心理根源？

让我们暂时抛开抑郁症的发病因素来讨论一些问题，如果来访者的 AIRS（自主性自我功能：抽象综合、组织整合、现实检验和自我保护，参见问题101[B]）功能是完整无损的，而且冲动控制和情绪管理功能也是足够的，通常我们是不建议来访者使用药物治疗的（药物治疗是不恰当的）。尽管如此，许多抑郁症患者自己要求服用抗抑郁剂。面对这种情况，治疗师应该怎么办？

小技巧

仅仅是因为抑郁症个体要求服用抗抑郁剂药物并不意味着他们应该接受药物治疗。

简 短 回 答

对于那些伴有自主性自我功能缺陷的抑郁症个体来说（也可以是：精神病患者，认识到精神病的心理治疗具有局限性的个体；或者因为精神病感到羞耻尴尬而软弱无力的个体），他们通常需要接受抗精神病性药物治疗。如果仅仅服用抗精神病性药物效果不好，也需要同时合并抗抑郁剂。对于这类患者，你也可以尝试进行支持性心理干预，其方法如下：

- 表达共情性理解；
- 用你的现实取代精神病性患者的现实；
- 解释他人的动机和目的；
- 建议防御方式（如，合理化）；

● 提供升华的机会（职业治疗，音乐治疗，艺术治疗）。

当强烈的抑郁情绪淹没了个体的精神运动性功能时（如个体不能按时起床），就意味着需要进行抗抑郁剂治疗。另外，需要为那些自我力量软弱的抑郁症个体考虑使用抗抑郁剂，来控制和稳定他们的情绪和脾气。他们之所以感到情绪抑郁，是因为他们对自己在情感容忍功能方面的软弱无能而有罪疚感（他们的自我指责和批评）。当服用抗抑郁剂减弱了情绪愤怒强度的时候，他们也就不再那么需要将批评和指责转向自我的防御机制了（这个防御是导致抑郁症的原因之一），此时抑郁症就会大大缓解。

小技巧
考虑服用神经阻滞剂（药物治疗）的前提是：AIRS（抽象综合、组织整合、现实检验、自我保护）功能崩溃，或者包容怪异想法（原发思考过程）的功能崩溃。考虑使用抗抑郁剂和抗焦虑药物的前提是：情感容受功能受到损害。 　　当个体以上的心理操作处于功能良好的状态时，不考虑使用药物治疗，即使该个体符合抑郁症诊断。此时，要为他们提供心理治疗，设法与他们一起探寻和发现导致抑郁症的原因，并去解释这些原因。

对于那些具备足够好心理功能的抑郁症个体主动要求药物治疗的情况，我会与他们做以下工作：
● 解释使用药物的适应症和禁忌症；
● 设法寻找并解释他们需求药物的想法和行为的意义。

因为导致抑郁症发生的心理原因可能是过分的（意识或无意识）罪疚感，所以我们需要向来访者解释罪疚感引发的内心冲突和心理防御（惩罚性激怒，把愤怒转向自我，表现出过分友善）的过程。这种情况下，没必要使用药物治疗。

由于没有被处理的哀伤也可能会导致抑郁性情感，心理治疗师要与来访者一起探索、寻找和发现那些阻碍悲伤哀悼（防御性保护）的因素，宣泄悲痛（建议和鼓励情感的灵活性和弹性），"包容"悲伤过程。这种情况下，*也没必要使用药物治疗。*

小技巧

　　对于那些没有主要自我功能（AIRS）缺陷的抑郁个体来说，如果他们的情感容受和冲动控制能力有所损害（自我力量软弱）的话，服用抗抑郁剂可能会取得好效果。

由于个体的错误（起因于人格冲突或神经症性功能抑制）也可能会导致抑郁情感，治疗师要与来访者一起面质以下主题中的错误：

- 认知判断（关于危险），
- 执行功能（做决定的无力和犹豫不决），
- 操作和工作（错误的工作选择或适得其反的努力），
- 社交技能（尴尬和不舒服的人际互动）。

解释引发错误的内心冲突和性格问题。*这种情况下，没有必要使用药物治疗。*

举例1

　　Glenda，女，37岁，因为夫妻关系不满意而感到很抑郁，她主动要求我给她开一些抗抑郁剂。我使用了反讽的语气回应她："哦，我也很期望我能给你开一种灵丹妙药，你服用了它就能让你的丈夫每天早点回家，你就能给你和孩子更多的关心。"Glenda也回应说，"是啊，如果能有这样的魔术性药片岂不是太好了，那我就不用告诉我丈夫错在哪里了。我确实很害怕做这件事情。我也用不着把我们之间的那些令人心烦的事情再和你说一遍了。"

　　Glenda愿意服用药物的期望实际上是一个防御（来减轻她的现实痛苦）。当我向她解释她的魔术性思维的时候，她是有反应的，她能够认识到其实并不存在能修复她婚姻的魔术性药片。能够改善她婚姻质量的唯一机会需要进行艰苦的谈话，这正是她一开始就害怕的事情。经过治疗中这样的澄清后，她开始与丈夫进行对话了。

详　细　回　答

导致情绪抑郁的一个常见原因是转向自我的愤怒和（或）批评的防御机制，利用这个防御来减轻由于内心想杀死他人的愿望而产生的罪疚感（超我压力）。[9]由于罪疚感在很大程度上是建立在儿童发展潜伏期（小学阶段）和青春期的身份认同基础上的，所以这类抑郁症常被称为"内射性抑郁"（introjective depression）。[10]当导致情绪抑郁的原因是内射机制的时候，那么治疗师对通过把愤怒转向自我来回避罪疚感（不公正地指责自己）的解释通常就是一种可以选择的干预方法。

我们把由丧失导致的情绪抑郁称为"情感依附性抑郁"（anaclitic depression）。[11]为了缓解和处理这类情绪抑郁，哀悼悲伤是必需的。如果遭受丧失的个体不能正常地完成哀悼过程，那么丧失者就会大量收集并极其依恋与死者相关的事情（纪念品、物品、记忆等），在某种程度上就把他们自己的家变成了一座永久的陵墓，治疗师可以向他们呈现和解释这些纪念品的真正作用其实是在帮助他们回避悲痛——学术概念是"建立病理性的哀悼。"[12]如果治疗师能够很成功地解释这些事情，接受治疗的个体将会在最初一段时间变得更加悲伤和痛苦。

这就是为什么*使用抗抑郁剂等药物治疗那些不伴有自杀行为和精神病性症状的情感依附性抑郁症是相对不合理的原因*。这类抑郁症个体需要感受到悲痛，并讨论它们，最终对丧失发展出新的观察视角和观点。对于那些因为经历离婚事件而导致的抑郁症个体，发病和治疗的原则也是

---

[9]　S. Freud (1917) and Menninger (1933).

[10]　Blatt (1998).

[11]　Blatt (1992), following Spitz and Wolf (1946).

[12]　Volkan (1982).

如此。服用药物通常会干扰和阻碍处理对于丧失婚姻生活的悲伤过程。

被我称为"继发性抑郁"的通常发生于这样的情境下，他们的病理性性格特质（诸如假性独立，易受伤害，被动，或冲动性强）在一定的生活环境中引起了对适应的破坏。[13] 然后，他们就感受到了不愉快的情绪，因为他们不能解决所面临的困难。对于这类抑郁症个体，如果有可能的话，需要治疗师帮助他们理解病理性性格特质的发展根源和防御性目的。如果你能够成功地解释导致那些病理性性格特质的内在冲突，抑郁情绪在某种程度上就会减轻；但是，如果这些个体的日常生活功能遭受了比较大的损害，他们仍然拥有许多罪疚感和悔恨感。

举例 2

Jessica，女，31岁，产科医师，来向我咨询抑郁症的相关问题。她感觉到情绪不愉快，很容易被激惹而发脾气，并主诉在与丈夫的关系上没有什么兴趣。他们已经有好几个月没有过性生活了。

因为她在她的工作中经常为患者开抗抑郁剂进行药物治疗，所以她向我询问有关使用抗抑郁剂的情况。我鼓励她向我多讲点有关她的婚姻和工作的情况，这样便于我们看看究竟发生了什么事情。

Jessica 说她结婚已经一年了。她与丈夫是在婚礼前8个月认识的，那时候她正在为了完成一个宗教的任务去印度尼西亚旅行。丈夫是美国和平工作队的一名农艺师，也正好在印度尼西亚工作。他们有过两个月热烈的性关系。

当他们回到美国后，他返回了自己的家乡爱达荷州。他们一个月中有一次周末约会，最后他们决定结婚。因为丈夫一直不能找到一个稳定的工作，所以他迁移到了妻子工作的地方。

自从他们结婚之后，丈夫一直在"寻找"工作，但一份工作也没找到。他几乎每天都呆在外面与"朋友"喝酒和抽烟，到凌晨4点才回家。每当

---

[13] T. Wolfe (1987).

Jessica 抱怨的时候，他就会变得性情暴躁，酗酒也更加严重了。丈夫在白天几乎整天都是睡觉和抽烟。她很痛苦地说，如果丈夫不能变得负责任些，他们不可能养育孩子，也不能过上真正的家庭生活。她丈夫说他不能确定他是否想要孩子。

Jessica 提出建议做婚姻治疗，但他的丈夫坚定地拒绝了。她担心自己的"抑郁症"有可能会驱使丈夫离开自己。

我没有给 Jessica 开抗抑郁剂之类的药物，我向她指出她似乎能够看对（清楚）正在导致她情绪抑郁的问题所在，但是具体的情况又不是很明白（对现实的否认），以至于她责怪自己为什么会变得情绪抑郁。她也希望有一天[14]她的丈夫能变得好一些，她不想感到对他的失望。她回答说，"你说得很对，这几个月以来我知道我得做些什么事情，但是我一直不想面对这些事情。"

一周以后，Jessica 返回来做了一次后续的治疗。她已经搬出居住的公寓并申请了离婚。现在她告诉我以前让她感到抑郁和糟糕的原因是：

- 她不愿意哀悼理想婚姻的丧失（不愿意接纳现实的婚姻），和
- 她不愿意承认自己犯了一个如此可怕的错误。

Jessica 总是以自己能够一针见血地看清楚问题而感到自豪，她也一直是朋友们和她的患者们的"指导老师"。她曾经是一个很出色的学生。她在选择结婚对象的这个事情上所犯的错误是非常令她尴尬和无地自容的。

对于 Jessica 来说，留在婚姻中和服用抗抑郁剂都可能会暂时缓解（防御）抑郁症，但是并不能真正解决问题。在第二次（和最后一次）治疗的结尾，她表达了自己的看法，"下次结婚我要越发小心了。直到我对男人有所了解之后，我不会再凭浪漫的幻想而结婚了。"

我也治疗过很多40多岁的女士，她们都没有结婚，因为她们认为要

---

[14] Akhtar (1996). "将来有一天"会发生什么的幻想常被用作一种防御。

想工作成功就意味着不能在情感上与男人发生关系。Irina Dunn（Yoest, 2007）说过类似这样的话，她认为"女人需要男人，就像一条鱼需要一辆自行车一样。"然而，这些向我求助的女士也很想养育孩子。没有孩子对她们来说是一个很大的丧失，以至于她们因此会表现出很明显的抑郁情绪，甚至在理解了各种各样防御（包括与女权主义发起者认同）的动机是让她们自己回避结婚的意义之后，仍然需要治疗师帮助她们针对痛苦的"分娩丧失"来完成哀悼过程。

还有另外一类抑郁症，其发生的原因是个体达不到他们所期望的理想化高标准（他们在某种理想化高标准前失败了）。有时候，对于一些人来说，理想化的标准设置的太高以至于不能实现，因为他们没有掌握必须的技能。在某些案例中，理想化标准也许是合理的，但是他们存在着的功能性抑制削弱了他们实现理想的能力。

心理治疗工作的平台图：在什么地方进行干预？

你可以针对你从求助者的叙述中获得的资料进行思考，从而形成治疗工作的"平台图"（几何图，不是起飞的平台，也不是工具），来访者所呈现的问题都会有一个发展历史，问题的发展根源可以追溯到他们人格发展每个阶段（婴儿依恋，学龄前儿童分离，学龄儿童道德，青春期身份认同，成年期生殖）相关的各种内心冲突上。

简 短 回 答

在同一个工作平台图之内的各因素之间做出联接（参见图1）。

详 细 回 答

图1，是我参照 Waelder's (1936/2007) 的冲突形成模型，对 Henry 的治疗进行了简短的总结和理解。[15]

举例 1

Henry，男，32岁，已婚，主诉情绪抑郁。当我询问他的婚姻情况时，他叙述说，他有个"可爱的"妻子和一个一岁半的"讨人喜欢的"女儿。婚姻生活是"很好的。"当我想进一步证实他的说法时，我试探着问了一句话，"那么，你们的性生活也很好吗？"Henry 笑了起来。他承认说自从她的女儿出生以后，他们夫妻就没有性生活了，因为女儿和他们夫妻一

---

[15] Blackman (2003a), Defense #48, and S. Freud (1926).

直合睡在一张床上。

Henry 一直认同他妻子对晚上与孩子分开睡（非现实性）的害怕，尽管他自己更喜欢孩子睡在她自己的房间。我指出 Henry 其实是在回避他自己的判断，并在这个问题上退缩了（执行功能的被动和抑制）。他回应说他不愿意让他妻子感到心烦。全部的讨论都是在现在的发展水平（成年期）上进行的，作为一个成年人，Henry 变得很被动和回避，这是为了防御自己潜在"攻击性"所引发的罪疚感，因为如果与妻子争论关于孩子睡觉安排问题和鼓励妻子恢复日常的性生活，他需要"攻击性"。也就是说，Henry 在无意识中把积极行动（他对自己喜好和选择的言语性表达）与冷酷无情和破坏性攻击等同看待了（这是低水平象征功能的一个表现）。因此，他对表达和诉说自己的愿望和观点而感到罪疚。他还记得从上小学开始，他就一直因对与女生说话而感到羞耻。

在接下来的治疗中，Henry 报告说他已经告诉了妻子自己想做什么。妻子表达了对他需求的理解，但她不能确定什么时候可以让孩子单独睡觉。Henry 也不知道什么时候让孩子单独睡觉更好。关于这个问题，他们还是想听听我的建议。[16]

我决定"回答这个问题"（参见问题65），以便为他提供一些信息和知识。我解释说，儿童发展研究显示，从出生一开始就不要让婴儿睡在父母的床上是最好的选择，因为婴儿睡在父母床上会延长共生性依恋时期的时间，而且会阻挠儿童内在安全感的发展。[17]

---

[16] Bowlby (1944); Bretherton (1992); Mahler (1968); McDevitt (1983, 1997); S. Kramer (1978, 1983); Kramer and Akhtar (1988); Blum and Galenson (1978); Galenson and Roiphe (1980); Stoller, Buxbaum, and Galenson (1976); Kleeman (1966); Marcus and Francis (1975); Parens (1991); and Sandler (1960) 等人在儿童早期发展方面做了很多工作，我经常不断地感到很沮丧，因为在传播和向大众宣传这些工作成果和知识方面总是不成功的和难以令人满意的。

我相信这些儿童发展专家们的发现和成果都支持这样的结论，父母与自己的孩子睡在同一张床上有着更多的消极作用（与那些目前主张"家庭大床"或"与父母同床合睡"人的观点相反）。

[17] Mahler (1968).

因为他的女儿在"独处时感觉舒服"这一能力的发展上肯定是有一点滞后了（小女孩在晚上已经表现出一些共生的执着和比较强烈的分离性焦虑），[18]我建议他或他的妻子每天晚上要陪孩子在她自己的房间，直到她睡着了他们再离开。现在就采取行动或许能够帮助孩子平稳地度过随后她需要发展的（分离个体化）"和解期"（rapprochement）[19]。我还建议他们去看看 Gill Kliman 的书，《尽职尽责为人父母》（*Responsible Parenthood*）。[20]

在第三次和最后一次与我的会谈中，Henry 说他已经"武装精良"了，而且已经说服他妻子同意让女儿独自睡在她自己房间里带有围栏的小床上。每晚上他和妻子轮流陪孩子，直到她睡着了为止。因为晚上房间里没有了"第三者"（最近他才称女儿为第三者），[21]Henry 和妻子才有了真正愉悦的性生活，而且他的抑郁情绪也大大减轻了。

在治疗中，Henry 把我与他的父亲做了对比。他的父亲一直就很被动地对待 Henry 的妈妈，因此 Henry 说他自己"习得"了被动的"诚实。"我询问当他停止了父亲那样的被动之后，他妻子的行为有什么变化。他一开始说，"还是原来那样吧，"但是紧接着他想到了他上小学和青春期发生的一些麻烦事情，他的父亲并没有帮助 Henry 而是几乎都"轻易躲开了。"Henry 回忆起来的都是令人讨厌的他父亲服软的方式，而且很惊奇地发现他正在做着同样的事情。他也经常感受到来自强势母亲的批评和指责。

---

[18] Mahler, Pine, and Bergman (1975).

[19] Mahler, Pine, and Bergman (1975).

[20] Kliman and Rosenfeld (1983).

[21] 精神分析季刊 (2004)。

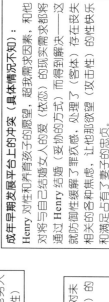

目前发展平台上的冲突：成年水平

Henry有性的欲望和把女儿移出婚床的（可能伤害妻子和女儿）欲望。这些限望与罪疚感（可能伤害妻子和女儿）和妻子态度的现实等发生了冲突。当他使用了被动、合理化的表达抑制等防御机制的时候，他使处于了紧张的困难情境中，最后妥协的方式就是让自己变得情绪抑郁。

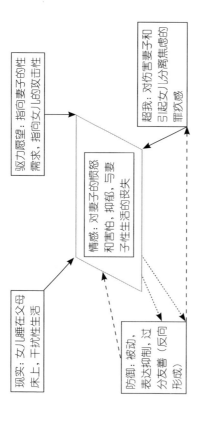

驱力限望：指向妻子的性需求，指向女儿的攻击性

超我：对伤害妻子和引起女儿分离焦虑的罪疚感

情感：对妻子的愤怒和害怕，抑郁，与妻子性生活的丧失

现实：女儿睡在父母床上，干扰性生活

防御：被动，表达抑制，过分友善（反向形成）

成年早期发展平台上的冲突（具体情况不知）：

Henry对性和养育孩子的限望，超我需求去因素，和他对将与自己结婚女人的爱（依恋）的现实需求都将通过Henry结婚（妥协的方式）而得到解决——这就防御地缓解了罪疚感，处理了（客体）存在这失相关的各种焦虑，让他那欲望（攻击性）的性快乐和满足占有了妻子的忠贞。

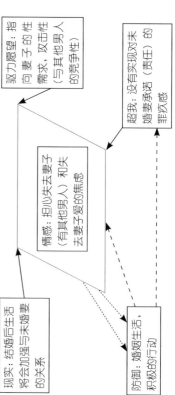

驱力限望：指向妻子的性需求，攻击性（与其他男人的竞争性）

超我：没有实现对未婚妻承诺（责任）的罪疚感

情感：担心失去妻子（有其他男人去妻子爱）的焦虑

现实：结婚后生活将会加强与妻婚姻的关系

防御：婚姻生活，积极的行动

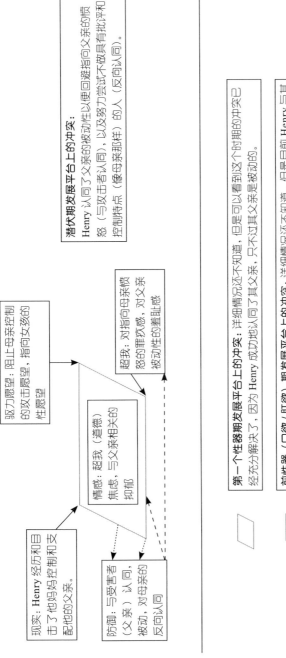

图 1. Henry 的冲突阶段

● 注意：理论在先

我提出了一种可能性，那就是 Henry 并不想把自己的愤怒同时指向自己的父亲和母亲。他坚持认为他与自己的父亲是亲密的，而且从来不想对自己的母亲感到愤怒。

换句话说，我们现在已经完全解释了他：

◆ 认同了他的父亲，因此他并不想丧失其父亲的爱；

◆ 转化成了目前的内心冲突，这些内心冲突是在潜伏期和青春期的发展水平上关于其父亲的。

Henry 没有与我去分析其他的发展阶段，因为没有太大的必要。对于其他个体来说，问题的解决可能不会是这么直截了当，可能需要从内心冲突的其他发展平台（阶段）上去进一步理解问题。你也可能会发现各个发展平台之间的联系，就像 Henry 已经开始做的那样。有一个很好的理解原则就是不要在不同的发展平台（水平，阶段）之间跳来跳去，其原因如下：

◆ 对于来访者来说比较容易理解同一发展平台内部的各种冲突。

◆ 保持在同一发展平台上的理解是更加准确的，当跳回到较早期的发展平台时，你可能会丢失掉发生在相邻发展阶段之间的内在冲突。

交替使用支持性和解释性技术

有些个体在心理治疗需求中的要求是最低的，他们只需要治疗师帮助他们理解自己。这些个体组织自己想法的能力（整合功能）和（或）理解符号（象征）的能力（抽象功能）可能稍微有些弱，但没有达到缺陷的程度。另外一些个体在维持亲密和信任关系方面的能力比较薄弱（存在客体关系的问题），而且他们的情感容受能力也相对比较弱。那么，心理治疗师该如何以灵活的方式来处理他们的这些不同的问题呢？

简 短 回 答

治疗师需要在两类技术方式之间灵活地转换和游走。当来访者在面临强烈情绪、组织想法、言语表达、做出决定、社交技能和做出判断等方面需要维持住他们自己的能力却表现比较弱的时候，请你使用支持性技术（参看问题 I）。支持性技术包括以下几项：

- 供给自我功能——告诉来访者你的现实版本，讲解抽象概念，为他们组织言语报告。
- "包容"来访者的各种情感（参见问题 13）——"倾听"和"吸纳"他们的强烈感受；
- 在来访者做判断和决定时，提供相关的建议和劝导。

在其他时候，当来访者回避源自于童年期的焦虑时，治疗师需要指出这种回避性防御。当来访者与你重复他们童年的事情或方式（移情）时，你需要与他们就此进行讨论。如果来访者由于象征（symbolism）而正在妨碍他们自己精神功能的实施，你需要向他们说明这种象征是如何引起功能损害的（参见问题8中的举例和问题44中的神经症性象征的举例）。

进一步，如果来访者对治疗师的建议表现出抵触或冲突，你可能需要转向去理解他们的冲突（抵触）。如果来访者无法接受你的解释或被你的解释强烈地扰动了情绪，你需要转向为他们提供支持：包容、理解、澄清或劝导。

详　细　回　答

当来访者既表现出自我功能虚弱，但同时也遭受内心冲突折磨的时候，这就形成了一个比较难处理的严重问题。解释他们的各种内心冲突是必要的，但这并不足以能够帮助到他们。有时候，治疗师的解释会让他们感到非常的心烦意乱和痛苦。

另一方面，如果治疗师使用了太多的某些支持性技术（如建议和指导），可能会让这些来访者感到被冒犯或侮辱，也可能会让他们体验到治疗师是侵入的或专横的，而且有时候来访者会感受到是如此地被控制，以至于他们可能会变得更糟糕或退出治疗。要想准确地观察和找到来访者精神功能发展水平的不平衡是非常困难的，这让我想起了当年接受我督导的 Emad Daniel 医师，他能够非常漂亮地处理治疗中的这些困难。

举例

Daniel 医师[22]向我报告了下面这个案例的情况。Irma，女性，45岁，感到情绪抑郁，而且对生活感到非常的迷茫和无助。到目前她已经与丈夫分居18年了，她离开了自己15岁的女儿，而且13岁的儿子也是独自照顾自己，因为 Irma 说她"受不了他们了。"Irma 独自住在她自己的公寓里，每周工作50小时，只有在周末去看看她的孩子。她正在服用社区医生为

---

[22] Daniel 医师那时候是精神科的住院总医师，他同意使用在督导会中关于这个案例所讨论的材料，并要求我可以列出他的真实名字。而 Irma 是一个虚构的名字，其他关于患者的可识别信息都是被伪装过的。

她开的抗抑郁药物。

在督导期间，Daniel 医师对这个案例进行分析总结时说，Irma 之所以感受到抑郁，是因为在与处于青春期的女儿讲话时她无法做到不那么愤怒和不发脾气，这使得她与自己女儿之间的关系变得很疏离。Daniel 感觉到 Irma 的情感容受能力是软弱的(她已经"放弃"了与女儿谈话的努力)；因此，Daniel 表达了对她的软弱的理解和对她想走近女儿是如此困难的理解(表达共情性理解和澄清其他人现实的支持性技术)。

他建议 Irma 在与其女儿说话时稍微理性一点，不要表达太多的愤怒(Irma 知道她生气的批评让她的女儿变得反叛)。

Irma 表达了对 Daniel 关心的感谢，但她说她"就是不能"平静地对女儿说话；她对自己女儿不满意的是，她经常弄一堆凌乱的脏衣服不洗，花太多的时间给朋友发短信，根本不顾及她的学习，以及经常和父母顶嘴。

在这个节骨眼上，我建议 Daniel 医师转换所使用的技术。Irma 正在关闭她的说话和执行功能(这妨碍了她在表达批评或攻击时的她的自由选择)。我认为他应该与她去讨论她是如何抑制她的自我功能的。[23]

在 Danie(医师)与我的下次督导中，他报告说，他已经指出了 Irma 对做决定和讲话功能的抑制现象，并让她注意这些情况(面质)。她表示同意，但并不知道是什么原因导致了这种功能抑制。我提醒 Daniel 医师，通常是防御阻止了情感的某一部分，我说 Brenner(1982)澄清了所有情感都包含两部分内容，即感受和想法。然后，他想起了他问过 Irma，当她通过不与女儿说话来回避的时候，她的想法是什么；她回答说，"首先我想到的是害怕。"她不知道她害怕的是什么，但那是一种强烈的害怕。

我解释说，在 Daniel 医师面质了 Irma 的防御性抑制之后，现在她能够觉察到她情感的一个部分了(感受)。我们仍然不知道被压抑(被关闭在意识之外)的具体想法是什么。Daniel 认识到，为了形成一个对导致她抑制(妥协形成)的那些冲突的解释，他需要帮助她发现那个被压抑的想

---

[23] S. Freud (1926), H. Hartmann (1939), Blackman (2003a).

法的内容。他并不看好 Irma 有能力通过自由联想得到这个想法。他提供了 Irma 在几次治疗中所表现出一些整合方面的弱点的证据。

我建议他考虑常见情感可能包含的十八种类型的想法内容[24]，并通过让她写下任何一个她听起来适合她的想法，以此来帮助她探索她的想法内容（例如，失去女儿、失去女儿的爱、失去自我形象、躯体伤害、其他类型的惩罚，或身份丧失）。在没有最终形成一个完整的理解（解释技术）之前，治疗师终将先会使用支持技术（为患者提供那些可能的想法，一种自我功能）。然后，Daniel 提出了一个重要的问题：即使 Irma 意识到了她是为了屈服于她的女儿（身份丧失）而感到焦虑，那她又能为此做什么呢？

我建议，首先要做的是看一看他们两个是否都同意那个解释；也就是，她正在通过回避与自己的女儿谈话，来阻止她自己某种身份感的丧失。

下次督导中，Daniel 报告，Irma 对她自己不能保持自身完整性的恐惧导致了她没有完成与自己母亲的身份认同。Irma 生动地描述了她母亲的侵入性养育，这导致了 Irma 憎恨任何哪怕是最轻微的带有侵入或批评性的言语。有一次她为了来做治疗，把孩子留给她丈夫带，在那次治疗中她感觉非常的紧张不安，她认为她差不多快变成她自己的母亲了。

Daniel 向 Irma 展示了她是如何把对她母亲的愤怒置换到她自己女儿身上的。然后，Irma 就能明白了，她是如何对女儿做出反应的，似乎她女儿变成了 Irma 自己那个苛求的母亲（解释移情）。

然而，这些干预并没有完全起效。Irma 仍然害怕与女儿对话。我建议 Daniel 使用行为劝告技术（exhortation to behavior）（支持性地鼓励 Irma 通过尝试平静地与女儿说话，来逐渐接近她女儿），同时向 Irma 解释说她正在回避一些不切实际的焦虑，而这些焦虑实际上是她与自己母亲

---

[24] Blackman (2010)，第 11 章。焦虑、抑郁性情感的想法内容，以及愤怒包含的相关材料。(1) 自我功能碎裂，(2)（自体的）湮灭，(3) 客体的丧失，(4) 客体爱的丧失，(5) 自体—客体融合，(6) 分离（和基本信任），(7) 各种驱力的力量，(8) 客观性，(9) 现实，(10) 阉割，(11) 女性生殖器伤害，(12) 穿透，(13) 自我功能发展的缺乏（不足），(14) 超我（罪疚和羞耻），(15) 身体完整性丧失，(16) 社交笨拙，(17) 身份同一性的弥散，(18) 性能力表现/无法生育。

发生在过去的经验。

Daniel 这样做了。她回答说她的害怕是幼稚的。然后，Daniel 和我讨论了青春期的发展。我们回顾了青少年需要如何通过体验逆境，以及其各种痛苦情感才能发展出情感容受能力。在平行状态中，那些对孩子有着情绪敏感性的父母需要发展出"父母水平的自我力量（parental-level ego strength）"（在情感容受方面）[25]。我建议 Daniel 要与 Irma 讨论这个主题。

他向 Irma 解释说，她的女儿必须要"面临"着"困难"，目的是为了能感受到与自己母亲的分离。Irma 也需要把自己投入到这种困难中，并"经历它们"，目的是为了"变得更有力量"[26]。也就是说，Daniel 使用了指导和劝告行为的支持性技术。

有趣的是，Irma 强制性地执行了 Daniel 的劝告（去尝试着接近她的女儿）。在第一次与女儿的对话中，她失败了，并朝着女儿吼了一通。然后，Daniel 巧妙地又一次改变了技术，他现场示范给 Irma 如何反抗他，似乎他就是她那侵入的、控制的妈妈（面质移情）。

由于 Daniel 是敏感的，并且有能力在支持性和解释性的与患者互动模型之间摆荡，Irma 不仅开始更好地了解她自己，而且也能够承受住与她那困难的青春期女儿相互交往中的争斗了。

---

[25] Blankman（2002）。我的意思是，贯穿于儿童的整个发展过程中，正常的父母慢慢地变得有力量，逐渐能够承受住他们孩子所带来的情绪冲击和挑衅。

[26] 尽管 Marcus (2004) 鼓励那些一直（通过不忠诚）回避与他们妻子发生情感亲密接触的男人们做出决定故意尝试接近他们的妻子。

如何阻止人们过早退出治疗

这是一个悖论问题，我被问过几百遍。我提醒接受我督导的治疗师们，心理治疗的目标之一就是最终让人们退出治疗。当然，一旦他们解决了自己的问题，你会希望他们退出治疗。治疗的目标并不是把来访者维持在治疗中；治疗就是要帮助他们解决问题，以便他们能够停止治疗。

然而，那些过早退出治疗的人们为数不少，以至于治疗师经常会被问到如何防止这种情况的发生。我对于这种提早退出治疗的情况有一些思考，但并没有什么技术能够完全成功地阻止一些人过早地退出治疗。

简 短 回 答

1. 在初次评估结束时（或之前）发现阻抗。

我设法记着在第一次评估性访谈结束之前留出 10 ~ 15 分钟，与被评估者讨论他们关于心理治疗的任何负性想法。通常，他们对着你承认这些负性想法是尴尬的和局促不安的，但是，如果他们愿意谈论这些想法，那将是有帮助的。有时候，那些欣然同意定时来接受治疗的人反而不会如约而来（服从是一种回避罪疚感的防御方式，参见问题 68）。

每当我忘记了讨论这个问题的时候，人们总是会开始仔细考虑作出来访的约定，而我因为没有能够讨论他们的阻抗而会去密切关注这个事情。

在首次评估访谈结束后接下来的会面中，你要时刻关注他们的阻抗在哪里。他们是迟到吗？治疗中沉默吗？忘记支付治疗费吗？他们是犹豫不决的吗？你正在问太多的问题吗？当你看到他们勉强与治疗合作的各种迹象时，你就要与他们讨论这个问题。如果你能在他们退出治疗之前，与他们讨论了这个问题，那么他们将会留在治疗中，并在理解他们自己方面有所收获。

详　细　回　答

2．不要依赖来访者获取你的收入。如果必要的话，去做个有工资收入的兼职。

如果你的生计过多地依赖于私人开业，接受你治疗的人就会感觉你把他们看作了"食物"。然后，他们就会想象你是贪婪的人，用他们来挣钱。他们就会通过威胁要退出治疗来试探你。如果你在经济收入上不介意他们是否退出，你在处理他们的威胁时将会更加心平气和，就会中和他们自己的贪婪对你的投射。

3．不要向来访者暗示他们的治疗是重要的或强制性的。治疗是他们的一种选择。

一个普遍的技术性错误就是治疗师尝试劝说来访者留在治疗中。有些治疗师对来访者解释说他的治疗是必需的。这看起来似乎好像是治疗师在"出售"治疗，这会使很多人退出治疗。

我曾经听说有一些治疗师讲解说，他们会告诉那些要停止治疗的来访者，他们正在做着伤害自己的事情。有时候曾经看过这类治疗师的那些人后来找到我做治疗，并告诉我说，"我认为他（她）是受到过伤害的人，如果你能明白我的意思的话（做了一个贪婪的手势）。"

当有些来访者告诉我说他想停止治疗的时候，我并不与他们争辩什么。除非他们有明显的自杀风险或明显的精神病性问题，而且需要干预来保护他们自己，此刻他们接受治疗是必须的选择。

我也不去尝试说这样的错话，"好的，当然，你是否留在治疗中，百分之百地由你决定……"这话的意义很明显，只要不是精神病患者都知道你在说什么。

无论什么原因，当来访者想停止治疗时，他们就可以停止治疗。那些很有礼貌地来告诉你想停止治疗的人，也要求你同样有礼貌地回应他们，这是我的意见。

当人们想要停止治疗的时候，是因为他们感觉好些了，以及不再想为治疗支付费用了，这是完全可以理解的事情。我理解他们是经过一种成本－效益评价后作出推理的，他们认为已经取得了进步，并且决定不再想把时间和金钱花费在更大进步的希望上面了。通常情况下，我会用一种安心和变得轻松的反应来应对这种事情；很多来访者担心我会受到侮辱和伤害，担心我可能会不同意，担心我将会设法说服他们不要停止治疗，或者担心我将会设法"紧紧抓住他们"。

如何处理来访者的早期阻抗?

那些来咨询我们的人们带着一些问题,但同时也对了解这些问题心怀不安。治疗师应该如何处理这种情况呢?

简 短 回 答

依赖的现实

如果治疗师的收入实际上已经不再过分依赖你治疗的来访者了,这是最好的情况。他们很容易就能试探出你的情况,并发现你对此的感受是什么。

许多治疗师无意识地把接受他们治疗的人当作了"食物"(也就是,能把食物放到桌子上的收入保障)。当然,现实是如果没有人来接受你的治疗,你将不会有那么多的工作。但是,如果你认为你的生活更多是靠这种方式的话,而且你没有一些其他的方式来补贴你治疗费之外的收入的话,那么接受你治疗的人将会对此有所觉察,然后就会把他们自己依赖的感受投射在你身上。这就意味着:

1. 他们不能检查和探索他们对由于没有人照顾而产生的饿死、孤苦伶仃的感受有多么的恐惧。取而代之的是

2. 他们会想象出你"需要"他们来喂养你,因为你害怕被饿死和孤苦伶仃的感受(投射)。

详 细 回 答

控制

如果来访者感觉到是你需要他们出现在治疗中，至少在无意识上，他们就会感觉到被你控制了，并且会通过停止治疗来进行反抗（基于控制的客体关系）。还有一些来访者喜欢通过频繁地改变约谈时间来向你施加他们的"影响力"。

另一方面，如果有些来访者告诉你，他们正在考虑停止治疗，而你简单地回应他们说，你对他们停止治疗的想法很感兴趣，那么他们就会感觉到你并没有强迫他们做什么。他们可能会说这类话，"哇，这有点不寻常，我突然感到轻松了。我原来以为你会设法劝说我不要那样做。"换句话说，自主权的主题通常会无意识地出现在那些考虑停止治疗的来访者头脑中。

逃（回）避痛苦

快乐—痛苦原则

这是一个大问题。当人们开始触碰到痛苦事情的时候，或者当他们感受到与你太亲近的时候（边缘性人格），他们就想停止接受与你的治疗。当某种事情是痛苦的时候，它几乎就被建构进个体组织结构中以试图回避这种事情[27]。

所谓的快乐原则或"快乐—痛苦原则"[28]运行在绝大多数人的绝大多数时间里。如果来访者在治疗中感受到了不舒服或痛苦，他们就想停止治疗，这令人感到惊讶吗？在心理治疗中，逐渐接近关于来访者问题的意义深远的、深层潜藏的真相，可能会导致他们强烈且急切的逃离。

但是当这个阻抗发生时，治疗师可以表达对来访者是如何想要逃离痛苦事情的理解，而不是给他们施加压力让他们留在治疗中。

---

[27] S. Freud (1900) and Schur (1966).

[28] Brenner (2006).

提示

关于所有类型的解释性（领悟取向）心理治疗的其中一个反讽就是，治疗师对来访者所说的一些话本身就是一种痛苦。这在某种程度上与给他们开药减轻焦虑和抑郁情绪的办法恰好是相反的。

在治疗中管理情绪性过载

治疗师应该在多大程度上调整来访者在治疗中体验到的多少情绪痛苦或过载？

不管怎样，治疗师很容易就会在治疗中犯错误。治疗师可以与你正在治疗的人相互配合，只去减轻情绪痛苦而不去解决他们的问题；或者你可以一直讨论，以至于产生了让来访者不再想与你继续谈话的淹没性情绪。从实用性立场来看，在以上两个极端之间找到某种平衡是很有必要的。

在以往几年中，这个过程有点神秘地被称为对来访者的"管理退行"（managing the regression），或者，"测定剥夺剂量"（measuring the dosage of deprivation）。实际上，这些都是指在多大程度上治疗师允许来访者与你讨论痛苦的事情，以及在多大程度上把他们从痛苦主题中转移开，并与他们在其他主题上互动或与他们谈论更加快乐的主题。

有时候，当来访者偷窥了一眼他们内心非常痛苦的各种冲突（大多数冲突是他们之前不知道的）之后，他们就也能够与你就这些冲突开一些玩笑了，这些冲突带来的情绪也并没有之前他们想象的那么强烈。

举例

Peter，一位62岁的牙科医生，有很多问题：

◆ 性欲抑制；

◆ 胡乱花钱；

◆ 激惹他老婆朝他发脾气；

◆ 广泛性地悲哀和伤心。

坚持每周一次的治疗，四个月之后，我们理解了 Peter 是在补偿他还是个学龄儿童时所感受的屈辱和渺小。他的父亲曾经嘲笑他，而他的母亲并不能保护他。尽管他对父亲嘲弄他的一部分反应是合并了（incorporate）一些他父亲的价值（这使他成为了一个谨小慎微的牙医），在其他方面，与父亲的那些认同都是有问题的：他期望他自己和妻子都是完美的人。当他或他的妻子表现出不完美的时候，他通常就会挑剔和指责，然后他就会感到抑制和抑郁。

有一天，Peter 告诉我他决定停止心理治疗。他不再想做心理治疗了，因为治疗的花费太高了。我听了以后感到很诧异，但还是认可他已经取得了一些进步。

我意识到 Peter 实际上可能正在争取自主性。尽管他与我工作得比较舒服，我知道他的父亲过去并没有给过他自由选择的机会。我温和地向 Peter 指出，我能理解他想在这个情境中拥有选择自由的权利，并不想我像他父亲那样去烦扰他自己的决定。我很快就肯定他这样的想法确实是真的，而且对他来说是很重要的。

我们很友好地分手了，Peter 说如果他将来想更多地了解自己的话，他可能会给我打电话。我告诉他这很好。大约一年之后，我收到了 Peter 给我寄来的感谢卡片，表达了对我们最后一次治疗的感谢。

每次治疗开始前要做什么？

关于心理治疗技术最多的建议是，治疗师要让来访者谈他们的问题，治疗师要仔细地倾听，并且要注意来访者什么时候在对抗他们自己（阻抗）。在他们阻抗的时候，你要与他们讨论阻抗。[29]

当然，这些是很好的建议，但问题是如果来访者每周只见你一次，我们应该在连续性帮助他们方面做更多的工作吗？

简　短　回　答

是的，在每周一次的心理治疗中，治疗师通常不可能很奢侈地让来访者只谈他们脑子里面想什么，注意他们什么时候阻抗，以及等待他们把记忆经验与过去的材料相联接。

在下一次会见来访者之前，我会考虑三个主要方面的问题。

1. 我或者沉思一下，或者复习一下上次治疗的记录，我试图回忆一下上次来访者谈了什么问题，尤其是我对他们说了什么话（解释或建议）。

2. 我思考或回顾一下我认为重要的来访者的过去史。

3. 我准备好面对阻抗。

在棒球运动中，你不能直接走向本垒，而是要用单手紧握球棒。你必须准备好迎接投掷过来的棒球；不同的击球手有着不同的击球方式。然而，所有的击球手都会进入一种"站姿"（stance）。这意味着他们是放松的，

---

[29] P. Gray (1994).

处于一种击球的最佳位置，并且专注地观察着被投掷出来的球。

相类似，当你准备好了与来访者开始一次新的心理治疗时，你必须要准备好处理阻抗。

详 细 回 答

如果把来访者对抗他们自己和他们在治疗中不与治疗师合作的一些原因列出来，那么这个清单将会很长[30]。每个来访者都会用他或她自己特有的方式来对抗治疗师。

Salman Akhtar 曾经开玩笑说，所有正在接受治疗的来访者都很习惯于找到如何烦扰他治疗师的办法。（这是由于对被控制的终生抵抗，这种抵抗的起源在发展的分离－个体化阶段，大约在婴幼儿7 ~ 36个月之间。[31]）

每周一次的心理治疗是困难的，因为这种治疗方式存在一些连续性不足的问题。来访者可能会忘记上次治疗中他们说了什么，或者在某种程度上歪曲上次说过的话；如果他们歪曲了你对他们说过的话，对你来说也很难记得起你究竟说过什么话。

有趣的是，保管大量的治疗记录很有可能是在某种程度上对抗创造性，因为很长的记录几乎很少被治疗师阅读[32]。

在当代美国这个好诉讼的氛围中，对来访者有一些治疗记录是明智的，特别是对于那些有自杀倾向或精神病性特征的来访者。治疗师需要记录你与来访者所做的工作内容，以防发生意外的事件和你被控告处理失当。许多第三方付费者、机构和公立诊所都要求保管特定格式的治疗记录。

就治疗性目的来说，有用的记录包括那些与来访者在会谈期间所讨

---

[30] Volkan (2011).

[31] Mahler et al. (1975).

[32] Glover (1968).

论的内容,以及你所做的干预内容,以及来访者对你的干预措施做出了什么样的反应。

治疗师处在一种处理阻抗的"位置"上对治疗特别有用,因为许多人在治疗之初都会展现出一些阻抗,进而在之后他们才脱落治疗。

举例

Nigel,64岁,仍然很活跃地在经商,他开始与我做治疗时曾告诉我说,他很抱歉不能在月中付给我支票,但他找到的一个借口是一些不同的钱不能在同一个账户中存放。他说他对他不能在下个周支付我支票感到很抱歉。处在我的"位置"上,我思考着他究竟是在干什么;我告诉他,我理解他所说的话,但是我在几个月的时间内注意到了他这个同样的模式,这个模式就是,在与其他人的交往中,他做不到他曾经说过的他打算要做的事情,自然而然他就发现自己有种罪疾感,然后他就设法为自己找借口以求被原谅,以及悄悄地逃离惩罚。

小技巧

通过回顾和复习上次治疗中发生了什么样的主题和内容,在治疗师自己的思考中,为每次治疗会谈做准备;同时,你要处在治疗师的"位置"上,时刻准备好处理阻抗。

Nigel的这个人际模式也是他与妻子关系适应不良的根源。他总是许诺妻子他将会做什么事情,然后他就忘记了履行承诺。自然而然,他会找到一个好的理由为自己辩解:他忙的几乎招架不住了,他有太多的工作要做,等等如此。但这个人际模式是自毁性的(self-destructive):他这几年来一直就是这样做的,而他妻子的反应很多,其中包括拒绝与他过性生活。

这次治疗没有让他向我重复上周叙述过的主题,我鼓励Nigel试图去理解他是如何激发起别人对他进行惩罚的,他那些不端行为(反复忘记承诺的事情)的根源在他的青春期,以及他仍然对成为一个为自己妈妈做任何事情的"好男孩"是如何愤怒至极的。

第三部分

处理不同问题的各种技术

各种技术一般性概述

　　具有不同类型问题的来访者需要各种不同的技术和方法。在本部分，我将讨论能够用来帮助这些来访者的各种技术，以及一些需要注意的事项。

是做"容器"，还是提供足够的"抱持性环境"？
跟谁在一起？

首先解释一下专业术语

1963 年，Bion 总结了他的关于治疗师是"一个容器"（container）的思想，治疗师应该"容纳"（contain）来访者的各种情绪。被认为构成英国客体关系学派一个部分的 Winnicott 的思想，也讨论了孩子在家庭中是如何从混沌状态开始成长的；孩子们无法确定自己，总是预期有坏的事情发生。他们成为了典型的悲观主义者。Winnicot 把一个家庭描述成为"抱持性环境（holding environment）"（当然，通常情况下家庭中是有人在的），其能够促进儿童心智中结构的发展，并能够减轻关于被称为"安全背景"或"健康感觉"这些事情的焦虑水平[1]。Bion 的方法是为"严重心理紊乱"的人所设计的，而且基本上与现代客体关系理论相一致[2]。

我自己认为容纳（containing）其实是为"支持性技术"提供了一个理论，在那里一个人倾听另一个人的各种感受，而且以某种方式"吸收"那些感受。这个概念在之后出版的《男人来自火星，女人来自金星》一书中流行起来[3]，这本书提出了一个想法，女人想让她们的"需要被理解"，相反，男人想因他们的成就被欣赏[4]。

关于容纳和抱持性环境的概念符合任何治疗中的支持性元素：为被

---

[1] Joffe and Sandler (1979).

[2] 基于 Margaret Mahler 等人的工作 (1975)。Although Bowlby 已经出版了他的《44 个小偷》的论文 (1944)，这篇论文证明了，没有稳定的人类依恋关系，学龄儿童就会成为罪犯。

[3] J. Gray (1993).

[4] Beck 也提过这样的说法 (1983)。

治疗师作为成人而对待的来访者"创造一个安全的环境。"

简 短 回 答

无论治疗师做什么类型的治疗，聚精会神地倾听都是有用的方法，但通常情况下只有倾听是不够的。就治疗师而言，对于患有精神病性疾病或接近精神病性疾病的一些人来说，一种理解的、"吸收"类型的态度是有用的，但是治疗师可能还需要采取行动来保护患有这些疾病的人。

> **小技巧**
>
> 专注倾听、"容纳"或为来访者"提供一个安全性环境"，尽管是必需的，但通常还是不够的。

"分析性倾听"[5]开始于容纳，但增加了治疗师在干预之前使用各种防御和发展阶段理论处理治疗师自己对来访者反应的过程[6]。

在治疗任何人的过程中，治疗师的专心倾听都是有效的技术，但是在精神病性和边缘性人格的治疗中，它变成了一个关键的技术。即使是那样，修正现实检验和整合中的缺损，挑战非理性想法，以及面质判断的紊乱等技术也起到了关键的作用。

详 细 回 答

虽然专注倾听通常是接近来访者的一个合理方法，但假如接受治疗的人对治疗师蛮横和威逼，或者他们有超我缺陷（在罪疚感、羞耻感、诚实或道德方面存在障碍），那么治疗师处于一种"理解"状态可能就是个问题。在后者的情况下，就治疗师而言主动去面质、纠正，以及尝试去弄清楚这些损害和紊乱的原因是非常必要的。

---

[5] Schwaber (1998).

[6] Arlow (1979, 1995).

如果接受你治疗的来访者，能够观察他们自己和有能力组织他们的想法，你就要专注地倾听他们，然后指出他们心理活动中失常的元素。这些失常元素包括病理性防御，诸如投射和否认之类。

在治疗操作中，时常会发生"共情"（empathy）与被动性，以及摧毁性与主动性的概念混淆。当这种情况发生时，治疗师就会体验到他们所做的各种干预是具有伤害性的和"非共情性"（unempathic）的——这就导致了治疗师对于任何干预的罪疚感。如果治疗师把共情等同于被动性，把不敏感等同于主动性，那么治疗师将感受到太过抑制，以至于不能做出必要的干预。

特别地，处理（管理）阻抗要求治疗师要积极主动。来访者从其父母那里转移（移情）过来的无意识反叛性敌意，这会让他们迟到、忘记参加治疗以及无意识地激发出治疗师的批评（重复青春期的模式），这些行为都需要通过治疗师与来访者一起进行讨论。在这种情景中，如果治疗师被动地"容纳"，那么可能对拥有这类问题的来访者帮助不大。

另一方面，如果来访者哭泣了，治疗师最好不要打断他们。哭泣的来访者必然会自己停止哭泣的；当人们被情感淹没时，最好不要试图向他们解释什么[7]。对于做梦的来访者，通常最好的办法也是让他们充分表达他们的梦，而不是去打断他们。你可以让他们重复报告他们的梦，然后注意并关注两次报告中的内容差异[8]。

在治疗中，治疗师最好保持一种警觉性敏感、"一种容器"状态，以及一种思考状态。当来访者发生退行的时候，通常意味着他们需要治疗师"容纳"一会儿。治疗师要等一等才可以再进行工作，千万不要去"趁热打铁"。[9]

---

[7]　Bird (1955).

[8]　S. Freud (1900).

[9]　Pine (1985).

举例

Nancy，41 岁，她感到非常挫败。她的丈夫夜里没有回家睡觉，他吃完晚饭马上就走了，去找他的密友"一起去看体育运动"。当她丈夫回家的时候，他像往常一样满身大麻味道。他在上床前去洗澡和刷牙，并且假装什么事情也没有发生。他已经好几个月没有与 Nancy 发生亲密的性关系了。

在 Nancy 向我陈述这些问题和表达无助感的时候，我有几个治疗性的选项。我可以专注地倾听她的表达，以便"容纳"她的挫折感和抑郁情绪。我也可以建议她（支持性技术）去和她的丈夫谈论一下他滥用大麻的事情，并与丈夫进一步探讨接下来会发生什么事情。

作为另一种选择，我本来也可以强调她的丈夫是如何正在伤害她和孩子们，他正在树立一个坏榜样，而且这种危害要比她想到的更糟糕（面质否认防御）。但这样处理就会产生两种可能的危险：

◆ 一致性认同了 Nancy 的超我：暴露了我对她丈夫的指责和评价，忽视了她的内心冲突；

◆ 激惹了她对丈夫的苛求和指责，这可能会导致她使用更多的被动性和抑制性的应对。

由于 Nancy 的整合功能是有效的，她的抽象能力也是良好的，而且她也能够理解在关系中她是被动的。我选择的处理方法是这样的：指出她尽管可以看到她的丈夫正在做什么，但她在与丈夫交流和谈话，或试图去纠正问题时，却存在着一些情感体验上的阻塞和障碍。

反移情

一致性认同（Concordant identification）：你产生了与你正在治疗的来访者相同的态度。

互补性认同（Complementary identification）：你产生了与你正在治疗的来访者生活中其他重要人物相同的态度。

　　Nancy 承认她不喜欢丈夫所做的事情，但她不想像自己的母亲那样对待其丈夫，她的母亲总是不停地唠叨和指责她的父亲。Nancy 认识到自己正在去认同自己的母亲（disidentification from mother）之后，她便开始了哭泣。当她停止哭泣的时候，她回想起了一个梦，在梦里她丈夫打扮得像一个死去的女人。

　　我们讨论了羞耻和罪疚感是如何引起她感到抑制的。我补充说，我认为在梦里她把丈夫变成了一个死去的女人，部分原因是她想杀了丈夫，部分原因是她希望丈夫能更好地理解她自己，以及部分原因是她害怕如果她自己抱怨丈夫，丈夫就会感到被去势了，然后丈夫会抛弃她。在上大学的时候，就是这最后一种害怕维系了她与男朋友的关系，可是在上高年级的时候，她与男朋友的婚约破裂了。她不想再经历一次那样的痛苦了。换句话说，她的情感抑制也防御了与客体丧失相关的焦虑，这种焦虑部分是从她的前未婚夫那里转移而来的。

　　在几天以后的一次治疗中，我见到 Nancy，她报告说她已经能够理性地与丈夫说话了，而不再是"阉割他"了。她告诉我她丈夫那个去看体育运动的秘密是假的；她知道了丈夫是去与朋友用烟袋锅抽大麻了。她也注意到了丈夫其实一直回避她的性要求。然后丈夫就坦白了他与自己的一个雇员的妻子有婚外情。最后，Nancy 决定与丈夫离婚。

　　这个案例的要点在于，如果我仅仅是"容纳"Nancy 的无助感受和抑郁情绪，以及或仅仅是同情她，她就有可能会继续留在婚姻中相当长一段时间，并继续遭受痛苦。

　　如果我建议她去面质她的丈夫，她有可能把事情搞糟，以至于她丈夫会说谎，并反攻击她。她有可能会把愤怒转向自己，以便回避掉这样做带来的罪疚感和羞耻感，最终她可能会走向自杀企图。解释性技术的方法，让她看到了冲突的不同面向，也就是愤怒、罪疚感、羞耻感和情感抑制，使她更加积极地去应对现实，以及思考出一种在某种程度上对自己和丈夫破坏性比较小的处理方式。

对于她的婚姻来说，离婚是相对无创伤性的办法；他们能够如此解决他们的问题，使得他们的孩子们维持住了对父母双方相对积极的看法。[10]

---

[10] 大约 10 年之后，我在社区中听说，Nancy 的丈夫又与他的第二任妻子离婚了，而且变得开始玩弄女性了。他似乎有性格问题，这种性格被 Marcus（2004）描述为"成人青少年"（Adulteen）和"玩伴"（Playmate）。

问题 14

他们是强迫性神经症、边缘性或精神分裂性的人吗？

　　这是精神卫生领域中最大诊断分类问题中的一个问题。关于患有强迫症的人差不多有数以百计的研究。这些研究提出了各种各样的原因来解释各种特有的强迫性症状。

　　强迫性症状包括强迫仪式（诸如，核查和反复检查）、自我怀疑、翻来覆去地思考同一个事情（"思维反刍"）、反复清洗同一个污点，以及仪式性洗手。

　　当今一个常见的强迫观念涉及洗手液的使用。我们已经不再害怕瘟疫或梅毒了，让我们产生"客观性"焦虑[11]的那些旧客体（细菌性疾病）已经被病毒取代了。

　　强迫性格特质包括过度守时，过分整洁和完美主义，所有这些特质都是"心智把事情转向对立面"（"反向形成"）的结果。换句话说，那些过度守时的人实际上是想迟到的人，那些过分整洁的人实际上是想马虎和邋遢的人，而那些完美主义的人实际上是想一点也不在乎的人。然而，他们的反叛性感受与罪疚感和羞耻感是相冲突的，然后心智就把这些事情翻转到了它们的对立面。

　　其他的强迫性特质包括过度友好的表现（尽管这不是一个公认的特质；一些强迫的人有明显的虐待狂特点）——这是反向形成机制，即把事情理智化，找借口（合理化），以及沉浸在事情的各种细节中（"病理性赘述"）。

---

[11] A. Freud (1936).

简 短 回 答

具有强迫性症状和性格特质的人可能是神经症，也可能是边缘性人格障碍，或者也可能是精神分裂性障碍。治疗师需要设法诊断和鉴别诊断这些不同分类的精神障碍，因为这些不同分类精神障碍的治疗方法是完全不一样的。神经症需要理解象征意义，边缘性人格必须要关注人际关系的距离，而精神分裂性疾病需要抗精神病药物治疗。

> **小技巧**
>
> 那些具有强迫性症状的人不一定符合单纯 OCD（强迫性障碍）的诊断标准。

具有典型强迫观念和强迫行为的人太过友好，太过理智，有一点被动性，有一点过分较真，太过纠缠于细节（病理性赘述），而且他们经常被描述为"过分挑剔的人"。尽管存在这些防御性操作的表现，但各种自主性自我功能的缺陷（如现实检验）有可能存在，也可能不存在。

如果抽象功能、现实检验功能或自我保护功能都受到了损害，或者如果在意识中出现了太多的怪异（凝缩的，象征的）材料，那么所谓的"强迫性观念"就变成了需要抗精神病药物治疗的妄想。看起来像"反刍思维"的现象（一遍又一遍不断地思考某事来惩罚自己），结果可能是整合功能崩溃的表现，也可能是包容"奇异"幻想功能的缺陷——这两种现象都是精神分裂症的特性。

遭受边缘性人格障碍痛苦同时也伴有强迫观念和行为的那些人[12]，他们的现实检验功能和抽象能力可以是完整无损的。但是，你将会在他们身上发现冲动性，以及倔强任性的幻想和（或）行为操作、泛化的手淫仪式、睡眠紊乱，以及对人际情景判断的困难。

---

[12] Kernberg (1975) and Blackman (2010), 13 章和 14 章。

详 细 回 答

当一个人表现出强迫性格的特质或症状的时候，你要设法确定这个人的现实检验功能和想法组织功能的质量，但这通常是不太明确的。

例如，一些病理性专注微生物的人（被称为"微生物恐惧症"，但实际上是强迫观念）可能随身携带着洗手液和一次性抹布，以便在他们触摸了每个门把手之后清洁时使用。如果你带领他们去注意和理解其实他们清洁手的意义远远大于来自于微生物的现实危险程度的话，那么他们中的一些人将会承认这个理解，尽管他们可能会继续坚持关于微生物和门把手的理智性争论。

如果强迫的人能够理解象征意义，那么他们最终将明白他们正在设法"清洁"他们自身中的某种东西，也许是那些他们感到不快乐的东西。他们把对因他们自己具有敌意（hostile feelings）而遭到报复的恐惧投射在了门把手上面。如果这个人的心智水平是具象化层次的（concrete），他就会告诉你门把手上不仅仅有病毒，而且门把手上还生长着寄生虫和臭虫，甚至还有男人的精液，此时我们必须要考虑这个人可能患有更严重的精神疾病，很有必要服用抗精神病性药物。

当人们迷失和沉溺在事情的细节中时，你要向他们指出，他们之所以这样做是因为害怕他们将会失掉什么；如果他们遗漏了什么东西，他们就不能获得完美了；进而他们害怕将会被惩罚。如果他们能够理解这些，治疗师就会通过理解象征性的冲突来帮助和治疗更多患有神经症的人们。如果他们仅仅是看到了他们迷失在各种细节中，或者他们也可能看到了他们自己在组织想法方面的缺陷，治疗师就要把他们放在边缘性人格障碍或某种精神病性疾病的分类中。

每当我对诊断强迫的人感到困惑的时候，我通常的工作程序是做一个"试探性解释。"换句话说，我将会告诉这些人我对他们强迫性症状的可能意义的思考是什么。然后我观察他们的反应，看看他们是否有足够的抽象和整合能力来理解任何象征性意义。

小技巧
如果治疗师尝试做一个关于强迫症状可能的象征性意义的"试探性解释"，那可能会产生有用的临床资料，帮助你来判定这个人是神经症，是具象化思维，是妄想性疾病，还是瓦解的和精神病性的问题。

举例1

LeShawn，男孩，10岁，反复检查卫生间里的水龙头，以确定是否漏水。他担心如果听任水龙头漏水，就会引起大水，会把整个房子淹没，而且也许他的母亲会被淹死，因为她根本就不会游泳。

我告诉 LeShawn，我认为他的担心和害怕意味着他正在努力做到不对妈妈发怒，而且他检查水龙头象征着他有很强烈的愿望保证他妈妈活下来，因为如果妈妈死了，他将会受不了。他听了我的解释之后哭了一会儿，然后告诉我他做过很多梦，在梦里面妈妈已经死了。他说他不想失去妈妈，但是，"她总是让我发疯，有时候我真想掐死她。"

在这个案例中，强迫性检查基于一种愤怒与罪疚感之间的神经症性冲突，这导致了这个男孩使用了以下几种防御：象征性仪式，情感隔离，和对冲突的一些压抑。在理解了他的愤怒和他对愤怒的冲突之后，他的强迫性症状消失了。

在另一个比较严重的个案中，强迫性思考掩盖了精神病的诊断。

举例2

Matt 开枪射死了他妻子 Lena 之后，他就自杀了。我被邀请到民事诉讼法庭查看他的孩子们带来他的看病记录。我看到 Matt 首次住精神病院时，他曾经被诊断为强迫性人格障碍和适应障碍。

在复习了医院的记录和凶杀案发生后他亲属的口供之后，我得知 Matt 曾经有一次和他妻子性交时，掐 Lena 的脖子使她失去了意识。几分钟之后 Lena 苏醒了，她穿着睡袍突然跳下了床，向街对面邻居家跑去，在邻居家她报了警。

警察把 Matt 带到了医院，但门诊医师认可了他对自己行为的陈述"仅仅是对 Lena 生气了"。医务人员没有注意到 Matt 有个（妄想）信念，即他认为 Lena 与他自己的哥哥有性关系。

Matt 在过去有一段时间非常热衷于几种"清洁的"饮食（包括吃饭时只喝白水持续了 11 个月），他曾经指责他妻子，而且努力不对任何人产生情感（情感隔离）。换句话说，他表现出了强迫性人格的特质。

Matt 最后找到了一位牙科医生，要求牙医去除掉他坏牙里面的填充物，他认为牙齿填充物里面的水银将会杀死他。这个现象仍然被判断为是"挑剔性"的强迫特质，而没有被认为是妄想性信念。

假如负责审查住院的精神科医生和心理学家能够看到 Matt 现实检验功能的缺陷和古怪离奇的思维，并与他在性生活中试图掐死他妻子的现象联系起来的话，那就会对他做出精神病的诊断。他极有可能被给予抗精神病药物治疗，并有一个长程的住院治疗。而事实是，他住院后服用了五羟色胺再摄取抑制剂（一类抗抑郁药），几天后就出院了。

患有躯体疾病和转换性症状的人

患有严重躯体疾病的人（诸如癌症，风湿性关节炎，或渐进性失聪）可能会出现与他们躯体疾病相关的心理问题。慢性疾病让患者非常痛苦，通常他们需要理解、支持，有时候需要建议。

有一些人在治疗师为他们做心理治疗的时候，他们会表现出躯体疾病。这就会呈现出不同类型的困难。

简 短 回 答

一般情况下，当一个人表现出躯体症状的时候，我不会设法去寻找这些躯体症状的象征意义。对有这些困难的人给予安慰和保证、现实检验和理解，以及给出一些建议（支持性技术）可能是有帮助的。这些干预办法同样也可以用在接受领悟性心理治疗的人在治疗中出现了简单的躯体症状的时候。来访者在出现躯体症状的时候，我通常不会使用解释性技术。[13]

详 细 回 答

躯体疾病引起心理问题

当一个人患有躯体疾病时，他可能会发生"退行"。换句话说，他们会变得不能使用他们平常的能力来关怀自己和进行社会交往。通常他们在

---

[13] 例外的情况包括那些患有诈病和 / 或疑病症的人。那就是"另一个"问题了。诈病通常是不能治疗的。至于疑病症，他们的可治疗性取决于 AIRS 和情感容受能力如何（参见问题 101B）

管理自己的各种感受时感觉到虚弱和无力，而且他们的态度也变得烦躁、生气和失礼。有时候，他们也会"退行"到以自我为中心的状态，因而不会考虑别人。

也就是说，患有躯体疾病的人通常会体验到精神功能有几个方面是虚弱的。冲突解释技术对于他们通常所处的心智状态是不起作用的。在这样的个案中，他们需要支持性技术和方法，至少是暂时需要的。

如果药物治疗不需要持续太长时间（或许是一周或两周），我将会为他们保留着心理治疗的时间，在他们请假去看严重的躯体疾病期间，我不收他们的费用。我为他们保留治疗时间但不收取费用的原因是，我认为躯体疾病不是一种阻抗。此外，我发现当来访者因为出现严重躯体疾病失约治疗（例如，当他们需要留在家里接受抗生素治疗时）而治疗师继续收取他们的治疗费，这会让他们感受到治疗师是一个不讲理的坏父母。

尽管来访者出现这样的负性反应通常是基于其父母对待他们的一些扭曲的方式，但是如果我实际的做法不具有同情心和不太切合现实的话，比如，我让他们感受到了他们有些莫名其妙地要为自己束手无策的躯体疾病负有责任，那我就几乎没有机会向他们解释他们父母对待他们的那种扭曲方式了。

如果来访者患了严重的躯体疾病，而这个疾病并不影响他们来做心理治疗，有时候对我来说，有必要与治疗他们的外科医生或内科医生沟通和协调，一直到停用药物为止。例如，一个接受我治疗的男人患了红斑狼疮，之后便很难入睡。我与他的内科医生关于他使用什么类型的睡眠药物讨论了好几次，目的是为了减少对他免疫系统的损害。

内心冲突的象征表现为躯体症状的人（不存在真正的躯体疾病）

正是这种类型的个案让 Charcot（1877）获得了很大的名声，也正是这一类型的个案让 Freud 从神经病学走向了精神分析。典型的"转换"性症状是疲劳感、虚软感、头疼、性交疼（性交困难）、过早射精和后背疼。

在这些个案中，我们要设法发现产生疼痛和虚弱的内心冲突的根源，并向来访者指出来。通常情况下，他们隐藏着的各种内心冲突可以在他们现在和过去的人际关系叙述中被找到。治疗师还可以对来访者在合作关系中突然体验到崩溃时找到这些冲突。[14]

举例

Ellen，25岁，已婚家庭主妇，她最初呈现的主诉是性抑制，她与丈夫在一起时感到挫折和虚弱。

Ellen在拒绝了丈夫的性冒犯行为之后几周，她允许丈夫与她性交；但是丈夫在性交之后告诉她，他事先服用了伟哥。就在那个时候，她的右臂开始变得麻木，而且不能移动了。右臂麻木持续了好几个小时。丈夫开始用手抚摸和摩擦她的手臂，她安静和耐心地等待着摩擦结束，最后她的手臂恢复了一些感觉。当她来到我的办公室时，她的手臂仍然有些刺痛感，但还是不能自由地活动手臂。

Ellen曾经在2个月前出现过同样的问题。她的大脑和脊髓（和其他检查）的核磁共振成像都是阴性结果。因此，我很坦诚地对她说，对于她感觉手臂的虚弱一定会存在象征性原因。

我们开始谈到这样的想法，她可能是想通过右侧手臂变得虚弱无力来保护她自己。她回答说，"是的，那样我就不再用右臂干活了。"我提醒她，她可能相信非暴力的手段。然后，她想到了她对自己一直就有的愤怒的罪疚感，她感觉她的愤怒是指向自己父亲的，因为父亲在非常重要的情景中忽视了她。

在她向我谈论她父亲的时候，她的右手臂又变得软弱了。我指出，手臂的软弱其实既是在惩罚她，同时也是在阻止她可能用右拳攻击别人的愿望或行动，很有可能是攻击她的父亲或丈夫。

然后，她就想起了她曾经被侮辱的经历，那时她丈夫告诉她，他从28岁就开始服用伟哥，而且他没有任何疾病。她感觉到她自己是不够好的，

---

[14] P. Gray (1994)

而丈夫只顾满足他自己而并不在意她。她对丈夫的这些愤怒的感受很快就被我们两个人识别出来了。

随后，我们理解到，她之所以回避与丈夫过性生活，也是在保护自己免受因指向丈夫的愤怒感受而引发的罪疚感，一些愤怒是丈夫引起的，而另一部分愤怒是从她父亲那里转移过来的。

由于 Ellen 理解了她这些不同的内在冲突，她的情感变得越来越流动和自由了，她也能够向丈夫表达一些感受了。结果她丈夫也开始能表达对她多次拒绝性生活感到非常的生气，他说逐渐出现了一种恐惧，恐惧在性交时不能勃起，很显然这是由于他对妻子多次拒绝性交而产生的愤怒使然。他曾经服用伟哥来克服源自于他自己性抑制的无能感觉。

过了两年，他们都有能力解决他们遇到的问题了，他们的性生活也重新开始了。她手臂的软弱感也消失了。

经济上成功的人

在精神卫生领域，有一个基本上不用讨论的问题[15]，那就是被贫穷所困扰的精神疾病患者的境遇非常困难。然而，那些经济上很成功的人也可能遭受严重情绪问题的困扰。

那些经济上有保障的人可能会体验着以下一些问题：性倒错，强迫观念和关系疏远。他们可能是挑剔的、无情的或对自己苛求的。他们也可能患有各种恐惧症，惊恐发作和失眠症，以及一些人遭受着边缘性人格或精神病的折磨。

与任何人一样，对这些人的评估所涉及的维度也是我在问题2（和问题101B）中所提到的评估维度。我们这一章的讨论只针对那些富裕的，而且是非精神病的人。

那些在经济上成功的人，一般情况下都在使用特定的几种防御机制。他们倾向于更多地使用正常化和最小化（"这没什么大不了的事儿，这很正常"），普遍化（这难道不是很常见的事情吗？），具体化（"这难道不是因为经济问题吗？"），理智化（"我在华尔街日报上看过关于这件事情的文章"），以及假性独立等防御机制。如果这些人几乎不依赖于任何人，而且是自力更生并为此而感到自豪的人，那么最后一个防御可能具有相当的适应性。

然而，假性独立的防御可能会在人际关系中造成巨大的破坏。

简 短 回 答

当你看到这些有钱人的时候，你要迅速地把注意力引向：假性独立、

---

[15] Although, see Warner (1991)

正常化、最小化、具体化和普遍化（的防御机制）。否则，这些能够帮助富裕人变得经济成功的同样的防御性操作，将会被他用来防御性地回避心理治疗。

就这些在经济上挑战别人而获得成功的人而言，他们也将会挑战心理治疗师。他们可能会质疑你的专业胜任能力。绝大多数经济上成功的人几乎都遇到过江湖骗子；他们有可能会对你有类似同样的预期。为此，在治疗师与他们建立起一个心理治疗协议之前，你需要与他们进行一系列的协商和讨论，以便让他们（和你一起）决定是否你能真正地帮助他们。

必须要准备好指出，他们会把自己对钱的渴望投射在治疗师身上——他们想象治疗师是一个贪婪的人，这实际上是他们自己本身已经产生了罪疚感。

情感疏远经常被富有的人隐藏在对时间和金钱的全神贯注的行为当中。具有讽刺意义的是，他们要比那些经济上不太成功的人对频繁出席治疗表现出更强烈的阻抗。

最后，富有的人可能会通过在旅行或购买物质的花钱中获得快乐。他们有可能通过这样的方式来设法减轻他们感受到的任何痛苦。

详 细 回 答

富有的人通常很害怕在他们来会见心理治疗师时被暴露于公众。为此，最好是有一个"安全门"供他们做完治疗后私自走出去（不用再回到等候室）。你可能需要与他们讨论关于他们因太有钱所致强烈的快乐从而又使他们产生了羞耻感和罪疚感。

很有必要指出的是，治疗师对钱的现实性要有所觉察。那些因工作或继承获得了很多钱的人很清楚地知道他们在生活的各个领域是很轻松的。如果他们是因工作而赚了钱，他们以此为豪，而且他们可能不能理解我们试图把钱的象征意义解释成为他们对财富或成功的不现实的苛求。

经济上成功的人来做找你咨询的原因通常与他们工作之外的人际关

系有关系。展示给他们看看他们是如何通过花钱或过度工作来逃离人际
关系问题的,这是很重要的干预。

有钱人可能习惯于无论什么事情都要"最好",包括心理治疗也要最
好的。他们可能感觉你的名气不是那么大,以至于不太能信任你。这通
常是他们从自己无法信任的父母那里移情于你的感觉,而且在治疗的初
期他们也必定会感到相当地不被理解。

除此之外,有钱人通常是要控制别人的,至少在一定程度上习惯于控
制,他们会通过付钱来控制别人。他们也会对治疗师做诸如此类的事情。

在为有钱人提供心理治疗的过程中,还有一个比较常见的复杂问题,
那就是他们会对自己能负担得起心理治疗而产生罪疚感。这与治疗师因
正在收他们的费用而产生罪疚感几乎没多大差异,他们可能还会告诉你
接受心理治疗"感觉像是一种奢侈"。他们进而可能会向治疗师"哭穷",
换句话说,他们可能会抱怨他们挣的钱是多么少,因为他们为他们所拥有
的那点钱而感到惭愧和罪疚。

有钱人还担心人们会拒绝他们,特别是担心治疗师会拒绝他们,如
果治疗师知道了他们实际上有多少钱的话。据说 Gore Vidal(美国作家)
经常引用这样一句话,"如果穷人知道了富人有多少乐趣,他们就会起来
造反,并把富人吃掉。"[16]许多富有的人知道其他人对他们的憎恨和仇富心
理,因此他们说起话来很像中产阶级。正是这种防御造成了他们在治疗
中与你发生真诚交流时的阻抗,最好的解决办法是在适当的时机与他们
讨论这个问题。

举例

Giorgiana 嘲笑地评论我向她收取的治疗费太高了,尽管她和她丈夫
的身价是几百万美元。我成功地向她展示了她对我的感受实际上是她对
自己妈妈感受的置换和象征,其实她一直感觉妈妈从来就没有给过她足

---

[16] Gill (1998).

够的关注和重视。

她抱怨说，她的丈夫是个"贪婪和小气"的男人，因为他只允许她每月为她自己花费1万美元。她承认她从来就没有给丈夫看过自己花钱的账单。虽然她同意我说她的秘密消费无疑引起了丈夫的猜疑，但是她还是不愿意告诉丈夫她自己的事情。

我明白了，她有着自己"口欲期"的欲望，也许这个欲望的特征是"贪婪的"，她把自己这个贪婪的欲望投射到了丈夫身上，也投射在我身上。当我们理解了她对于她在生命早期曾经经历了许多剥夺而感到羞愧的时候，我们也就找到了金钱的意义（象征着母亲）。她的羞耻感引发了她去投射——去想象其他人像她的丈夫那样也都是贪婪的人。在我们讨论了所有这些问题之后，她便不再挑剔她的丈夫吝啬和小气了，而且他们比以前相处得更好了。当然，她还是从来没有给她丈夫看过她的消费账单。

高智商的人

高智商的人通常不会出现智力问题，或一些特定领域的技能问题。一般而言，在非常聪明的人当中很难碰到整合（或组织）功能有缺陷的情况。那些非常聪明的人时常会充分地使用他们所拥有的合理的社会技能（尽管并不常常如此）。因为他们非常聪明，他们也倾向于使用他们的智能来进行防御。这就在治疗他们的过程中会遇到一些特定的问题，我将在下面解释这些问题。

顺便说一下，那些非常聪明的人可能无须上大学；或者可能会拿到一两个博士学位。他们当中有许多人曾经阅读过心理学和（或）精神分析的书籍，而这就增加了他们的防御装备。

简 短 回 答

高智商的人会使用他们的智力来躲避开那些痛苦的问题，但他们的智力也是非常有帮助的，因此治疗师去"面质"他们的智力使用仅仅是为了防御这一危险的事情。你一定要相信他们还是可以理解一定事情的。他们可能有着既想顺从又想蔑视（挑战）的冲突性愿望。并不罕见的是，这些人的智力会导致他们一定程度的夸大（grandiosity），因为他们发现上学和（或）工作对于他们来说是很容易的事情。

当高智商的人表现出顺从的时候，他们似乎是过分恭敬和礼貌的，因为他们对自己如此聪明感到罪疚（他们在防御自己的罪疚感）。当他们处于目中无人的状态时，他们会挑战治疗师，有时候这种挑战是很巧妙的，他们会针对治疗师在治疗中使用的理论问一些问题。这两种防御（顺从和蔑视）都会被他们使用，因为他们正在感到紧张和发慌，因此治疗师需要去探索和发现他们焦虑所伴随的想法内容，以及他们是如何保护自己远离这些想法的。

另外，聪明人对于他们不知道如何适应自己的情绪问题会体验到更多的羞耻感和罪疚感，而这个问题可能需要在治疗的开始阶段去讨论。

我发现对于非常聪明的人来说，治疗师去面对他们的挑战是很有用的：一开始治疗师可能会对他们做出很专业的反应，然后在智力上稍微与他们竞争一下。有时候这个办法可能有助于治疗联盟的建立，因为这会：

● 减轻他们对自己高智商的罪疚感，

● 让他们更好地"感觉"到他们正在被理解——这对于他们来说通常是一种很乐于接受的安慰，因为他们通常是被父母看成是小孩子的。

非常聪明的成年人经常会一辈子忍受着父母和老师对他们的误解。他们可能在他们被养育期间，以及在成年期间一直在隐藏他们的智能表现，并一直渴望找到在智力和艺术才能方面能够与他们的聪明才智相"匹配"的某些人。他们倾向于带着怀疑接近治疗，他们怀疑治疗师能否告诉他们一些他们以前不知道的事情。

详 细 回 答

在不同领域中，诸如艺术、音乐、数学、文学和科学等方面，有着很好天资和（或）技能的人，会把大量的知识和学问带到心理治疗中，通常这些知识远远地超越了治疗师的知识贮备库。他们很有可能设法"钻研"过心理治疗，但这有可能被他们用作回避在治疗中自我开放的一种方式。

这种"理智化"（intellectualization）同时完成着几件事情：他们用其极强的智力攻击并摧毁治疗师，不让你在治疗中成为一个真正的心理治疗师；他们回避他们的各种竞争倾向，因为他们对竞争是有罪疚感的。他们正在表达因为他们的智力而被爱的愿望；他们也在回避因通过智力活动而实现被爱愿望时产生的罪疚感；他们也可能在某种程度上利用他们的智力来诱惑和勾引他人，这与父母在他们童年期的愿望有关系；以及他们可能在使用智力，或者与你建立亲密关系或者创造出与你的疏远，这取决于他们如何使用他们的智力。

这些他们的智力所呈现的多重意义[17]都可以被讨论，但在讨论任何象征性意义之前，治疗师首先应该小心地辨认出和认可他们丰富的知识。

理　智　化

举例

Marty，一个高智商的男人，34岁，主诉惊恐发作，他认为这个问题表明了他需要服用抗抑郁药物进行治疗。我承认说，他能够意识到需要服用抗抑郁剂表明他已经"钻研"过他的问题了。然后，他承认说他已经在网上查阅了惊恐发作，并发现通常建议药物治疗。

我首先承认说，美国精神病学协会的网站上把药物治疗列为一线治疗（面对他的智力挑战）。我也向他指出，我还不知道是什么原因引发了他感受急性焦虑。我进一步面质他的挑战，我解释到抗抑郁剂和抗焦虑药物的作用机制在本质上还不是很清楚[18]，但现在我们所知道的机制中，有一种认为惊恐发作一定是与罪疚感有关系的。我补充说，当事人通常并不知道诱发惊恐发作的罪疚感具体是什么。

Marty考虑了一会儿我的说法之后，他承认了罪疚感来源于他定期与女人有婚外性关系，尽管他说，"她们都没什么事。"我指出，他的这个合理化就表明了他确实感到内疚。他解释说其实那些情况一直都是一夜情。我会向他说明，服用抗抑郁药将会让我们避开更多地讨论婚外情的机会。他表明无论使用什么方法他都可以讨论这个问题，他依然认为他需要服用抗抑郁剂药物。

---

[17] 称为"妥协形成"(Brenner, 2006)。

[18] 多巴胺－去甲肾上腺素应答构成的那种理论目前正在遭到质疑(Sadock et al., 2009)。

我决定稍后一段时间再与他讨论这个问题，我建议他再来看我。在第二次咨询中我与他澄清了一件事情，那就是他也知道抗抑郁药物会引起性功能障碍。换句话说，我们都理解到了他服用抗抑郁剂的愿望与自我惩罚的愿望有关，因为惩罚自己可以减轻他对妻子不忠实而引发的罪疚感。

在高智商的人中有一个常见问题，就是他们倾向于使用专门术语或概念来减轻他们对于现实问题的羞耻感或罪疚感——因此他们看起来要比他们真实的情况好很多。例如，有些人可能说："我认为我确实是得了强迫症，"这就隐藏了他对各种事情的妄想性思考。

主诉"惊恐障碍"的一些人，实际上他们很有可能是在使用这个专业术语来减轻他们对某些变态活动的羞耻感，诸如去地牢里面遭受鞭打，或恋足癖。我曾经评估过许多被其他人诊断为"广场恐惧症"的聪明人，经过我更加详细和全面的检查和评估之后发现，这些人的诊断实际上是偏执性精神病，他们害怕进入公共场所，因为他们恐惧被别人看见和暗算。

有一个男人说他自己具有"攻击性"，同时抱怨自己有一个患病的女儿，以及自己的经济状况也很差。结果是他在欺骗那些与他做生意的人，他试图对我也说谎并欺骗我。我只给他做了一次咨询；他来见我时并没有带支票，也没有付钱给我。他是一个精神变态者（psychopathic），但由于他非常的聪明，他做坏事后经常能侥幸逃脱。很多人都识别不出这类人的不可靠性。还有类似的伪装，一些精神组织功能紊乱，但还有社交技巧的精神分裂症患者，特别是那些身材性感和好交际的女人，经常被误诊为"表演性人格障碍。"

高智商者其他的常见问题

> **小技巧**
>
> 非常聪明的人在诊断方面具有更大的挑战性，因为他们的真正症状和情况可能具有非常大的伪装性。他们有可能会利用他们的智能来补偿或隐瞒他们人格中特定的软弱或各种缺陷。

　　高智商的人经常会表现出强迫性防御，以便能最小化他们的问题。他们概括和总结，引用研究数据，或者施加控制，以便不向你展现他们的某些想法（Kernberg 称之为"精神变态性移情"psychopathic transference）。他们的这些强迫性防御机制有可能干扰治疗师对诊断和治疗方法的选择：如果他们的心理紊乱比较严重，有时候解释性工作是不恰当的，而"Bion 风格"（问题13）的支持性方法是合适的，尽管他们的智力很好。如果他们在人际疏远和亲密方面也存在困难，至少提示要有一些基于"矫正性客体关系"概念[19]的"关系性"治疗技术[20]。

　　聪明人对他们需要心理治疗常会感到羞耻，直到他们得出这样一个结论为止：心理治疗会让他们变得理性。有时候，我会直接向他们讲解关于我正在做的事情的一些概念和观点，即"把扑克牌亮出来。"[21]换句话说，我可能会承认我正在观察和探索他们的防御——这种理性诚实的方式可以促进治疗联盟的建立。

　　有幽默感的聪明人会对治疗师的一些幽默做出亲切的反应；幽默也可能是危险的，但它能够帮助来访者减轻对治疗师依赖的羞耻感。

　　最后的事情：非常聪明的人倾向于对早期干预有很好的反应。这些干预可能是对防御的讨论，或者是对防御史的探索。聪明人通常在治疗中感受到轻松一些是因为开始了一些"工作"，而不仅仅是感到"被安慰"。除了在第一次治疗中的一些介绍性工作和一些幽默之外，我有时候会使用 De M'Uzan[22]的建议：对以前逃避他们自己觉察的特质和防御给出"令人惊讶的解释"。这样做可能会使一些聪明之"星"相信：你知道的确实比他们多（至少在你的领域中）。

---

[19] Mitchell (2000).

[20] Alpert (1959).

[21] Renik (1999).

[22] Aisenstein (2007).

那些习惯性迟到的人

给那些迟到的人做治疗会遇到相当多的困惑。一些治疗师会相信迟到的人的解释。另一些治疗师倾向于认为来访者给出的任何迟到理由都是合理化，而不是迟到的真正意义。我不同意这两种极端的态度。

如果一个来访者因为交通问题迟到了一次，或许这没有特别的意义。然而，如果在治疗的一段时间内出现了明显的迟到模式，无论是什么原因，都可能在他们"现实合理化"（"见诸行动"）[23]的表面下潜藏着无意识的冲突。

简　短　回　答

在治疗期间，当来访者的迟到形成了一种模式时，迟到通常有以下的意义：

- 敌意的反抗（从父母到你的敌意性移情）；
- 为减轻敌意引发的罪疚感而进行的惩罚性挑衅；
- 获得特别的治疗的无意识愿望与这些愿望引发的羞耻感之间的冲突；
- 回避痛苦的感受，有时候是对治疗师的愤怒；
- 对于女性来访者的迟到，无意识地表达了一个童年愿望的移情：与治疗师生一个孩子（我来迟了！），这与治疗师的实际性别没有关系；
- 对于边缘性来访者，无意识的疏远（被现实生活事件合理化）。

---

[23] Paniagua (1998).

一般情况下，对于来访者的迟到行为，治疗师最好与来访者讨论惩罚性挑衅和(或)对痛苦感受的回避。对于那些存在客体关系问题的人来说，治疗师向他们指出情感疏远的防御是很重要的方法。但这些防御被澄清之后，治疗师可以与他们讨论迟到所涉及的依赖、敌意和有时是性欲望的象征性意义。

详 细 回 答

人们迟到有许多原因。如果那些患有关于时间管理的潜隐精神病性问题（一种次级思考过程的缺陷）的人迟到了，我会建议他们尝试一下每次计划提前到达目的地15～30分钟的办法（支持性技术）。

当来访者习惯性迟到的时候，我会邀请他们与我一起思考他们的迟到是否有什么意义。有可能是从他们正在回避某些他们不想考虑的事情开始，我尝试帮助他们与我一起来看看这个问题（"心智化"）。

例外情况

在边缘性和明显的精神病性个案中，他们之所以迟到，是因为有缺损的时间感和组织紊乱（瓦解）的想法（次级思考过程和整合的缺陷），而不是因为内心冲突所致。治疗师应该多鼓励他们准时——如果他们的思维瓦解比较严重的话，或许可以服用神经阻滞剂类药物。

治疗师有时候很容易就发展出了补偿性身份认同的反移情（无意识承担了他们生活中一个重要人物的角色）。例如，一个治疗师开始鼓励一个男人要更准时一点，即使他不是精神病性问题。用这样的方法，治疗师变得更像是青少年的父母，随着时间的推移，这会导致在他们之间出现越来越多的无意识竞争。在我的临床经验中，与来访者一起工作去尝试理解迟到是否象征着某种意义，通常是一种非常有效的方法。

在我的治疗生涯中，有时候有些情况让我感到很惊讶。一些还是学龄前儿童妈妈的女来访者可能会迟到，因为他们需要依赖临时照护者帮着看护儿童。大多数情况下，这种迟到是由于她们不能控制的现实原因（临时照护者没来），我会慢慢地考察这种迟到情况，看它是不是一种无意识阻抗或象征意义的表现。

过了一段时间，一些有小孩的妈妈向我承认说，她们对临时照护者太宽容了，根本就没要求她们准时到岗。在这些个案中，我们便发现了她们是在去认同（disidentification）自己的母亲。这些正在接受治疗的妈妈来访者不想对儿童临时照护者要求得"太严格"，因此她们就会被那些缺乏责任心的临时保姆在某种程度上伤害或冒犯。然而，绝大多数时间里，这些妈妈来访者不能对临时保姆表现得"强硬"些，因为她们太依赖临时保姆了，她们倾向于更宽松地要求临时保姆，因为她们担心会完全失去临时保姆。我知道好的临时保姆是很难找到的。

另一让我惊讶的情况是我治疗的一个男人，他迟到了1分钟，进来后说："对不起。"当我询问他是什么事情让他感到抱歉的时候，他说："我迟到了。"我回应说他差不多是准时到的，他纠正我说："不，我迟到了1分钟，这表明我对你有反抗的敌意，因为你像我父亲一样也是个权威人物！"这种情况让我们很快就进入了富有成效的讨论，我们讨论了他一直像青春期少年那样对别人的任何建议都要对抗，即使是来自医生的正确建议，是为他自己好的建议，他也是照样对抗。

我曾经还见到过另一种迟到的变异形式，来访者有一个非常可怕的强制性工作日程安排，时常需要挣扎着逃离工作场所来见我。当我与这个男来访者一起讨论并探索是否他认为迟到有着什么意义的时候，他告诉我他每次能来见我简直就是个奇迹。如果他迟到了几分钟，那是因为他在逃离办公室的时候遇到了很多的问题。这些问题包括被上司耽搁了，或者恰好在来见我之前有一个必须要开的会议。换句话说，这种看起来很像是阻抗的迟到现象，实际上却是寻求治疗的积极动机的表现。

有些来访者在治疗时间一直不出现，而且也没有打来电话说明情况。在这种情况下，我会主动给他们打电话，并留言说我在他们约定的时间里没有见到他们，并要求他们给我回电话以便讨论他们将如何计划接下来的治疗。

　　如果来访者很少漏掉治疗，并打电话告诉你有事情不能来见你，这可能不是"阻抗"的表现，也不需要去讨论。当有现实原因不能让来访者来见你时，尝试讨论和探索无意识阻抗可能会冒犯来访者。

　　最后，我曾经治疗过两三个人，他们几乎每次都会在当天打电话来取消约定的治疗，原因总是诸如此类，"我必须要去开会，"或"国税局来查我的生意，我不能走开。"这与问题16（经济上成功的人）有一些交叉重叠。那些能负担起爽约费用的人可能在使用取消治疗作为回避接近治疗师的一种方式。即使他们提前打电话请假，并且为爽约付费，但是他们漏掉了太多的治疗。那么，治疗师就应该向他们指出他们是在：

- 使用自恋性防御来应付对治疗师的敌意；
- 回避亲密关系；
- 回避痛苦的材料；
- 对他们工作的现实合理化。

所有酗酒者都需要参加互助会（AA）吗？

在21世纪，人们通常认为酗酒是一种遗传性疾病。酗酒者必须承认自己是一个酒鬼，然后用自己一生的时间去适应这个名称。

匿名戒酒互助会（Alcoholics Anonymous，AA）采用著名的12步骤法来帮助酗酒者，这个办法包括让酗酒者承认他们正在使用一种成瘾物质；承认他们自己是"酒鬼"；设法去补偿被他们伤害的人；转变成一个积极求助的人；在机构和"赞助者"组织的与其他酗酒者小组聚会中接受终生的支持，每当他们渴望喝酒时，他们就应该寻求会员的帮助；维持住完全的节制，意图是永远不再饮酒。

我同意大部分 AA 的建议，特别是要面质否认和酗酒者必须要承认他们规避酒精时的软弱性。面对这些有酒精问题的人，我更加喜欢对他们进行"鉴别诊断"，把治疗计划和决定建立在准确的诊断上面。换句话说，我认为我们必须要搞清楚导致酗酒的原始刺激，以及之后发展出来的生理性成瘾。酒精滥用的原始动机可能包括以下内容，但不局限于这些内容：

- 内容为被追杀的精神分裂性幻觉所引发的焦虑。
- 由于精神分裂性疾病导致的偏执性妄想。
- 与精神病水平的躁狂相关的激越。
- 边缘性人格中有关亲密关系的焦虑。
- 防御社交焦虑（与被其他饮酒者接受相关的焦虑）。
- 减轻神经症（象征）性焦虑（如恐惧症）。
- 减轻因丧失所致的抑郁性感受。
- 减轻挫折感（如，婚姻中的挫折感）。
- 青春期的反叛（通过做被禁止的事情来建立身份感）。

- 男性阳刚之气的幻想（那些"喝不醉"的牛仔）。

- 饮酒与快乐相联系（如前戏，"寻欢作乐"）。

- 减轻慢性激越和抑郁情绪。

- 象征性减轻与社会地位相关的焦虑。

　　问题在于患有多种精神障碍（所谓双重诊断，绝大多数临床医生认为这种诊断是非常普遍的。）的人有可能以各种不同的原因而滥用酒精。在脱毒治疗（如有必要的话）之后，那些不同类型的精神障碍要求不同的治疗方法。

　　以我的观点来看，酗酒不是一个简单的遗传性疾病。一些人有可能在某一特定有遗传起源的功能领域是脆弱的，全部或部分功能的脆弱使他们不足以容忍各种生活的挑战，以至于不得不依靠诸如酒精之类的精神寄托。我认为酗酒是一种习得性性格特征，这种性格特征要求酿造酒精，购买酒精，以及随意的饮酒行为。

　　酒精的生理成瘾是发展出来的。酒精不同于其他一些成瘾物质，在于它能刺激肝脏中的乙醇氧化还原酶，然后在生理上引发这些人不得不饮更多的酒才能达到与之前相同效应的倦意或放松感。因为这种肝酶的诱导作用，酒精是最有毒物质之一。过不了多久，为了维持相对的身体稳定性，这些人就需要继续饮酒。

　　众所周知，停止饮酒的"戒断"症状包括抽搐发作、呕吐、高热（高烧）和体温过低。换句话说，停止饮酒可能是一种生命危险状态。震颤瞻望是发生在酒精戒断时期的一种精神幻觉性激越状态。

　　然而，以我的看法，认为酗酒是一种遗传性疾病依据的是 Lamarck 提出的进化论观点，也就是"获得性性格特征"是遗传的。绝大多数科学工作者已经抛弃了 Lamarck 的这一观点，他们更支持 Charles Darwin 提出的理论——随机突变（在基因水平上）和自然选择。

　　考虑到酒精滥用（发展出生理成瘾之前）的动机性原因是各式各样的，以及不同酗酒个体的成瘾程度也是不同的，所以，更加实际性的问题是如何处理这些人酗酒的心理问题。

简 短 回 答

不管人们的心理功能如何，如果他们由于相当长一段时间喝了大量的酒而出现了生理性成瘾的话，他们都需要脱毒处理。

详 细 回 答

如果现实检验、整合、抽象和自我保护心理功能都是完整的；在其他领域中的冲动控制功能还比较好；信任关系已经形成了；以及道德中已经有了诚实的品质——也就是能坚持自己的承诺（完整的超我），那么这样的酗酒者通常是可以在门诊进行脱毒处理的。他们（有或没有家庭成员饮酒）同意摆脱饮酒的家庭而不再日常饮酒，愿意服用常规药物来防止戒断症状。（写这本书的时间是2012年，这些常规药物主要是苯二氮卓类。）

如果上面所描述的心理功能是不完整的，而且这些酗酒者正在接受（已经完成）脱毒治疗，心理治疗师就可以开始帮助他们理解是什么原因或因素导致他们这样饮酒。换句话说，治疗师可以与他们一起讨论他们使用酒精的意义是什么——诸如减轻痛苦的抑郁感受、减轻愤怒情绪、自我惩罚或减轻社交焦虑（害怕被滥用酒精或过度使用酒精的朋友们拒绝）。

一旦这些使用酒精的意义被探索清楚了，也被解释了，治疗师就可能发现，酗酒者正在复制（认同）他们生活中的重要人物（母亲、父亲、兄弟姐妹，以及朋友们）的方式已经被赋予了减轻存在孤独恐惧感的使命。有时候，酗酒者表现出来的是与攻击者的认同，或者是与理想化父母人物的认同，而正是这些被认同的人物导致了他们的酒精滥用状态。

有些酗酒者可能是通过使用酒精来达到让他们自己疏远其他人和安慰他们自己的目的，这样他们就回避了向其他人寻求支持的困难境地（客体关系的问题）。使用酒精安慰他们自己（就不需要求别人了）也能够抵御内心依赖愿望带来的羞耻感，而内心的依赖愿望是已经被早年母爱匮乏（剥夺）的感受所强化了的幼儿愿望，无论现实养育究竟还发生了什么其实都不重要了。

偶尔，酗酒的男人可能会把饮酒与西部电影和侦探故事中那些"很男人气"的酒鬼联系起来。我治疗过的一个男来访者，他会把饮酒与"寻欢作乐"和"变成一个男人"联系在一起。他在21岁时首次与自己的酒鬼父亲喝了一顿大酒。换句话说，他把酗酒看成了走向成年的必经之路，喝酒显得自己那么有男子气概，喝酒是一种庆祝方式，喝酒是那么有趣和厉害。

当一个人感到自慰能引发太强烈的羞耻感时，饮酒就可能被用来替代自慰以置换羞耻感。换句话说，饮酒既是一种快乐，同时也是一种防御（一种妥协形成了）。

与不同类型的酗酒者做什么工作呢？

不幸的是，许多酗酒者都患有边缘性人格障碍和一定程度的精神变态性问题（psychopathy）。这就意味着他们与其他人维持亲密人际关系是有困难的；他们在情感上是自我疏远的，进而还与烦人的依赖交替表现出来；而且他们是不守信用的和不可靠的，这是因为他们道德良心是未整合的。

这是一种常见的酗酒者类型，这种类型可能在很大程度上与 AA 的原初风貌有关，在我看来，由这种类型的酗酒者组成的 AA 是最成功的。考虑到加入 AA 的酗酒者中只有很少一部分人能够维持清醒，那么鉴别诊断就显得非常重要，目的是挑选出那些可以在门诊接受治疗的酗酒者。

道德受损的酗酒者

有些酗酒者是不能信赖的、不可靠的、不公正的，他们是非常不诚实的，而且几乎感受不到羞耻或罪疚。（换句话说，他们可能属于"精神变态者"[24]或"反社会人格障碍"的分类。）他们可能会被家人强迫进入一个戒毒程序，但通常他们最终不可能坚持接受治疗。他们倾向于继续饮酒，并使用其他药物。他们中一部分人经常轻微犯罪（或者有时候犯重罪），最终将被监禁。在所有酗酒者中，这些人几乎不来接受治疗。

---

[24] Blankman (2010)，第三章。

分裂样酗酒者(schizoholics, 患有精神分裂症的酗酒者)

另外治疗困难的一类酗酒者是"分裂样酗酒者"(schizoholics)——他们是使用饮酒的办法来减轻妄想和幻觉活动的患有精神分裂症的那些人。他们很难被治疗,因为他们是那么的偏执,以至于几乎不能与治疗师或临床医生发展出任何信任关系。如果精神分裂症诊断明确,他们通过接受服用抗精神病药物治疗是可行的,但这需要他们同意服用药物。通常,在这种类型的个案中,精神分裂症与精神变态的特征(妄想性和/或瓦解性思维、脱离现实,以及道德功能缺陷)往往共病存在。这类酗酒者往往预后不良。

有道德心的自恋性酗酒者

有一类人"接近于边缘性"[25]人格,他们绝大部分表现为各种自恋性问题;而且他们拥有非常强大的,甚至有时候是严苛僵化的道德。

有道德心的人通常都忠实于他们的承诺,因此当他们的典型自恋性防御被面质时,他们可以在门诊接受脱毒治疗。这些自恋性防御包括:贬低、原始性理想化、抵抗敌意的反向形成(太友善)、投射和投射性指责,以及情绪疏远。

如果自恋的人有足够的抽象和整合能力,他们就能够通过理解这些防御机制而获益。一旦他们的情绪疏远倾向于被澄清,治疗师就可能着手建立一些治疗"相关"的元素,逐渐地帮助他们构建"安全组织的依恋"(secure organized attachment)[26]。

---

[25] Volkan (2011).

[26] Bretherton (1992).

有负罪感的酗酒者

最有治疗价值的酗酒者是那些使用酒精来减轻罪疚感的人。

举例1

Doug，男性酗酒者，每次治疗开始都会说，"我知道我还是喝的太多了。"我们逐渐理解到，他是在通过喝酒惩罚自己来减轻与他爱着许多人有关的罪疚感，他爱的人包括他的妈妈、他的爸爸和他的弟弟。在 Doug 这个案例中，只有当他更多地理解了为什么他感到那么罪疚，并决定停止伤害他自己的行为时，脱毒治疗才有可能进行。

Doug 的罪疚感开始于他的弟弟在他面前死亡的那个时候。那时他和弟弟都在上小学，有一天两个人从两辆停泊的小车之间跑着穿过街道时，Doug 的兄弟被一辆车撞死了。在我的帮助下，Doug 最后明白了，他关于这次车祸的罪疚感是对自己永远不想让弟弟出生的早期愿望的一个反应。在他弟弟车祸死亡的时候，绝大部分与其他兄弟姐妹之间的竞争问题就被解决了，而且他们成为了亲密朋友。Doug 最后同意他其实不需要惩罚自己了。他也同意接受戒酒治疗（此时，他每个晚上喝大约12罐啤酒），尽管他还是合理化说他饮酒并不影响他的工作。他在苯二氮卓类药物的帮助下，有两三周没喝酒了。

大约1年之后，Doug 在一次与妻子争吵之后，他的酒瘾复发了，但还是能够去进行戒酒治疗。他持续接受了8年心理治疗，治疗频率基本上是一周一次，他最后能够从对我的信赖和依靠中有所收获，停止了他的内心的争斗，停止了自我惩罚，而且对待自己更加人性化了。他也发现了其他快乐的出口，这些年来由于他饮酒，这些快乐源泉一直处于抑制状态。

社交性酒精滥用

在社交情境中，女人经常会滥用酒精，此时她们感到爱和性活动是贫瘠的，但同时也对有这些欲望而感到羞耻。在这样的个案中，她们便依靠喝醉酒，既可以减轻相关的羞耻感，又可以促进她们对性满足的攻击性追求。在英国喜剧"冤家对头"（Coupling）[27]第三季中有一个有趣的桥段，我们看到 Sally 和 Patrick 回忆起了同一个事情，Sally 喝醉了并且她们两个人开始接吻（"亲吻爱抚"）。此时，酒精是帮助了她对性欲满足的追求，还是促使她感到了绝望的无助，这取决于我们相信谁的回忆。

青少年们通常也会使用酒精来"适应"社会。他们把饮酒象征为成年了，这也许是因为美国法律规定最低喝酒年龄为21岁。1963年当我还是个青少年在厄瓜多尔学习的时候，我注意到那里青少年喝酒的自由度要远远小于美国。这很有讽刺意味，因为如果厄瓜多尔那时候也有一个饮酒年龄的话，那肯定不是被强制的。

有趣的是在德国，到我写这本书时，他们最小喝酒年龄是14岁[28]，青少年们有可能会喝醉，但德国不像美国，青少年喝醉不被认为是非法的。所以，饮酒作为一种"反叛活动"极少引起别人的"关注"，一旦喝醉过一两回也并不意味着超我功能受损（做了一些非法的事情），而在美国这就会被认为超我功能有问题[29]。

治疗那些喝酒太多的青少年会涉及帮助他们理解，他们把饮酒与成年、性能力和对通常代表对父母权威的反叛，都象征性地联系在一起了。

---

[27] Moffat (2002).

[28] 德国14岁在父母陪同下可以喝啤酒和白酒，16岁没有父母陪伴喝酒或白酒只能喝一种，18岁时两种酒都可以喝（McDonald's Serves Beer! 2009）。在瑞士，最低喝酒年龄是14岁，在葡萄牙和波兰没有规定最低喝酒年龄（Richburg, 2004）。

[29] 我的儿子，在参加完与德国高中生的交换项目之后说，他认为德国的青少年和他们的父母都很亲近，因为他们不用对父母隐藏他们喝酒的事实。他认为美国禁止小于21岁的青少年喝酒致使更多的青少年有欺骗行为。

也有其他一些青少年可能是在认同他们酗酒的父母。

饮酒是为了缓解情绪痛苦

还有另外一组酗酒者，他们饮酒是因为他们感到情绪抑郁，试图通过饮酒减轻抑郁情绪。

举例2

Lisa，女性，37岁，有两个孩子，花了相当多的时间向我讲述了她与丈夫可怕的关系，这种夫妻关系使她感到很抑郁。她丈夫一直都是公务出行在外，几乎很少回家，有时候回到家里也很少关注她和孩子。

我向她展示她其实对丈夫表现得很被动，这会让她的罪疚感稍微减轻一些；因此，她很难面对丈夫让她不满意的事情。

过了一会儿，Lisa承认她在晚上喝了"一些酒"。结果是她丈夫每晚都很"忙"，一直在他那"男人的洞穴"中呆到凌晨。开始她喝"一些酒"最后变成了每晚喝一瓶酒；她对酒精成瘾了。

她的酒精成瘾开始变成了一种抵抗抑郁情绪和挫折感的防御手段，一起使用的防御还有变得被动、反向形成、压制和回避。过了不久，她也停止了与我的治疗而去寻求夫妻治疗了。

依我看来，假如她不利用酒精作为一种防御性操作，也许能够更早一点面对他丈夫的问题，这可能会更早一些让他们的夫妻问题得以解决。

恃强凌弱者

恃强凌弱者（Bullies）（指那些有施虐狂人格障碍的人，sadistic personality disorder）并没有作为一个单独的诊断分类被列在 DSM 诊断系统中。十多年前，受虐狂（Masochism）的诊断分类也被从 DSM 中去掉了，尽管还存在一个关于施虐和受虐狂的研究小组。在精神分析的文献中，有许多文章涉及了施虐狂和受虐狂的理论和针对此类问题的治疗性研究。在社会上，恃强凌弱的行为和事件在21世纪变成了一个需要国家关注的问题，许多社会事业和项目也是针对如何减少这类问题的发生而设计的。

很多时候，治疗师看到的是暴力受害者。然而，有时候，那些恃强凌弱的人自己也会感受到他们的生命是不愉快的，特别是缺乏满意感，于是他们会来寻求治疗。他们中的一部分人对于自己的侥幸成功（逃脱惩罚）感到罪疚。恃强凌弱的人看起来像什么样子呢？我们如何为他们提供治疗呢？

在开始回答这些问题之前，让我们再一次仔细复习一下相关的鉴别诊断知识。恃强凌弱的行为可能是各种因素的结果，现在把这些因素列举如下：

- 存在某些心理功能缺陷的人；也就是说，他们缺乏现实检验功能，导致了他们试图控制其他人和让其他人感到痛苦。
- 没有良心（道德）的人，而是在折磨别人和看到别人遭受痛苦中获得一些特殊的快乐。
- 他们通过欺负别人来避开亲密关系所带来的焦虑（诸如那些唠叨的妻子）。
- 他们需要通过盛气凌人的表现来激发被惩罚，以及创造出疏远关系（诸如脾气暴躁的丈夫）。

简 短 回 答

恃强凌弱者可能遭受着失眠、焦虑之痛苦，以及生活中有一些情境会让他们感到不愉快。然而，当你倾听他们的时候，你可能得到的是一幅他们如何支配别人的景象。

与恃强凌弱者一起讨论你对他们盛气凌人行为的觉察是非常有必要的。在他们描述与同事、爱人或孩子的关系时，你可以选取一个故事来进行工作。（例如，很多父母欺辱孩子——奚落孩子的成绩和嘲笑孩子的消费——是一种历史悠久的、合理化的行为。）最有可能的是，当遭受着很大痛苦的恃强凌弱者要求治疗师改变治疗费，或要求在当天改变会见时间的时候，你将会看到他们的这些表现会波及他们与你的关系。

治疗师主动出击（aggression）对治疗恃强凌弱的行为是很有必要的。治疗师只成为"一个容器"是不够的（问题13）。事实上，在治疗师必须要说出类似这样的一些话，"我看到你正在控制我，摆布我，而且设法让我做那些我不愿意做的事情。"

一些"好支使别人的"（manipulative）恃强凌弱者有能力观察他们自己。在治疗师的帮助下，他们能够认识到自己恃强凌弱的行为，以及能够检查这种行为的根源。通常，他们已经认同了那些曾经欺负过他们的人，或者他们去认同（disidentify）了那些他们曾经看不上的被动的人。

详 细 回 答

就像前面提到过的那样，对于恃强凌弱者需要作出鉴别诊断。

精神病性恃强凌弱者（Psychotic Bullies）

举例1

在我早年前开始做临床治疗的时候，我治疗过一个名字叫 Jill 的人，她是一位24岁的单身女性，曾经患过精神分裂症。她正在服用抗精神病药物，每周来我办公室见我一次。她也在坚持工作。

一天，她坚持要求我帮助她练习使用步枪射击，她说她刚刚买了一支步枪。当我问她为什么要买步枪的时候，她说她想杀掉某些人，这些人其中就包括我和她自己。她说她想把这件事情办的"利索点儿"。我问她现在步枪放在哪里了。她告诉我说她已经买过了，枪就放在她汽车的后备箱里面，而汽车就在楼下。我要求她把车钥匙给我。我也坚持要求她必须住院接受治疗，因为她的病变得严重了。她坚持认为她不需要住院治疗。我与她大约争论了30分钟，最后我说服她同意了我的主张。

我叫来一辆救护车，把她带到医院。我开着我的车也到了医院，帮助她住进了医院，很快安排她转介给另一个精神科医师，因为她已经发展出了针对我的精神病性移情（正在计划杀死我，也自杀）。

当我在医院里面与她谈转诊的事情时，她感到很沮丧，她感觉失去了我这个医生，她设法威逼我让我感到罪疚，她说现在她很明确地要自杀。我告诉她，她正处在杀我和自杀的危险中，她需要远离我，以便让这些感受和想法消失，尽管她不喜欢这样。后来我听说，她还活着，而且也没有杀任何人。

就这个案例来说，最重要的是我对她要我帮助她使用枪的精神病性要求所作出的正确反应，这是最关键的干预方式，我主控着局面，也掌控着我自己，而且确保了没有发生任何危险的事情。

精神变态性恃强凌弱者（Psychopathic Bullies）

举例2

Irene，29岁，女性，声称来见我的原因是她与男友关系的问题。几分钟之后，她跟我说她是一个妓女。现在她与男朋友的关系非常紧张，因为男朋友对她的工作非常地嫉妒和猜疑。男朋友已经失业了，因此她不再想和他相处了。

她用非常诱惑的眼神看着我，并邀请我做她下一个男朋友。我指出了她身上那部分操纵和胁迫别人的方式，而这似乎与她来找我寻求解决问题没有任何关系。她承认她确实不是来找我解决问题的，她只是想邀请我在我的办公室与她做爱。

我觉得她的这种强制方式需要我主动进行反击。我向她指出，她正在破坏我作为一个医生，而我根本就不愿意按她所说的做，甚至想都不会想她的邀请。我告诉她，她的毁灭性特质就隐藏在卖淫行为和她与其他男人的关系中，正如我能看到的那样，她在利用性的花招来试图胁迫我做非法的、不正确的、不道德的和毁灭性的事情。

当我向她讲完这些话之后，Irene 笑了起来，说了句，"你真棒！"我又询问了一些她的生活成长史，其中太多的事件让我感到吃惊，结束时她为这次评估性访谈付了费（现金），并与我约定下次再来做咨询。然而，她没能坚持来见我。

Irene 是一个比较严重的精神变态者，同时还存有少量的道德感。她涉足了非法活动，很显然是在到处寻找"干爹"，而且想要强迫我成为她的干爹，如果我一时糊涂答应了她那堕落的交易，我就上当了。

抑郁性恃强凌弱者（Depressed Bullies）

另外一类常见的恃强凌弱行为发生在当这些人想要做治疗之外的一些事情时。这类人与我上面描述的那个人的堕落行为不一样，但其行为特征有点像，由于他们的"抑郁"情绪，他们想要做点什么事情来滑过治疗工作。对这类人的评估是很困难的。

举例3

Eduardo 来见我的原因是他喝酒喝醉了，打了他的同性恋伴侣，而且没能从研究生院毕业。

大约治疗了一个月之后，他要求我给他开一个假账单，注明以后还需要治疗的次数和金额，尽管我不能确定以后他还来，并且他并没有预付以后治疗的费用。他想把这个假账单给发放学生贷款的银行看，以治疗需要为理由说服银行增加对他的贷款。他打算用这笔额外的钱与自己的男性伴侣一起到非洲旅行。

我告诉他，这是一个隐藏在他的所谓需要之后想毁灭我的愿望：他设法逼迫我去做非法和不诚实的事情，而我是不会做的。如果他想与我一起做治疗，他必须要思考他这个强制性的要求，以便我们能看看它的根源是什么？

他控诉我是憎恶同志的人，是一个"憎恨贫困者和同性恋的共和党人。"我面质了他的操纵，告诉他，他的要求与贫困者和同性恋没有任何关系，我对他说我是一个共和党人，一点也不因此感到内疚。他仍然尝试操纵我做一些欺骗性的事情来让他获得更多的钱，并扬言"痛打我"一顿。我告诉他如果他拒绝思考他这些行为的意义，我是不会为他做治疗的。他说他需要想一想再说。

在接下来的治疗中，Eduardo 哭了，并向我道歉。他知道他有些施虐狂的特征。前天晚上他到外面，在沙滩上与一个不认识的男人进行了没有任何保护措施的施虐性肛交活动。他知道这种性活动可能让他患上艾滋病。他感觉很绝望。他说他会按照我的原则来做治疗的。

Eduardo 把他对我恃强凌弱的行为与在他上初中时那些强奸他的男孩子们的行为做了联接。在象征层面上，他正在试图"强奸"我——他在用一种能伤害我的方式虐待我。

小技巧

一些恃强凌弱者习惯使用"抵消"(undoing)的行为方式：试图通过不端行为去中和他们的罪疚感。如果他们有足够的道德感想去理解和改善他们的不端行为的话，那么他们才有可治疗的价值。

Eduardo 破坏治疗师诚实的尝试需要治疗师给出一个积极主动的回应。我认为，如果我去面质他的不端行为，那么他返回到治疗中的机会是百分之五十，然而，这种做法似乎是有效的，至少对他这个个案是百分之百有效了。

口欲性恃强凌弱者（Oral Demanding Bullies）

有一些人经常设法从你这里榨取本身不属于治疗范围的一些事情。绝大多数情况下，他们经常在当天取消治疗约定，但又不想继续取消以后的治疗协议，也不愿意为当天取消的治疗付钱，这类人可能是："口欲施虐性恃强凌弱者"。

通常情况下，这些人的这种行为很难被成功面质，但很值得治疗师去尝试面质他们的这类行为。一些人将会对治疗师的面质做出反应，告诉你他们是如何强制性地接近你，是如何羞辱你，如何居高临下对待你，以及如何摆布你。

如果你足够幸运的话，他们可能会对他们如此做事的动力因素感兴趣。他们也就有可能发展出更多的罪疚感，或者能觉察到他们通过不端行为试图中和（抵消）他们的罪疚感。

绝大多数具有这些性格特质的人，在治疗师向他们指出这些特质之后，他们将会放弃治疗，因为他们需求被喂养。依我看来，如果你能够一直为他们重新安排治疗时间的话，那么他们会得寸进尺，继续不顾及他人地虐待你。

小技巧

在临床上，当一些人表现出强制性行为，想要治疗师按照他们自己的方式做事情，以及似乎有意或无意地想引起别人或你感受痛苦的时候，你就要考虑到这些人可能有虐待狂特征和恃强凌弱行为的特质。

施虐性恃强凌弱者（Sadistic Bullies）

施虐狂一直就有许多种定义。[30]

临床上，各种施虐的，恃强凌弱的特质都涉及有意或无意地想让其他人或治疗师感到痛苦的意图。

---

[30] S. Freud (1919), Brenner (1959), Novick and Novick (1996).

拖延者（Procrastinators）

那些拖延者在浪费时间，他们不能按时把事情做完。这对于很多人来说可能不是一个什么问题，并不需要接受治疗。然而，对于某些人来说，这是一个大问题。通常情况下，律师有一个诉讼期限，某一条特定法律规定在一定的日期必须完成工作，或者他们必须在某一日期把文件提交法庭。如果延迟了，他们将会处于不利之地，有可能失去诉讼机会，可能会被他们工作的州法庭给予处罚或制裁。他们也会被客户控告玩忽职守。

内科医生也会被要求要准时。手术室是按照严格的排班计划连续运作的，医生是不能迟到的。同样，病案记录（医院记录患者情况的文件）必须要医生在一定的时限准时完成（并签字），否则他们就会失去行医的权限。[31]

做生意的商人必须在某一时间完成文件，而申请移民签证的人必须在一定的时限内完成某些工作。事实上，大部分生活是以时间和时间管理为中心的，有许多书是关于如何利用好时间的。等这些拖延的人找到我们的时候，他们已经用尽了一切纠正拖延症的办法。当他们参加的课程和他们的解决办法都不管用的时候，通常这就需要我们帮助这些人探索和找到他们的拖延行为究竟意味着什么？

---

[31] 医院里面通常使用电子医疗记录系统，如果医生不能按时限在线完成病史和体格检查记录、病程记录和出院小结的话，就会受到处罚。

简 短 回 答

拖延症是一种复杂的性格障碍。拖延症的特征随着个体的不同有着相当大的变化。

简而言之，我们主要是看拖延症是如何帮助这些人回避了某些痛苦感觉（这是一种防御性操作）。一成不变的是，拖延症者也会在心理治疗中以某种方式表现延迟和拖延。例如，他们可能会迟到，或者要你答应他们延迟付费。

无论拖延者想延迟什么事情，治疗师只需与他们讨论他们是如何思考这件事情的，这就会形成一个突破口，以便尝试理解引起他们拖延行为的内心冲突。

拖延者在寻找罪疚感是拖延症的一个动力因素。无意识罪疚感导致了人们延迟，以便他们可以获得惩罚。然后，对自己的惩罚就可以减轻原有的罪疚感[32]。接下来的问题是，拖延者们对什么和为什么感到罪疚呢？这就需要接下来的治疗来回答了：探索和找出究竟是什么引发了他们如此巨大的罪疚感。

拖延者通常怀有指向任何类型权威和控制的强烈敌意。他们经常通过忘记或拖延做事情，通过不关心和不负责任的行为，通过慢腾腾地做事情，来表达他们的敌意性反抗和对抗。有时候，他们还会利用拖延来维持情感疏远（这是一个客体关系的问题）。换句话说，治疗师必须要重新看到拖延行为所涉及的各种愿望、超我功能、防御和客体关系的冲突领域（参看问题101B）。

举例1

George，一个44岁离婚的男外科医生，他来看我是因为他刚刚失去了

---

[32] S. Freud (1916).

他在医院行医（和做手术）的权限，原因是他不能准时完成病历记录。他非常憎恨电子医疗记录系统，但他确实在做其他事情的时候也很慢，包括去找另一个妻子和生育一个小孩子，尽管这都是他非常想做的事情。他也会经常推迟参加社会活动和约会的时间。

我首先接近他的拖延是通过理解他可能是把拖延作为一种惩罚自己的方式。他有一点不大情愿去思考我提出的这个主题，但他最后还是看到了他给自己带来惩罚的一些形式。然后，我们才能开始探索为什么他会有那么大的罪疚感。

通过检查他的想法和记忆，我们发现了他其实对果断行动（做决定）感到非常的罪疚。让他感到罪疚的事情是他比他的弟弟和妹妹生活和工作得都好，他的弟弟妹妹中有两个人的生活是需要接受救济的，还有一个弟弟一直被关在监狱里面。在这种压力下，他认同了他兄弟们的失败和反社会行为，使用自我惩罚的方式来减轻他比自己兄弟们混得好所导致的罪疚感。

我为他提供了5年的经典精神分析治疗，治疗结果非常令人满意。他最后被选举成为了地方医学会的主席，而且非常守时。他又结婚了。

详 细 回 答

拖延者其实一直在与自己的内心（精神内部）冲突做斗争，这导致他们做一些自毁事情的同时，也在表达自己的反抗情绪。然而，在他们的内心中还有许多不健康的其他动力因素。

举例2

在上面的个案中，George 也还一直希望自己成为一个女人，这个成为女人的愿望起源于被父亲剥夺的各种感受（无回应的"父亲渴望"）[33]。他

---

[33] Herzog (2001).

之所以想到这个愿望是与他的一个梦有关，他梦见自己仰面平躺着，而我"漂浮"在他上面。他正在努力对着我"接吻"。

成长史

拖延症者可能有如下的成长经历：

◆ 被惩罚激怒。

◆ 对权威敌意的表达。

◆ 作为特殊者被爱的愿望。

◆ 与失功能的兄弟姐妹认同。

我想我意识到了他早年发生过一些事情，但一定要小心谨慎地处理和解释[34]，我问他在梦里他朝那个方向接吻。他说，"我告诉过你，朝上，对着你。"我回应说，"所以，你正在向上面吻（kiss up）。"George 爆发出一阵笑声。他说，"我总是在讨好你（kiss up to you，kiss up 有讨好的意思——译注）。我想你要说我是个同性恋者。"

他的这个想法导致了他的一个幻想：如果他是同性恋者，那么他就更加接近是个女人了，于是他就可以怀上我的孩子了。他觉得如果他能成为一个女孩儿，而且能怀上他父亲的孩子，他的父亲一定会爱他、回应他和满足他。

他经常让自己处于"迟到"中与他的一个两性同体幻想有关，他幻想自己既是个男人，同时又是个女人，而且可以怀孕。他很清晰地记着，自己在五六岁时有一个想怀孕的愿望，他对这个愿望感到非常害羞。所有的问题都在他的"迟到"行为（就像错过了月经期，例假迟来一样）中变得具有象征意义了。

他还表现出假性独立，以此来回避自己对变成一个女人来照顾他自己这一强烈愿望的羞耻感。他并不能觉察到他的这些愿望，因此他一直在与女人的约会中无意识地"迟到"，有时候会迟到一两个小时。对于他每次的迟到，他总是期望女人能够理解和同情他，而不是向她们致歉：他

---

[34] Arlow (1979).

觉得他没有必要对任何守时的女人表现得卑躬屈膝。

George 的这些问题性态度与他与母亲之间关系的成熟度有关——既为离开母亲寻求独立而斗争，同时又对母亲的关怀有着强烈的愿望。他的妈妈是一个抽大麻成瘾的女人（她曾经在大学里面是嬉皮士），每当她抽了大麻飘飘欲仙时，她就会给他们做好多吃的。不抽大麻的时候，他的妈妈喜怒无常，且冷漠而遥远。

George 存在着一些身份认同方面的困难，大部分原因在于青春后期和童年早期出现的困难。他选择了医生作为自己的职业，尽管事实上他的父母都讨厌医生。他父母对自己和他们亲属所接受的医疗护理服务都有着很大的抱怨和不满意。他们认为医生都是漫不经心和贪财的骗子，他们根本不信任医生。当 George 被医学院录取后，他的父母很不高兴，并拒绝为他付学费。他是靠学生贷款读完医学院的。

这种情境让他感觉到与自己的父母分离了，这也减轻了他对他成为"父母生活一部分"的恐惧感。在做住院实习医师期间，George 挑选了一位男性导师，并花了很多时间与导师在一起。甚至在接受外科实习的医院里，医院的人都开玩笑说 George 是"Washington 医生的影子"。他与男导师之间这种讨好和共生性依赖促进了他的职业训练，因为 Washington 医生在师徒角色中并不拒绝他。

George 在做住院医生期间学习和积累了很好的经验，之后他也能够参与成功的手术操作。然而，他仍然渴望有一个男导师，从他那里摄取力量感。不可避免地，他也是用这样的方式来看待我的。

随着我们从他的幻想生活中得知和理解了他是多么地希望与一位导师合并在一起时，他对在感到压力时希望被父亲"拯救"愿望的渴望程度减少了，这个父亲"拯救"的愿望也是导致他拖延症的另一个内在动力因素。

总之，如果拖延者不是精神病性患者，那么拖延症就是一种有象征性意义的性格障碍。如果你能帮助拖延者发现这些无意识的象征性意义，拖延者就能够改变他们的自毁性拖延行为。

问题 23

被动（懦弱）的人

有一些人表现被动和懦弱，总是做别人的垫脚石。他们不能坚持自己的主张，而允许其他人在经济上、道德上和其他方面虐待他们。如果他们的自主性自我功能各方面没有太多的缺陷，治疗师就可以把他们的懦弱行为展现给他们看，引起他们的注意，帮助他们去理解，那么他们就有可能变得更加自我保护和自我关心。

数十年来，自我帮助小组一直在教授学员们"自信心训练"的课程。自信心训练可能会有一些帮助，但有时会让一些人变得"太独断"或"太有进取心"了[35]。因此，治疗师引导来访者看到那些导致他们懦弱和被动性的内心冲突，就可以帮助他们用更加适应性的方式作出他们自己的决定。

有时候"被动"是一种好的策略，有时候"被动"就是一种非常严重的自毁行为。这两种情况中同样的特质都是坚定自信。只是一味地鼓励人们更加坚定和自信可能是错误的做法，因为任何健康的坚定和自信基于并要求判断运作功能，执行功能（做决定）和现实检验能力都是有效的。

简 短 回 答

当一些人表现出全面被动时，重要的是让他们对自己的这种被动性引起注意。绝大多数情况下这些人的主诉不会是有关于被动性的问题。相反，他们可能主诉有抑郁情绪、焦虑情绪和一定程度的无助感。

我们要尝试获取这些人当前人际关系特征的过去发展史，以便来感受和觉察他们是如何处理自己的内心冲突的。当治疗师倾听他们的故事

---

[35] Mayo Clinic (2012) has a website about this.

时，将会听到许多他们应该完成什么事情，但根本就没做的例子。你将会特别想挑选一个例子，来展现和强调他们在本应该行动时，是如何不采取行动的。

害怕被惩罚（这些人经常害怕的惩罚是被抛弃和被拒绝）通常是被动性的内在原因；当治疗师看到这些人有非常被动的行为时，合理的做法就是告诉他们，他们似乎正在变得退缩，目的是减轻某些罪疚感。如果他们能够理解这个解释，他们应该用报告冲突的记忆来回报治疗师，在报告的记忆材料中，他们曾经设法变得更加积极和自信，以及因此受到过惩罚或伤害。这些记忆材料可能发生在潜伏期（小学期间），青春期，或成年早期。

试图去"激发"这些被动者的积极性是有诱惑力的。但治疗师千万别那样做！对于"激发"的方式，被动的来访者会感到自己被侮辱了，他们努力表现出的所有"应对"都是为了让治疗师感到满意，之后他们实际上经常感到这些办法是失败的。治疗师尝试与被动者讨论他们的被动行为是如何缓解他们的罪疚感的，这是一种非常安全的治疗方法。然后，治疗师可以观察，假如他们不再那么被动了，那么他们对他们本来能够完成的事情是如何想象的。这种方法极有可能在他们处理攻击性的方式上产生一种变化。

详 细 回 答

来访者的被动性通常并不是独自存在的。我们看到经常与被动性联合在一起出现的现象还有：执行功能抑制（犹豫不定）、言语表达抑制、性的抑制、惩罚的激发、反向形成（表现太友善）、最小化、正常化，以及合理化。换句话说，被动性最终是一种复杂的现象。

被动性也可能表明，这些人渴望有人照护他们，同时又不想被置于他们强烈依赖愿望所引发羞耻感的危险境地。行动被动的目的是缓解由被关注和被照顾的强烈愿望所带来的羞耻感。

男人的被动性通常与对女人的嫉羡（envy）有关系，特别是在性活动领域。男人在意识层面嫉羡女人在性活动中被男人想象出来的"轻松、愉快和不费劲"，因为女人在性活动中"不需要进行什么操作"。这些各种嫉羡感受，导致了男人以被动性行为进行补偿，有时候能够在涉及兄弟姐妹和父母的特殊事件中找出这些嫉羡感受的根源。

女人的被动性可能是在表达一种性愿望，特别是在女人对她们自己的性欲望感到羞耻时，或者感到强烈罪疚感的情况下。有些婚姻关系困难的原因就是夫妻二人对性欲望和嗜好的暴露相关的羞耻感在作祟。[36]

举例

Sandra Brown（2003）在她的小说《迷恋》中描述了一个既被动又孤僻和回避的女性主人公。在这部小说中，主人公是一个女外科医生，似乎她从青少年时候起，就没有什么人际关系。她被人们认为是一个冰冷和孤僻的女人，尽管她在医院中有一些医学院的同学关系。

当一个男性杀人狂迷恋这个女外科医生的时候，这个复杂的故事便展开了。之后，女外科医生遇到了一个能保护她的男警官，最终她与男人的关系破冰了，他们两人卷入了一场爱情。随着他们关系变得亲密，她终于告诉了这个男警官关于她曾经遭受过的事情，这些事情导致了她对性活动长期那么孤僻和回避。

她在青少年时曾经行为很轻率，终于有一次在父亲的书房里面，她与父亲的一个男同事发生了性关系。当时她父亲刚好进来并看见了这一幕，父亲马上就拿起了一支枪，但父亲的枪口并没有对着那个男人，而是对准了她。为了救她，父亲的男同事跳起来挡在了她的前面，这时父亲刚好扣动了扳机，他的父亲反而把自己的同事打死了。

然后，她的父亲把枪塞到她手里，劝说她为这次杀人负责，父亲让她说是在这个男人企图强奸她的时候，她开枪杀了他。当时她附和了父亲这样的意图，尽管这件事情让她产生了对父亲的憎恨。她对于自己让父亲

---

[36] Levin (1969a, 1969b).

逍遥法外，对于自己诱惑父亲的男同事，以至于让父亲杀了他的男同事，对于她自己幸存下来，这些都让她产生了非常强烈的罪疚感（幸存者罪疚感）。

巨大的罪疚感致使她回避男人二十年，直到她与侦探警官陷入情网为止。恰恰是通过在他们约会时，男警官对她的一些"解释性"评论，让读者对整个故事有所了解。[37]

有时候，被动性是由于在儿童期被父母忽视而造成的（为人"低沉"的孩子）[38]。这些孩子逐渐长大成人后，并没有太多做事情的动力，也没有很强烈的兴趣与其他人接触和交流，但他们有可能凭借自己足够聪明能获得一份工作，让他们过着马马虎虎的生活。如果他们变得情绪抑郁了，他们可能就会出现在你的办公室要求做心理咨询。

治疗"低沉"的人涉及要与他们逐渐建立关系，并让他们看到治疗师是关怀他们的。这种治疗是很困难的，治疗师需要向他们提问，表达对他们正在做的事情感兴趣，以及允许他们"重新摄取"治疗师对他们能力反映的各个方面。[39]

有这类障碍的人倾向于通过停留在被动状态，远离别人和远离各种人际瓜葛来回避情感爆发的可能性。一些孤僻的人遭受着"共情抑制"[40]的痛苦。当治疗师与他们讨论他们的回避和倦怠实际上是作为一种躲避焦虑和愤怒的方式时，他们可能做出的反应是在对待他们自己和对待别人方面允许自己变得更加开放一些。

---

[37] 类似地，在电影《狮子王》中，Nala通过自己面对不必要的自我流放（自我惩罚）把Simba从堕落的生活中拯救出来。在此之前Simba有强烈的罪疚感，因为他想象他应该为父亲的死负责。

[38] Mahler et al. (1975).

[39] Goldberg (2002), Kohut (1971).

[40] Easser (1974).

"怕老婆" 的男人

这些男人在工作上是积极进取和有成就的，但在他们的妻子或女朋友面前却变得很被动和懦弱。他们通常努力要成为"21世纪的男人"：对他们爱的女人体贴，少说话，与女性平等（21世纪西方文化对自我理想的影响）[41]。然而，他们在这方面走得太远了，以至于他们的伴侣对他们并不感到满意。

简 短 回 答

在为"怕老婆"的人提供的心理治疗中，主要治疗方法是双重处理法：(a) 肯定他们在工作方面的自信心和效力，(b) 把工作自信和效力与他们在老婆面前的严重被动和顺从做对比。

举例 1

Adam，开软件公司的一个男人，他主诉妻子经常指使她做很多家庭琐事，他很少拒绝去做。他也很少主动发起与妻子的性活动。

当我与他讨论他的被动性时，他向我详细叙述，当妻子要求他把垃圾袋拿到外面的时候，他是如何热情和乐意地去做这件事；但是，当他返回来穿过院子的时候，他常常停下来朝着花园里他老婆种的花撒尿。

我指出，他非常乐意地答应老婆的要求（把垃圾扔到外面去）是如何与他朝老婆种的花撒尿不相符合的——这个朝花撒尿的行为补充了他男子气概的感觉，同时也表达了他对妻子的敌意。

---

[41] K. Parker (2008).

之后，他回忆起在他的青春期，他的妈妈当着自己的面与医生讨论他腹泻的时候，他感受到了极大的愤怒和羞辱。他认识到，他一直在回避与妻子的正面对抗，目的是想回避掉任何类似的被羞辱的感觉。同时，他也就重复了对自己妈妈的被动性（把对妈妈的感受和方式转移到了妻子身上）。

详 细 回 答

此外，"怕老婆"的人经常有一种被阉割（去势）的感受。为了处理这种"阉割抑郁性情感"（castration depressive affect）（Brenner,1982,2006），他们采用了各种各样的象征性补偿行为。

举例2

Loving是一个社区家庭医生，他的妻子是全职家庭主妇，他们有一个上小学的女儿。他的妻子拒绝做晚饭，声称她有很多事情要做，每当他回家时，经常发现妻子有点喝醉了。因此他就会为家里人做晚饭，尽管下班后他已经非常劳累和情感耗竭。他开玩笑对我说，"滑稽到什么程度，我妻子总是告诉我说，我们什么时候该去做爱了。"

他每个周日都去和男性朋友打高尔夫球。他在自己的朋友中进行了一般化验证，他把自己妻子决定他们做爱时间的事情说给了他"所有"的朋友，他开玩笑地表示很同情他们的反应，因为他们无一例外地一致都回答他们的妻子："好的，亲爱的。"

Loving 5岁的时候，他的妹妹出生了。他是六个孩子中的第五个，他的父母都是蓝领阶层。他还记得在他妹妹出生后，他的母亲变得不堪重负和脾气暴躁——那时候起他就不再是小孩子了（他变得懂事了）。他在没有了解到这一点时，他对妻子不得不表现出过分友好的反应（反向形成），因为他害怕失去她。

我与他一起理解并阐述说，他一直被动地对待妻子，这种被动性在他们女儿出生后变得严重了，这种被动行为缓解了他对丧失的恐惧感，而这种丧失恐惧感是建立在他5岁时感觉到妈妈因抚养妹妹要离开他的体验之上的。另外，他对朋友们一致反应的同情有助于他减轻他的羞耻感和被阉割感（阉割抑郁性情感）。同时，他回避对妻子谈起有关他自己想得到关注（羞耻）的愿望（例如，偶尔让她为自己做顿晚饭）和为了两个人更好性满足的愿望。[42]

"怕老婆"的男人很普遍。不幸的是，他们的妻子倾向于认为她们丈夫的顺从应该是"男人必要的特点"。在治疗这些"怕老婆"的男人时，一个很好的方法就是帮助他们看到他们是如何假装对妻子体贴和友善的，尽管他们差不多都是具有竞争性的人（特别是在其他男人面前）。在这种虚伪的婚姻互动交往过程中，他们的妻子其实并不能获得丈夫真实反应的诚实信息。

在澄清了"怕老婆"男人对妻子的被动性行为的细节特点之后，我们探索了他的泛化特征，社交幽默，和他常常逃离阉割感受的回避妻子的方式，以及他对自己依赖愿望的羞耻感。

---

[42] Volkan (2009).

自我中心的人

　　我们的心理工作室会周期性地到来一些这样的来访者，他们认为自己是上帝派到地球来的了不起人物（特权感），但当他们来寻找咨询时，他们的生活一定是出现了一些问题。他们可能体验到了某种形式的丧失或挫折，但通常情况下，他们的问题都集中在他们自身和他们所控制的人和事情方面。治疗师为这类人提供心理治疗是非常困难的，不过你还是可以尝试以下一两个方法。

　　纵然这些人在他们的职业生涯中已经取得了一些成功，但这些有特权感的来访者通常还会让其他人感到不舒服，除非那些其他人是"被动的，懦弱的人"（问题23）。治疗师极有可能被他们诱惑在社交共情方面去"教训"一下这些自恋的人：治疗师可能会建议他们不要那么自我中心或对别人要求那么高。这类人经常会在他们遇到的许多人身上挑起这种惩罚性反应，除非他们同时也是有魅力的人。

　　对于治疗师，他们可能会提出一些不合理的要求，也许这些要求跨越了人际边界。他们可能不会告诉你那些重要的事情，因为他们觉得那些事情与你无关，或者他们可能会要求你为他们开药。重要的是治疗师要抵制住他们施予你的这些诱惑，同时治疗师要指出他们是如何以自我为中心和控制别人的。如果他们同意，并开始思考他们自己的问题，他们有可能是有治疗价值的。但是，治疗师不可以对他们抱有太大的期望。

简 短 回 答

　　治疗师千万不要向来访者的自恋性操纵行为让步；相反，治疗师要设法去面质这样的行为。

举例1

Tina，32岁，已婚女性，因失眠来找我做心理咨询。她对自己的工作、丈夫，以及他们不再要孩子的决定都感到很满意。她与别人也相处的不错。她一直有一个"优秀"的孩子。

她来只是想让我给她开些睡眠药物。我告诉她我对她的了解还不够，所以暂时不能为她开药。我说，我看到她想最小化她的事情，并不想把它们说出来。如果她想讨论她所采用的最小化事情的方式是如何与她的失眠相关联的，那么她可以再来见我。她表示反对这个建议，她说她要回去看她的家庭医生，是家庭医生建议她来看我的[43]。

过了十年后，Tina打电话约我做心理咨询。当我再一次见到她的时候，她承认说，从她嫁给丈夫以来，她一直与一个已婚男性有婚外情。她说，"在我第一次找你时你说的是对的。我隐藏了婚外情。但是现在那个男人想离开他妻子，并与我结婚。我做不到！"

Tina男朋友提出的要求让她感到很焦虑。她一直很喜欢差不多是这样的安排：她与丈夫隔周过性生活，并定期地秘密约会男朋友做爱。现在所有这些安排都被男朋友要与他结婚的愿望打乱了。

Tina很同意我的看法，她男朋友的要求破坏了她的特权感和特殊感。她知道自己是一个以自我为中心的人。在她的密集心理治疗进行到下一年时，我们谈到了这些理解。她最终放弃了与男朋友的关系，坚持与丈夫一起生活。

举例2

Bud，男性，51岁，他是被迫来见我的。他似乎是一个脾气很坏的男人，一开始就告诉我他不需要接受心理治疗，真正有问题的是他妻子。

当我问Bud他妻子是怎么说他的时候，他指责我太卑鄙了。我说他

---

[43] 她的家庭医生从来就没有向我转诊过病人。

似乎很气愤，责怪妻子背着他单独跟我说他的事情。他回答我说，"为什么我要跟你讲？你不配！"我问他怎么会认为我不配听他讲话。他说，"八美元。"我想进一步看看他是如何恃强凌弱和贬低我的，但我的尝试没有成功。他没有付费就离开了。

很显然，在自恋的人与恃强凌弱的人之间存在着交叉。然而，一些恃强凌弱者正在向攻击者认同——这是一个很快就能被理解的防御机制，只要他们没有表现出"恶性"自恋（"malignant" narcissism）[44]，比如像 Bud 所做的那样，那么他们的问题就有可能被解决。

详 细 回 答

有特权感的人在其发展史中存在很多问题。通常他们在早年生活中经历过丧失，随后有很多是关于他们父母消极和堕落的问题，父母总是挫败他们的积极性。他们的自我理想是被损害的，他们是消极悲观的，他们对任何想接近他们的人都是挑剔的和不满意的。他们有可能会卷入到阴暗的交易中，他们认为这个世界都是消极和腐败的，而且引证文化中消极和腐败的现象和活动，以及一些腐败了的名人来合理化他们对世界的看法。

尽管自我中心的人预后不是太好，但治疗师还是可以尝试以下几种治疗方法：(a)与他们讨论他们行为中的疏远元素；(b)面质他们对依赖愿望的羞耻感，及其回避依赖的方式；(c)讨论他们与那些曾经伤害过他们的消极堕落的人所发生的认同；(d)面质在治疗内或治疗外他们表现出的"性格移情。"

---

[44] Kernberg (1998).

举例3

Lonnie，男，25岁，单身，历史系教师，他来咨询我的原因是他的家庭医生发现他的胃酸过多和没有食欲的症状不存在躯体原因，可能是心理原因。

Lonnie的说话发音有些模糊不清，并且显得很虚弱。他浑身散发着难闻的大麻气味。他说尽管他的家庭医生想让他来找我做心理咨询，但他不是太愿意。我回应他说我可以与他讨论一下他经常抽大麻的事情。他说，"我只是抽烟袋锅大麻！那又怎样？我犯什么错了吗？每个人都抽大麻。"我表达了对他抽大麻理由的好奇，因为抽大麻在弗吉尼亚州是非法的。然后，他争辩说抽大麻有这样那样的好处。我说，"我感觉到我似乎变成了一个父亲在与一个十几岁的男孩说话。"

Lonnie笑了起来，并同意我的感觉。他的父亲对他抽烟袋锅大麻很不满意。他的妈妈总是站在他这一边并保护他不让父亲批评他，因此Lonnie总是能逃避惩罚。在大学里大多数科目他都不努力学习。他的历史分数很高，他说那完全是他能"胡说"得的高分。Lonnie又来见了我两次。后来我一直也没听到关于他的消息。

举例4

Paul，男性，49岁，离婚，带一个孩子一起生活。他是接受我督导的社会工作者Jessica帮助的一位来访者。Paul感到抑郁和挫折。尽管他在工作上是成功的，每当与女人约会时，他都压制着自己的挫折感，然后会突然情感爆发，并咒骂女人。过后，他又向女人道歉。他认为是他破坏了他们的婚姻，而且他也一直与现女友情感纠纷不断。

当Jessica与Paul讨论Paul认同了他那挑剔的父亲时，Paul回答说他看过很多心理治疗师，没有人能给他任何帮助。然后，他又为他的挑剔向Jessica道歉。他每次用现金付治疗费。

我向Jessica解释说，Paul是一个自我中心的人。他也表现出了"阿克塔氏征"（Akhtar's sign）：一次一次地用现金付费。（Akhtar 曾经说过这是一个预后不良的征象，我认为这个观点是正确的。[45]）我建议 Jessica 不要对这个来访者能坚持做咨询抱有太大的希望。Paul 已几乎同意继续做治疗，而且也在近几年一直坚持与几个女人保持着关系，因此，也许她可以有机会为他提供治疗。

我建议 Jessica 要看看 Paul 对他父亲去认同的现象：Paul 试图表现出对人友好和善。她解释了 Paul 是如何通过对女人不诚实来维持情感疏远的，以及他是如何积累自己的愤怒直到情绪爆发为止。但是，我猜想的情况要比这更复杂。绝大多数女人即使还没有认识到之前就能感觉出情感疏远，于是女人就会变得容易激惹（过敏和急躁），也许就会"唠叨和挑剔"。

女人容易激惹的反应对于男人来说短时间内几乎并没有什么；但时间一长，男人最终会情感爆发，感受到被女人不公平地挑剔和批评；于是男人会认为女人是"控制的和阉割的"。男人在情感爆发之后，就会感受到强烈的自我挫败，但当男人道歉并试图纠正这样的结果时，许多女人便会很感激男人的这种体贴和善意，并很快就原谅了男人并与其和解，至少会持续到男人下一次情感爆发。

我建议 Jessica，她要与 Paul 讨论他常使用的一些防御机制：情感疏远、压制、合理化、情感隔离，以及与父亲的去认同。之后她的治疗取得了一些进展：Paul 开始变得能思考了，并开始用支票预付治疗费。然而，Paul 仍然是只做了几次治疗就结束了。

---

[45] 有多种原因支持这个观点，包括：差的客体关系联接、有问题的现实关系、偏执性焦虑和精神变态的倾向。

你理解强迫观念的意义吗？

强迫观念是一种反复出现的想法，包括注意和观念的先占并沉溺于某些人、某些事情或活动（通常是性、敌意或依赖愿望的象征），同时这种先占想法通常会让人感到某种程度的不安和烦恼。强迫冲动形成了多种多样的行为活动（它们也是象征性的），这些行为活动缓解了当事人的罪疚感，并表达出了一些愿望。由于人们通常使用强迫冲动（行为）来缓解与其强迫观念同时体验到的情感，所以"强迫观念—强迫冲动"（强迫症）（"obsessive-compulsive"）这个术语就被创造出来了。

强迫观念和强迫冲动构成了一个有争议的诊断领域。一些 Freud 的患者（狼人和鼠人）都因有强迫观念—强迫冲动问题而被分析过。但是，由于三环类和 SSRIs 类抗抑郁剂的出现，一些研究建议使用这些药物来治疗罹患强迫症的患者。

至今我还没有看到过一个研究是基于自我功能、自我力量和客体关系功能来对患有强迫症的人做出鉴别诊断，就像我在问题 14 中那样做的[46]。与绝大多数症状群一样，当诸如想法组织和现实检验这些基本心理功能有缺陷的情况下，强迫观念和强迫冲动（行为）可能是作为一个上层结构（superstructure）而存在的。

治疗师一定要检查清楚，是否患有强迫观念—强迫冲动（强迫症）的人还具有共情、信任和亲密关系的能力，以及他们是否还具有好的现实检验功能和合理的抽象能力。如果他们具备这些心理功能，你就可以尝试通过以下的方法为他们提供心理治疗：检查和理解反复检查、反复怀疑、完美主义、各种仪式和（或）过分守时、过分整洁及至善至美的意义。

---

[46] 参看问题 101B。

简 短 回 答

第一线的治疗方法首先是要聚焦情感隔离的防御机制（感受的关闭）和思维反刍（反复地考虑同一件事情），这些防御基本上都是帮助来访者抵御罪疚感。治疗师可以向他们说这类话，"我注意到，当你的妻子向你哭诉流产的时候，你似乎不太知道你的情绪反应是什么。你一定很担心什么，但你的感觉似乎有点关闭掉了，因此你似乎没有什么情感回应就结束了。"

强迫观念——强迫冲动的防御:

反向形成
完美主义
过分守时
抵消仪式（违背他们的道德）
情感隔离
外在化
分割
合理化
思维反刍
理智化

为了接近思维反刍，治疗师可以这样说，"我知道你对自己作了许多的'分析'，但你真正在做的事情是在打一匹死马。换句话说，你正在惩罚你自己。我认为我们应该尝试理解为什么你会有那样的罪疚感，以至于你需要自我惩罚。"

强迫观念的其他成分可以在稍后一些时候考虑处理。强迫观念－强迫冲动的人最初可能会拒绝接受情感隔离和思维反刍的理念。他们可能谈的相当多（喋喋不休的谈话是一种防御）而似乎并不感觉太多。治疗师仍然要尝试去讨论他们的情感隔离问题。

详 细 回 答

强迫观念—强迫冲动性神经症的人使用了以下几个"原发过程"的防御机制：置换（displacement，把感受从一个人转移到另一个无关的人身上），象征（认为危险来自于特定的客体——如门把手），和凝缩（想象死亡潜藏在不太可能的地方）。他们还压抑最近的事件（忘记关于它们的想法内容），力比多性退行（依赖或控制的幻想），与幻想内容认同，以及对治疗师移情性预期（通常预期你是挑剔的父母）。

为了用理解和领悟的方法治疗强迫观念－强迫冲动的人，治疗师需要解释产生适应不良性防御组群的内心冲突。

Abraham（1923）非常强调和重视强迫观念中象征性肛欲期的成分。Brenner（2006）修正了这一观点：强迫观念的人所幻想的想法内容可能源自于任何一个心性发展时期。

例如，强迫症的人可能沉溺于与饥饿死亡有关的观念中。沉溺于有关肮脏观念可能是一种有关性的象征；触摸恐惧症通常象征着与手淫有关的内心冲突。与性和竞争相关的内心冲突在强迫性神经症中起着相当大的作用，因此口欲期(有关依赖、信任和照料的主题)和肛欲期(有关脏乱、清洁和控制的主题)的问题可能会干扰你做出正确诊断。于是，对于这样个案来说，领悟取向心理治疗的目标是解释防御和内心冲突。

举 例

Stuart，一个有着强迫观念—强迫冲动的男人，来找我做心理咨询。他沉溺在反复考虑自己的牙齿是不是平直的想法中。在我们一起走向我的咨询工作室的门时，他问我，"你介意不介意我把我的雨伞带进办公室？"我问他为什么会提出这个问题。他回答说，"哦，外面在下雨，我不想让你办公室的地板发大水。"及时地抓住这个象征，我有点讽刺地回答，"哦，还不至于像你说的那样吧！"

换句话说，我猜想他有一个想把我办公室地板弄脏乱的愿望，但他并不能意识到他的这个愿望，可是他对此感到罪疚，因此他的注意力首先专注于（反向形成）获得允许把他的脏乱带到地板上的想法上。

我逐渐获知，Stuart 在想象中担心把我的地板淹水与他压制的愤怒有关联，这个担心是从他那极度控制的父亲那里置换来的。Stuart 使用了压制机制来缓解其父亲在金钱上对他很慷慨而引发他的罪疚感。他有着内心冲突。他喜欢在经济上依靠他的父亲（口欲满足）。但他同时又恨他的父亲，因为他的父亲总是盛气凌人地对待他，而且他想获得与父亲的分离感。为了解决这个内心冲突，Stuart 逐渐开始反复考虑他的牙齿（担心他的牙齿是"歪斜的"）。这个强迫观念代表了：

◆ 他要从父亲那里拿走什么东西的愿望（这对于 Stuart 来说感觉是"歪斜的，不正当的"，就像偷东西一样）；

◆ 他对自己这些口欲期欲望的自我批评和指责。

明显的和不明显的各种残疾人

明显的残疾人

各种残疾（disablilities）包括先天的异常和获得性局限（疾病或意外事故所致）。有残疾的人有着与其他人一样的问题，但有一定的注意事项，作为治疗师应该牢记在心。

理论

Paul Schilder[47]是首先指出以下观点的人之一，他指出对于有先天局限的或残疾的人来说，基本上要禁忌发现意义。他的临床发现导致了这样一个理解，当人们有先天残疾或遗传性局限的时候，他们的身体畸形可以引发自尊的问题。

当自尊变成一个问题的时候，人们就变得对淹没性情感和冲动更加脆弱了。残疾人通常要求对他们的自尊进行支持，而不需要可能是干预措施的面质。

几乎所有的残疾人都曾经面对（功能）丧失的感受，和一些羞耻或羞辱的感受。通常，他们会感受到他们是孤立的或"与众不同的"。尽管这些感受其他人也会有，但是躯体残障者更容易被这些体验所激怒。

当一种残疾是先天形成的时候，可能同时存在着情感管理功能方面的困难，因此，治疗师应该小心谨慎地对待他们，不要引发他们的淹没性情感。

---

[47] Schilder (1939).

简 短 回 答

如果一个人有着明显的残疾，治疗师要尝试着去理解由残疾所引发的内心冲突：羞耻感、孤立感，以及想把愤怒转向自体和回避他人的防御方式，等等。治疗师最好无论如何都不要尝试去探索任何残疾对接受你治疗的人来说具有什么象征性意义。

举例1

Nate，男性，39岁，离婚，内科医生，与女人交往有困难。他在治疗中提到了他的"残疾胳膊"，他的右胳膊先天性缩短。他可以用这个缩短的手（右手）干活，但功能还是不如他的左手。

在一次治疗中，他用左手在上衣的口袋中掏出了一包纸烟[48]，单只手抖动烟盒弹出一支烟放到嘴里，然后把烟盒放回口袋，然后，拿出一盒火柴。他用单只手划着了火柴，并点燃了烟。他摇灭了火柴棍儿，把它扔进了烟灰缸。然后，他看着我，露出了轻蔑的微笑。

此时我对他给出了一个看来是错误的评论，我说他刚才这个活动对他似乎很重要。仅仅是这一句有针对性的话导致他变得情绪激动起来，他身体有一点发抖，对我说，"噢，不！我们不谈这些！"

我紧接着回应说，我对他单手掏烟和点烟的功夫有很深刻的印象。他马上平静下来，并说，"谢谢，我练过好多次了。现在最好还是把烟戒了！"然后，他开始笑了起来。我采纳了他"不谈那些事情"的建议，从此没有再谈过任何有关他可能用来象征性补偿的行为。

那些后来获得性残疾（later-acguired disabilities）的问题在电影《黄金时代》（*The Best Years of Our Lives*，Wyler，1964）中有过深刻的描述。

---

[48] 这个治疗发生在1985年之前，那时候我已经禁止在办公室吸烟了。

电影描述了二战结束后回归不同生活，但仍然相互有联系的几个男人的故事。其中一个男人是双侧截肢者[49]，他表达了由于残疾而使他作为一个男人的缺陷感。男子气概受损的感受让他回避并离开了他的未婚妻。

有一点是重要的，导致他残疾的伤害直到他30岁时才发生（1944年）。即使如此，这也是一个非常敏感的主题，在电影的结尾，那些真正对他有帮助的东西是他未婚妻的支持、接纳和鼓励（就像在现实生活能帮助他的一样）。他独自对残疾的象征性解释让他感受到情绪抑郁、孤僻和退缩。很显然，这个电影给心理治疗师们上了一课，治疗师在想要对后来发展性残疾（later-developing disability）的象征性进行讨论时，一定不要忘记同时要给予那些残疾来访者支持和理解。

我有一些治疗男性运动员的经验，这些男运动员大都在20岁出头就经历了结束运动生涯的身体伤害。无论哪种运动，他们都有着强烈的抑郁情绪。应该让他们有机会充分地发展他们未曾度过的悲伤过程。

详 细 回 答

Freud 和 Schilder 都认为，身体意象（body image，体像）是通过本体感受（综合利用五个感受器官的感受）和记忆发展出来的。之后，H. Hartmann（1965）补充认为整合（心智的一部分功能，主要是把记忆组合起来）也参与了身体意象的形成过程。

当一种先天性异常比较明显的时候，身体意象在其发展阶段的整合可能是不稳定的。这种情况导致情感管理功能的脆弱有可能被强迫性防御所掩藏（参见问题26）；此时如果你面质了这些防御，结果有可能导致情绪的高涨，以至于会淹没当事人的思考能力。

Freud 经常引证说，"自我首要的是身体自我"[50] Kohut（1971）后来构想出，无论何种原因所致自体意象（self-image）的崩溃，都会导致"攻击

---

[49] Harold Russell，他在电影中饰演他自己，后来他帮助建立了美国退伍军人基金会。

[50] S. Freud (1923), Sheets-Johnstone (2002).

性崩溃产物"。一个人关于他或她自己的概念可以因各种各样的方式变得虚弱，包括对先天性异常的知觉方式。

举例2

Roger，男性，25岁，由于脑瘫所致身体经常处于痉挛状态，因轻度抑郁症来做心理咨询。他已经大学毕业了，在大学读书期间与两个女孩谈过恋爱。他对女孩儿非常感兴趣，但总是害怕被拒绝。我表达了对他的理解。他告诉我，他感觉和我谈话很舒服，因为我没有"督促"他做的更好点，而他妈妈总是那样做。事实上，他已经内射了妈妈的"督促"，他仍然对自己有很多很高的要求。

我对他自己没有做任何的解释。当他表现出对自己非常不满意的时候，我劝告他没有必要对自己那么苛刻。他说，"我的愿望是我能说服我妈妈不要对我不满意。"（这是一个多么高难度的要求啊！）

经过几次咨询后，他感觉好受点了，并决定停止治疗。他打算去找一份工作，当他有可能的时候，他想约会女人。在他与我做最后一次咨询的时候，他给了我一本关于残疾人如何战胜自己的书。我接受了这个礼物。他对我能理解他的一些挫折感表示非常感谢，并告诉我说这对于他很有帮助。

残疾不太明显的人

我曾经治疗过一些男女，他们只有一只眼睛失明。一些人的眼疾是未经过治疗的"弱视"，是在其童年由于父母的忽视造成的。他们的问题包括羞耻感，这导致他会掩藏他们的失明。许多人告诉我，从儿童时期开始就没有人知道他们有一只眼睛是失明的。他们需要保守秘密，害怕被人知道，以及总是感受到"与众不同和孤独"的自我体验几乎是家常便饭的事情。

当一只眼睛失明的人在以后生活中遭遇到疾病（诸如青光眼）或创伤的时候，眼睛失明的意义是不同的。这些人要比双目失明（也就是深度视觉的丧失）的人有更多的悲伤，由此会激活使用有意的压制、逆转、否认和外在化(认为其他人是苛刻的)防御性操作。当这些防御操作被指出时，这些人可能会被强烈的情绪短暂性淹没，但这绝不意味着与那些有着明显残疾的人一样的严重。

冒险的逆恐者

逆恐（conterphobic）指的是一种心理操作，进行逆恐心理操作的人实际上恰恰是极度地害怕某些事情，以至于他们会从事一些风险很大的活动，目的是要证明他们是不害怕的人。有时候，他们所从事的那些活动是有生命危险的。

很多时候，使用逆恐操作的人会来找你做心理咨询，他们来见你的原因大都是一些关系问题和（或）一些其他的精神科主诉。逆恐机制通常会变成他们人格中的一部分组织结构，在一定程度上被他们自己和他们周围的人自然地接受了（自我协调的和社会协调的）。

当治疗师见到这些人的时候，你应该做些什么呢？

简 短 回 答

在我写的那本关于防御性操作（Blackman，2003a）的书中，我在第六章建议，威胁生命的防御性操作应该优先被指出来。我一般在与他们讨论阻抗、各种病理性特质，或童年和青春期问题之前，都会先尝试与他们谈逆恐性防御的问题。当治疗师会见这类来访者的时候，要把逆恐机制放在最重要的位置上进行优先处理。

你会在那些冒失鬼（从事危险运动的人）和性滥交的人身上看见一些逆恐性元素。治疗师向这些人指出，他们正在从事危险的活动，其真正目的是为了克服自己的恐惧心，以及为了避免判断危险时所面临的尴尬和羞耻。

详　细　回　答

与大多数防御机制一样，逆恐机制通常不是单独存在的。他们通常与其他防御机制同时起作用，诸如反向形成（把情感转向其对立面）、最小化（注意到了危险，但没有严肃对待）、压制（故意把恐惧的想法逐出意识范围）和诱惑攻击者（对那些你本来害怕和躲避的人进行献媚或色诱）。在下面的例子中，Bob 使用了性化的言语、回避、判断抑制和抵消（破坏了他自己的规则）等防御机制。

举　例

Bob，男性，38岁，一个玩具商店的销售经理，开始治疗时说，"现在我把事情搞砸了！一团糟……"然后，他变得沉默不语了。我看到他沉默了，便有了想提一个问题的冲动，我意识到这个冲动可能意味着 Bob 正在进行防御（问题77）。因此，我说我看到他正在隐藏着什么内容，但我不知道他为什么要隐藏。他回答说，"如果告诉你我正在做什么，这会让我很尴尬。"于是，我等待。

过了一会儿，他继续说，"好吧，我不妨就告诉你吧。我和我的妻子以及我们的朋友们在海滩上，他们正凑在一起谈话。我感觉很无聊。因此，我决定走进大海。你知道，我很擅长游泳。但那天没有救生员，因为那天风很大，而我们登记进入海滩时在管理处签字保证不走进海里，等等。"

"无论如何，那时反正我就是要去潜水。我游出去有点远了，因为我被暗流困住了。最终我还是安全地游了回来，但每个人都原地跳跃着，呐喊着。我认为他们都太激动了，我猜想如果我没能使我脱离那个暗流，我可能就被海水溺死了。"然后，他停顿了一下，问我，"你在想什么呢？"

我回答说，我认为 Bob 获得了一个机会，不仅仅是打破了规定，而且还要证明自己是个不害怕的人。到目前为止，关于让他感到害怕的唯一线索就是他与妻子和朋友在海滩上的讨论。他认为，"那会儿他们好像是一群老女人，围坐在一起谈话。我有点讨厌那样的活动。"然后，我解释道，他对一伙人进行谈话的反应似乎认为那是女人的事情。他明确地同意了我的意见。他补充说，"那就像我妈妈和我的姐妹们一样；一群女孩儿，叽叽喳喳，闲言碎语，咯咯大笑。"

我们讨论了他对接近女人时所感到的焦虑：害怕被女人所控制，或害怕变得"女性化"。为了抵御自己想与其他人（"女性"）进行言语交流的愿望所引发的羞耻感，他要通过抓住一次非常危险的机会来证明他还是一个"真男人（直男）"。现在他承认，在他安全地游上岸之前，其实大海中的激流已经把他卷离海岸几公里远了。他的妻子和朋友在他几乎被看不见的时候才注意到他；当他们看见他被海水卷走的时候，他们沿着海滩尖叫着奔跑，但根本就无济于事。他的妻子几乎要疯狂了，并且对他表达了极度的愤怒。

后来，他能够把这种逆恐行为与他之前的酒精滥用联系在一起。他在大约一年前戒酒，但他继续从事另一些所谓的"阳刚的"行为，以此来防御对成为懦弱和娇气的人的恐惧感。[51]

---

[51] 正如你可能猜测的那样，Bob也可能正在触发对自己的惩罚，因为他对女人的多方面愤怒引发了他的罪疚感，这些愤怒都与其母亲有关系。也存在着其他防御机制在起作用：有点夸大（感觉对任何危险都不会受伤）；当他接近妻子时，他感觉到了自体－客体融合的焦虑，然后，他通过远远地走进大海里面来使他与妻子疏远（这是一种客体关系的成分）；他还把与他自己妈妈亲近的愿望"见诸行动"了（走进了"海洋般的感受"），通过深深地走进大海象征了与妈妈的亲近和融合。后来，Bob做了一个梦，梦到了他妈妈的一幅肖像，在梦里面他很难接近妈妈赤裸着的乳房，这确证了他对妈妈依赖的愿望遭受过一定的挫折。

有特权感的老年人

首先，我要宣布一条免责声明：不是所有的老年人都依赖其他人，也不是所有的老年人都发展出了特权感。

尽管如此，仍然存在一群有特点的老年人，他们在某一年龄阶段经历了超我功能方面的改变。他们的价值观发生了变化，他们开始认为他们自己是"特殊且例外的人"[52]，而且他们要求别人的特殊对待。这种"特殊性"的理由通常是因为他们已经在自己的生命中熬过了许多事情，以至于他们认为现在是他们应该得到回报的时候了。

生活本身就是不公平的。这种不公平现象会随着我们年龄的增加越来越明显。特定年龄的老年人会感觉到愤愤不平，因为他们认识到了生活中一些不公平的事情——如一个人很好的配偶得癌症死了，或者一个不诚实的艺术家骗取了百万美元。

最后一点[53]，现代西方文化中，65岁被认为是"年轻的老年人"，75岁是"老年的老年人"。这些年龄数值可能会随着医学治疗和预防护理的发展而发生变化。然而，就现在来说，我们把老年人的开始年龄界定在65岁。

简 短 回 答

有时候，确实没有任何心理学方法有可能是专门针对那些超过65岁人群的，但确实有部分老年人认为他们就应该获得特殊的治疗和对待。他们可能会对他们的医生、治疗师和朋友提出难以置信的要求。同时这些老年人反而又会屈尊于女服务员、律师，甚至政府官员。

---

[52] S. Freud (1916).

[53] 参见，例如，McCrae et al. (2003).

然而，有时候特权感是可以被治疗师接近的。治疗师一定要表达对特权感如何发展出来的理解，同时要向他们展示他们的特权态度是如何损害了他们与成年孩子、孙辈子女等之间的关系，从而让他们感受了更多的痛苦。

举例

Bertha，女性，68 岁，经常带有成见地指责她的女儿给她打电话的次数不够多。她的女儿变得很疏远和孤僻，更不要说给她妈妈打电话了。Bertha 认为自己有特权得到子女们的尊重和关心，因为她花费了好多年心血养大了孩子们。

我向 Bertha 指出，为了缓解她想念女儿的痛苦，首先她不要去考虑她女儿的家庭压力。

Bertha 气愤地说："我不能理解她的痛苦。"但 Bertha 很快就做到了，她最小化了女儿的压力。然后，她提出要去见女儿，帮助她摆脱困境，而且不再指责女儿了。她不再向女儿提出要求了，诸如要来探望她，来给她过生日等此类的要求，之后，她与女儿的关系改善了。

详 细 回 答

正如许多心理困扰一样，老年期的特权思想有可能是各种内心冲突所引发的。罹患边缘性人格障碍的那些人经常会寻求用他们自己的孩子来取代他们自己的母亲[54]。当成年孩子变得独立和个性化时，边缘性母亲（或外祖母）就会变得抑郁，因为她们丧失了（做母亲的）身份。你可以把这个理解解释给一些具有合理的抽象和整合能力的边缘性老年人。如果他们能够看到和理解他们正在把自己幼稚的共生性压力施加给自己的孩子，那么他们就有可能修正他们的做法。

---

[54] Masterson and Rinsley (1975).

许多老年人逐渐出现了一种特权感，这是因为他们逐渐出现了躯体疾病。自体免疫性疾病（诸如风湿性关节炎，各种胃与肠道的问题和狼疮）、骨关节炎和听力丧失在这个年龄组都是很普遍的疾病，这些躯体疾病引发疼痛、虚弱和挫折感。其结果必然导致抑郁症，这又引发了老年人的偏执和古怪，以及幼稚的直率或苛求（退行）。

换句话说，无论什么愿望不能被实现的时候，一些老年人并不是去哀悼这些功能的丧失，而是像一个小孩子那样撅嘴生气。如果这些老年人还有足够的抽象能力、现实检验能力和整合功能，治疗师就可以与他们讨论他们的态度是如何防御一些丧失给他们带来的痛苦的，这些丧失包括某些功能、某种能力的丧失，某种地位和位置的丧失，以及他们某些健康成分的丧失。

在一些老年人当中，还存在另外一种引发困难的原因，那就是对逐渐变老这个生命事件的神经症性反应。这些老年人随着年龄的增大逐渐出现了有关死亡的强迫性观念，这等同于对在他们既往生命过程中曾经有过的任何有罪的破坏性想法的惩罚。这种类型的罪疚感也可以发生在年轻人当中，但在神经症性老年人当中特别突出，他们把死亡的想法等同于终极惩罚。

在这种类型的神经症性结构中，你可以看到老年人激发惩罚的现象（适应不良的防御性操作）。他们可能会用各种各样的方式激发他们的朋友和（或）成年的孩子们对他们进行批评和指责。或者，他们可能把自己的超我转向外界，因为一些鸡毛蒜皮的事情去指责和挑剔其他人；这些行为让人感觉到他们是不讲理的和无情的。

还有一种情况，老年人可能会变得很偏执：他们把（由于老龄化而）损坏的自体意象（self-image）的各种负面感受利用投射机制投射到其他人身上，因此他们看其他人都是有毛病的和不满意的（不能照护好老年人）[55]。

---

[55] 我的祖父，在他80岁的时候，他需要住院治疗。当一位护士问他是否"还需要什么帮助"的时候，他回答说，"我想让另外一位护士盯着你！"幸运的是，她认为这是一个玩笑。现在回想起来，我不能确定他就是在开玩笑。

没有人能让他们感兴趣（负性母亲的移情），是这些老年人经常向他们的成年孩子和朋友所做的宣称，这种宣称不仅仅会引发这些人的罪疚感，而且也会帮助老年人防御他们在对逐渐增加依赖需要的内心冲突中体验到的羞耻感。如果老年人一直"掌管"着他们曾经的绝大部分生活，那么逐渐增加的依赖需要就可能会引发罪疚感。这种罪疚感可能导致他们激发出对自己的惩罚。如果老年人已经变成了（或一直就是）具象化思考的人（concrete thinkers），那么，当治疗师向他们解释他们用来抵御罪疚感的防御机制时，他们很可能听不进去，或者干脆不会有所改善。

性滥交的人 [56]

词汇"性滥交（性关系随便）"（promiscuous）几乎已经从英语语言中消失了。一般来说，现代滑稽小说非常详细地描述了这些现象。性滥交在后来上演的《宋飞正传》（Seinfeld）和英国喜剧《冤家成对》（Coupling）（2000～2004年）中已经正常化了。现在似乎任何人之间都会发生性关系。很多人没有结婚就有了孩子。

治疗师需要经常澄清被关系问题困扰的人的（自我）理想，以便使他们能够思考那些可能与他们的理想或价值不相称的行为。

与那些想临时性交（和不想承担责任）的人进行偶尔的性行为，对于某些特定的人群可能是适宜的。偶尔的性行为并不违反当今的社会习俗（2012年）：它不是"社会失调性的"（socio-dystonic）。

简 短 回 答

如果进行性滥交活动的人想建立一种稳定的关系，下面两条不妨是治疗师可以参考的好主意：

1. 帮助这些人澄清他们自己的目标和理想是什么。

2. 对比上面一条的内容，理解他们性活动的意义是什么。

再说女人的性活动是为了缓解被抛弃的恐惧感，是为了巩固关系，或者为了让她们自己有被爱感和被关心感（这些说法都出自畅销书《男人来自火星，女人来自金星》），这种说法已经是陈词滥调了。有首歌曲"女孩

---

[56] 关于这个问题有一个非常有趣的社会学解释，参见 Clarke (2008) and K. Cohen (2008)。

只是想玩得开心"[57]专门驳斥了这种对女人性活动陈词滥调的观点。女权主义者恰当地强调了，女人性活动其实是想得到拥抱和包容，而不是想要性刺激和性高潮。

所有这些说明了，那些一直存在亲密关系领域问题，并找到我们做心理咨询的人，通常都是想要找到稳定关系的人。

详 细 回 答

一旦一个人的（自我）理想得到了澄清，心理治疗就会更加平稳地进行了。有边缘性人格的那些人可能不会去思考为什么他们需要性交。治疗师会发现他们的问题出自于他们的自体意象、稳定感和对身份崩溃的恐惧。在关系维度上的特点，他们可能会先亲近，然后再逃离或维持疏远，但不会让关系断掉。具有讽刺意义的是，当他们的伴侣不想有亲密的情感关系时，他们反而表现出更喜欢性活动。[58]

治疗师要尝试去发现和指出这些人特有的人际关系模式：他们经常把性活动作为一种表达想建立亲密关系愿望的工具并加以利用，但同时或者随后，他们就会设法造成情感疏远（"情感空间"）的状态。

举例1

Wanda，女性，32岁，是一个有魅力和有风度的离婚女人，有自杀行为。她是一个高智商的女权主义者。Wanda发现自己是有毛病的，因为她有点随心所欲地与那些"漂亮的"男人睡觉。她半开玩笑说，"女人可以做男人能做的任何事情。"由于她对只与一个男人保持关系不满意，所以她开始与另一个男人展开了性关系，而这是一个玩弄女性的男人。

当她与这个好色之徒发生了性关系之后，她就变得情绪抑郁了，并且

---

[57] Lauper (1983).

[58] 在电影"寻找顾巴先生"（Looking for Mr. Goodbar，Brooks，1977）和"终结者"（Closer，Nichols，2004）中有很富有特征的描述。

出现了自杀行为。随着我逐渐了解了她的成长史，我向她解释了她是如何通过与男人性交来防御曾经被她那冷酷的妈妈剥夺时的感受。（他的父亲是个很热情的人，可惜一直不在家。）

当 Wanda 20 岁的时候，她嫁给了一个年龄偏大的性无能的男人，这个男人后来承认他自己是个同性恋者[59]；他一直在寻找其他合适的男人。他们的婚姻就这样结束了。

Wanda 的（自我）理想是想寻找到一段与男人稳定的关系。为了补偿她的悲观情绪，她"一而再地尝试"着失败的关系：与下一个男人进行性交。她对关系的失望终于走到了顶端，于是她有了自杀的想法。

我与她讨论道，她是在利用与男人发生性活动来克服她的消极悲观情绪（一种防御操作）；她合理化的借口是她只是想要性满足；她在幻想中使用了否认的机制（否认与玩弄女性的男人睡觉）；并且她使用了"诱惑攻击者"的防御机制来缓解她被伤害的恐惧感。

尽管我们知道她的渴望被她从妈妈那里置换到了一个又一个的男人身上，但她继续进行着一夜情。有一次一个男人与她性交后很快就离开了她的房间，这让她感到很不舒服，于是她开始反复出现自杀想法。第二天，她告诉我，"我还是死了的好，没有人关心我。"我对她说，我注意到她现在也把我加了那些不关心她的人的名单里面。她举起了预付款账单说，"是啊，我付给你钱了！"我回应道，"非常感谢！"当她向我表达对我的感谢不解时，我解释说，她正在暗示我是个男妓，提供"服务"是为了钱。经过我这样的面质（问题1和问题101A）之后，Wanda 向我道了歉。我们讨论了当男人不爱她的时候，她为什么想要做一个"妓女"。我解释说，为了缓解渴望被关怀的羞耻感，她把我看作了那些只是想赚钱的人（母亲照顾的象征）。她想要我爱她，因为她的妈妈不曾爱过她——但我收

---

[59] 如果你认为这是一个21世纪的故事，那么请看"King Lehr and Golden Age"，作者 Elizabeth Drexel Lehr（1935/1975）描述了，为了避免让她的母亲感到痛苦，她是如何待在一个不能与丈夫同房的婚姻里面很多年。当她的丈夫（可能是个同性恋男人）Harry Lehr死去时，她把她的艰辛生活和1900年代早期的"黄金时代"写成了一本书。她最后又嫁给了John Beresford。

的治疗费又象征了她在照顾我，这就替代了她要我照顾她。

Wanda 同意我的解释，但仍然抱怨她感觉"不好"和"伤感"。我说，"大概你的父母从来就没有告诉过你这些，但你是一个有价值的人：聪明、诙谐、有魅力、有能力。你没有任何理由让那些根本就不值得拥有你的男人随便睡你。面对与男人的关系时，你必须要做出决定，那个男人是否值得拥有你。[60]" Wanda 哭了一小会儿，向我道谢，然后问道，"我怎么能期望做出这样的判断啊？"我告诉她，在她和男人有性接触之前，她需要等待三五次约会——而且她是否能有真正的生活就取决于这种做法。我在理性上告诉她，性其实不是不道德的事情，但仅此她还不足以说服她自己。

一个月过去了，Wanda 向我报告了她的约会，她克制住了自己，没有轻易发生性交。她跟我说，即便有一个男人"他是一个猛男，"她也没有轻易与他上床，因此这个男人与她分手了，她说即使是分手也感觉很轻松。随着她的自我控制能力逐渐地改善，她看到了自身的变化。

罹患神经症的那些人，他们通常并没有遭受自体意象或不信任（客体关系）问题之苦，他们可能会发展出适应不良的性活动模式。当他们对性活动感到害怕的时候，他们可能会强迫自己进行性活动，以此证明他们是不害怕的[61]。那些选择性伴侣失误的成年女性也可能有强迫性观念、过度的罪疚感，以及她们是克制和被约束的。如果她们不了解这些特点，当她们认为她们"不应该"的时候，她们会通过沉溺于性交活动来"突破"她们那些严格的道德约束感（抵消）。

在女性中，冲动性性活动也可能会缓解由功能虚弱的内生殖器意象所导致的焦虑。性交活动通过具体的功能定位补充了女性阴道功能软弱的心理意象[62]，由此重建了"阴道恒常性"（vagina constancy）。一个女来

[60] Kohut (1971).

[61] 有点类似Rodgers and Ham merstein 从音乐"The King and I"（1951）改变的"Whistle a Happy Tune"的21世纪版本。

[62] Kramer-Richards (1992).

访者在去往曼哈顿 Kramer- Richards 医生办公室的路上，性引诱了她的出租车司机，这就是一个例证。

尽管术语"性滥交"不大常用来描述男人，Marcus (2004) 描述了这类性格病理学问题在男性当中表现的十种常见类型。

举例2

Jack，男性，42岁，非常担心和忧虑他妻子在他某一次搞婚外情时"抓住"他。他爱他的妻子和孩子，但仍然要在他的办公室泡别的女人。他很符合"玩伴"（playmate）[63] 的特征：幽默、聪明、富裕和追求享乐。尽管他是一个被宠坏了的花花公子，但他还是对自己能赚钱很自豪。

Jack 似乎在"玩耍"女人中冒险（Marcus 称为"作死的人"，daredevil）。他的其中一个女性伙伴在我与 Jack 做治疗期间嫁给了一位海豹突击队队员。那个女人在她丈夫执行军事任务外出的时候，打电话招 Jack 来家里"打炮"。Jack 就去了。

当他向我报告这次冒险活动的时候，我告诉他，我认为他整天感到恐慌的原因恰恰是他否认了他现在所做事情的现实危险性。他说，"这没有危险啊；她永远不会背叛我的。"我辩称说，那个女人已经背叛了她的丈夫，尽管他丈夫在特种部队服役。我不知道，如果他丈夫发现了这件事情，他是不是会杀了 Jack。但是，我认为 Jack 对那个女人的"信任"本身就代表了对危险的否认：也就是说，他在告诉自己，这件事情是安全的，但另一方面也有恐慌的感受。[64]

Jack 对我给出的面质有所反应，其中谈到了他对自己在中学时期不是很出名和在大学期间约会女孩子失败的经历一直有种羞耻感。直到25岁他才有了性交的经验，对此他感到非常的羞耻。他快到30岁的时候结婚了。他在经济方面的成功吸引了职场中的某些女人，这些女人为了得到金银首饰而与他进行性交易。我解释说，他从青春期和成年早期就开

---

[63] Marcus (2004).

[64] Blechner (2007).

始通过搞婚外情来补偿和支持自己的自尊感，并防御自己的抑郁情绪。

在理解了这些冲突之后，Jack报告了一个新的问题。他的妻子告诉他，她一直与不同的男人有关系好几年了，而且有些男人的"阴茎比你的大。"一开始，Jack嘲讽地笑了。他沉默了一会儿说他的妻子与他"扯平了"。然而，她的妻子对他们的这种婚姻情形不是很看好，最终他们还是离婚了。

第四部分

处理治疗内、外见诸行动的技术

关于边界的一般概述

尽管我们向来访者明示了治疗框架和工作联盟，但是他们并不能总是遵守心理治疗的规则。当他们在治疗中做了一些打破工作联盟的事情时，我们称之为"治疗内见诸行动"（acting in）。如果他们在治疗之外做出一些不当行为时，我们通常称之为"治疗外见诸行动"（acting out）。

"治疗外见诸行动"的原本意义是指来访者在治疗室之外进行的一些行为，这些行为象征性反应了来访者在与治疗师的关系中可能存在着需要思考的一些内心冲突，而这些冲突给来访者带来了太强烈的尴尬感受或罪疚感。今天，我们使用这个术语来描述那些有适应不良行为的人（他们的判断可能是不准确的），这些适应不良的行为是来访者各种各样的愿望、情绪和防御机制的象征。

毋庸置疑，来访者有可能采取无数种行为方式在治疗之内和治疗之外突破心理治疗规则。本章节我所举的例子只能反映这个主题的冰山一角。

什么是边界？

在治疗师与接受心理治疗的人之间存在"边界"（boundary）的理念是一个抽象的概念，但这个概念有时候会变得具体和直接。

边界的概念经过了近百年的发展；21世纪早期的心理治疗师很少有这种边界感[1]。在 Freud（在"Dora"案例中描述了他自己的技术错误）弄明白了处于治疗中的那些人发展出指向治疗师的绝大多数感受，其实都是基于他们在童年就一直有的感受而不知不觉地把这些感受转移到了治疗师身上的时候，边界的理念才开始形成。这些把对过去重要人物的感受转移，或迁移到现在的人身上的现象被称为移情。

一旦治疗师认识到来访者在治疗中对你的感受只有一小部分是真正针对你的，那么这些感受也很容易被移情所污染。于是，治疗师可以**在治疗中**与来访者一起去理解和讨论这些感受。

在治疗中，移情对"治疗性界限"（therapeutic barrier）[2]或"框架"（frame）[3]会构成威胁。这个"界限"的作用是阻止治疗师和来访者之间发生其他行动。治疗师和来访者之间只允许谈话，而不应该有拥抱、触摸、亲吻等其他行为，当然也绝对不能有性活动。"框架"是指来访者（和治疗师）每次都要准时开始治疗，准时结束治疗，而且不能从事除了在治疗室中谈话之外的任何活动。把没有静音的手机、饮料，或其他东西带进治疗中可能会被认为是在"治疗内见诸行动"（acting in）——对框架的破坏——而且被认为是有着需要被理解和讨论的意义[4]。"突破边界"

---

[1] Makari (2008).

[2] Tarachow (1963).

[3] Langs (1973).

[4] Malawista, Adelman, and Anderson (2011).

(boundary violations),有时候甚至发生了性行为,这些都是所有跨越边界情况中最严重和最危险的现象。

之后的内容包括了边界问题的一些变异情形,和我是如何理解这些问题的,以及关于我是如何处理这些问题的一些想法。

"我们做交易吧" 和礼物——跨越边界

在跨越边界（Boundary Crossings）的各种类型中存在着不同的严重程度。在下面的举例1中，我拒绝了与Jeff进行一个违反伦理道德的交易冒险（我不能跨越治疗性界限——尽管他已经阅读过我写的第一本书）。[5]

在举例2中，我接受了Angela让我阅读她写的一篇文章的建议，我允许了这种跨越边界的发生，因为这个行为并没有涉及违反伦理。我阅读她的文章似乎对她发展出人际亲密感是有帮助的；也能帮助她分析来自母亲的负性移情；而且也不具有性化的特征。

如果接受我治疗的人在我下班后打电话问我一个问题，通常我不认为这是跨越边界。除了我休假（有同事帮助我值班）之外，我是全天候工作的，我鼓励那些想自杀的来访者随时可以联系我。偶尔，有些接受我治疗的人处于危机状态时，在我与他们通完电话之后，我一般都选择为他们安排一次治疗性会见。通常情况下，我发现这些人不会利用这个安排，但我总是使用这种方法来治疗那些有自杀行为的人。这些人知道，如果他们被强烈的抑郁情绪淹没时（在情感容受方面暂时性崩溃），他们是可以找到我的。

我曾经治疗过一些人，他们一天之内多次留言威胁要自杀。我必须让他们下决心住院接受治疗。还有几个女性来访者试图约会我参加一些非治疗性活动——"色情化"（erotized）移情（问题33）——这是一种严重的突破边界现象，这种情况在技术处理方面非常令治疗师头疼。[6]

跨越边界现象还包括那些不喜欢治疗性界限的来访者的一些行为。他们会侵入治疗师的生活，或对治疗师进行轻微的诱惑，用一些看起来似

---

[5] Stein (1988).

[6] Gabbard (1994a).

乎无害的方式邀请治疗师从治疗性角色中走出来。治疗师千万要牢牢记住,他们的这种邀请对于他们自己的利益是有害的。此外,他们的(不适当)行为为治疗师首先理解他们提供了很有用的材料。

简 短 回 答

如果治疗师获取了来访者想突破边界的材料,那你就要去解释来访者试图跨越治疗性界限行为的意义。如果治疗师用来解释跨越边界的材料很少,那你就要继续探索意义所在:表达你对跨越边界行为意义的兴趣,并询问来访者他们关于跨越边界的想法是什么(例如,梦)[7]。对于某些来访者,在一定阶段内,治疗师可能判定跨越边界是可以接受的——但有言在先:无论你理解还是不理解,跨越边界的行为总是有意义的。

详 细 回 答

一些来访者通过建议治疗师参加违反伦理或不适当的活动("突破边界")试图跨越治疗性界限,诸如建议治疗师进行一个赚钱的计划、一个敌对的行动,甚或性行为等。如果来访者试图让治疗师进行任何行为活动,而不是进行言语交流,那么你需要展现给他们这些行为的意义是什么(如果你知道这些意义的话),或者去探索这些行为的意义(如果你不知道这些意义的话),或者如果这些行为是不恰当的,治疗师要阻止这些行为的发生。

轻微的跨越边界现象包括,例如,来访者让治疗师为他们推荐一本书来"帮助他们";或者,一些治疗师会接受精神分裂样来访者写的书或文章,而这些来访者在与其他人的关系中感受热情和亲密方面存在着问题。在支持性心理治疗中(治疗边缘性和精神病性来访者),此类行为和活动

---

[7] Lewin (1955).

有时候是有效的，但是，这类行为和活动是有其他意义的，而且会事与愿违、适得其反。

举例1

Jeff，男性，50岁，税务律师，有婚姻问题和焦虑情绪。在工作中，他被称为"解决问题的能手"（fixer）。工作中他会花费很多的时间去解决别人的问题，以及在生活中他也是帮助他妈妈解决问题太多了，以至于他的妻子威胁要搬出去住。

在获得了一些他的创伤性童年史之后，我指出了他经常会主动表现出过分独立和关心别人（假性独立和病理性利他），其目的是想抵御对可能被羞辱的恐惧感。[8]

在第二次治疗中，Jeff报告说，他告诉了他妻子他其实一直在疏远她，其原因是他对自己痛苦的青春期创伤感到非常尴尬。妻子很友好地回应了他，他们彼此在一起呆了很长时间，而且当天他们进行了本月来的第一次性交。

他跟我说他找到了我写的第一本书，"101种防御机制"，在线阅读了这本书，并且也下载到了他的掌上阅读器中。他给我读了关于假性独立的那一段描述，他认为这一段描述符合他的问题。我表示了同意。他说他有一个"好主意"：我应该为那些彼此太独立且结了婚的人们组装一个婚姻应对工具箱（一套解决婚姻问题的书籍）。他将可以把这个工具箱作为自助书来做广告和推广，并且提供生意和税务方面的服务。我对他的这个跨越边界（他提议开始与我做生意）建议的反应首先是认可他对我的感觉不错，以及作为回报他想为我做一些事情。然而，他的提议也似乎显示了他"解决问题能手"模式的一部分（病理性利他）。通过一套书去帮助别人和用收益帮助我，似乎是他惯常的利他平行行为，这种行为一直导致他去帮助别人，以至于损害了他与自己妻子的关系。他理解了这个人

---

8   A. Freud (1936).

际模式。我进一步解释，他是如何把他自己放置在一个不用面对"他实际上'需要'我的帮助"（仅仅是让我做个工具箱而已）的位置上，与此异曲同工的是在他的性格形成时期，他曾经是如何回避依靠那些不可靠的人的。他最后总结说，他需要多花一些时间与她的妻子在一起，少花一些时间去为别人做那些额外的项目。

在下一周的治疗中，Jeff 报告说，他和他的妻子计划重新进行一次宣布婚姻誓约的教堂仪式。然后，他们将用一个月的时间去第二次度蜜月。我们都同意他与她妻子一起"解决"问题。当他们度完蜜月回来后，如果他还需要我的帮助，可以打电话给我。

如果他打电话给我，我就会去探索一下，他在进一步依赖我"解决"他的问题方面，是否他的羞耻感有所减轻了。

举例2

Angela，女性，62岁，已婚，遭受抑郁症和一些自体意象缺陷的痛苦。她不能维持与朋友的关系，也不能维持与丈夫的亲密关系（边缘性人格的特征）。她声称有自杀想法，但无自杀计划。她回避问有关我的一些问题；她对我的要求是"只是我的医生，活着就行"，这就感到很满意了。她的现实检验功能还好，还能知道我还有生命；她听说了我在社区做的一些活动。

经过每周两次的心理治疗，两年之后，她给我带来了一本短篇小说，这本小说她已经答应要出版了。由于她一直与我保持疏远关系那么长时间了，我认为这个行为意味着一种（升华了的，尽管还是象征性的）亲密的姿态。因此，我接受了这本书，并没有去探索她给我小说这一行为的任何意义。我认为，如果当我试图去探索礼物（包括不贵重的圣诞礼物或卡片）意义的时候，Angela 就会很具体地把我体验为"破坏"她有意义的情感亲密姿态的一种人。这时如果治疗师拒绝了他们的礼物，他们就不会再买你任何移情解释的账。

我后来读了 Angla 的小说，我很受益，我也告诉 Angela 了我的感受。之后，她回想起了她的妈妈从来也没有对她做的任何事情表现过感兴趣。现在，她认识到了她对丈夫的愤怒不仅仅会让自己疏远他，而且也拿他置换了自己的母亲。在小说中，那些象征都是关于她内心冲突的。

一些分析师更喜欢拒绝来访者的任何礼物，然后尝试去理解礼物背后的动机是什么[9]。他们试图去理解如果治疗师拒绝了礼物，为什么来访者可能会感到心烦。问题是对于那些像 Angela 一类的来访者来说，现实的拒绝可能就会很难再把它作为移情来理解了。她可能会由于这似乎是一种不必要的剥夺这个现实而让她感受到痛苦，并增加她的治疗阻抗。

Adatto[10]讽刺性地评论道：对于治疗师来说，接受礼物会引起一些难处理的问题。我们应该如何对待这些礼物呢？把它们放在冰箱里面，把它们放在办公室里面，还是把它们扔掉？然后，我们要做的是告诉来访者我们做了什么吗？

---

[9]　Volkan (2011).

[10]　Adatto医师1974年在LSU的医学院上课时提到过这个难题，那时我正在那里接受培训。

突破边界，色情性和色情化移情

"突破边界"是跨越边界现象中最严重的一种类型。你通常会在精神病性或精神变态性（"反社会性"）来访者和（或）治疗师身上看到突破边界的现象。那些害有"相思病"（Lovesick）的治疗师特别容易把自己的性需求或情感溢出在治疗关系中。[11]

在我为那些曾经与他们的来访者发生过不当性行为的治疗师提供心理咨询的有限经验中，我发现这些治疗师的不当行为的意义可能是在防御边界的概念（反抗"独裁制定的规则"），或者是一种夸大性的表现，但不管如何这都是失去良知的不道德行为。

简 短 回 答

如果正在接受你治疗的人提出要"上"你——也就是，他们主动向你提出性的要求——治疗师首先要弄清楚这种提议究竟意味着什么。他们可能正在使用性化（sexualization）（一种常用的防御）的机制来防御他们对依赖你这一强烈愿望的羞耻感。

这样的来访者也可能是把对他们过去一些人的性欲望正转移在你的身上——或者他们正在勾引你重复做既往虐待过他们的那些人曾经对他们做过的事情。如果这些来访者不能在理解他们"色情化移情"方面与治疗师合作，治疗师就得向他们解释你们之间其实存在着一个不能被突破的边界。如果这样的解释不管用，治疗师必须主动终止对他（她）们的治疗，并把他（她）们转介给你的同事。在我的职业生涯中，如果我在评估

---

[11] Gabbard (1994b, 1996).

过程中高估了来访者的抽象和整合能力时，这种情况就有可能会发生，这通常是因为来访者的智力和社会技能有些缺陷。

如果来访者试图伤害你（例如，让你开麻醉剂处方），你可以采用同样的原则进行处理。设法弄清楚和理解他们行为的意义。他们有可能是在防御对亲密关系的恐惧感，或者有可能把本来指向暴力性父母类人物的愤怒转移指向你（"攻击性移情"）。如果这样做还不行，治疗师要果断要求他们停止他们的破坏行为。最后，如果他们不能停止（"攻击性移情"），就把他们转诊给其他医师或治疗师。

色情性或破坏性的接近方式都可能是自恋性病理的来访者有意识对治疗师进行的行为，他们是想剥削治疗师；这样的来访者是可以被治疗的。[12]

详 细 回 答

如果你与来访者做的治疗时间足够的长，他们最终会意识到对治疗师既爱又恨的感受。在短程治疗中，治疗师可能看不到太多他们对你的反应，因为他们来咨询你仅仅是为了解决某个特定的问题；一旦那个问题被解决了，那可能就是他们希望在治疗中得到的需要被全部满足了（问题7）。[13]

然而，如果治疗师的治疗设置是一周见来访者两次或更多次，或者如果你每周见他们一次已经有相当长一段时间了，那么他们就会发展出很多对治疗师的反应。无论是少量的[14]、一些反应[15]，还是所有[16]对你的反应都

---

[12] 这种类型的来访者有一个有趣的例子，参看电影"麻醉性谋杀"（Novocaine，Adkins，2001），电影中 Steve Martin 饰演了一个牙科医生，他被一个精神变态的药物成瘾者诱惑，Helena Bonham Carter 饰演了这个精神变态者。

[13] 对于这个一般情况可能存在例外，参见 Sifneos（1987）。

[14] Mitchell (2000).

[15] Killingmo (1989).

[16] Brenner (1982).

是由于防御，而移情反应是一类非常应该讨论的关键问题。

以我来看，来访者对于治疗师的反应基于治疗师的人格、技术熟练程度、干预的时机和准确性、移情和其他的防御。治疗师需要处理任务的困难程度，取决于以上这些来自于治疗师本身的因素中有多少和在什么时机参与了来访者的反应。因此，尽管来访者对治疗师产生感受性反应是意料之中的事情，但治疗师是否能够针对这些反应，从人对人和时机对时机的相应意义做出解释呢？

有一小群来访者可能对治疗师发展出要么是"色情性"，要么是"色情化"的反应。"色情性移情"指的是来访者在想象中嫁给治疗师的一种现象，她怀上了你的孩子，或者只是与你有了性关系。一般而言，如果她们能够使用自己的自我观察能力去思考这种想法的意义，我们就称她们这种对治疗师的移情反应是"色情性"（erotic）。如果她们具体地相信他们与你"相爱"了，而且她们不能够或也不会去检查或检验这种信念的无意识基础，我们称这种对治疗师的移情反应现象为"色情化"（erotized）。

色情性移情举例

Fran，女性，43岁，已婚，已经解决了她曾经与丈夫有过的性问题，同意将与我平静下来，并逐渐结束她的治疗。然而，她告诉我其实她并不能甘心情愿地结束她的精神分析性治疗，因为"既然我已经发现了一个爱我的父亲，我不想离开你！"我们进一步去探索并理解我作为他父亲的"意义"。她认识到她还在继续"渴望父亲"[17]：希望被她父亲爱的愿望。她这种指向我的感受已经是一种"色情性"移情了，这里面的象征性意义是可以被辨认出来和解释清楚的。

色情化移情举例

Jane，女性，34岁，离婚，经过了几个月的抑郁症治疗之后，她坚定

---

[17] Herzog (1980).

地认为我是这个世界上唯一能理解她的人。我们已经理解到了她的（也许是精神病性的）妈妈认为她是毫无价值的，而且 Jane 已经合并（内射）了她妈妈对她的歪曲性感知。

在一次治疗中，Jane 邀请我稍后去与她一起"喝点什么。"我指出（"框架"）我是她的治疗师，我们应该弄清楚为什么她想打破我们之间的治疗性界限。Jane 对我提议的反应是抱怨我在看不起她，就像她妈妈曾经对待她那样。我指出，Jane：

1. 在向我施加压力，逼迫我做一件不适当的事情，这是在破坏我们之间的治疗性边界，这种做法恰恰就像她的母亲曾经对待她一样（与攻击者认同了）；

2. 在指责我看不起她，这代表了：

    a. Jane 正在批评她自己的自我意象（把自我意象分裂为爱的和恨的两部分；她把恨的那部分投射给了我，然后批评我）；

    b. 操纵我产生罪疚感，目的是让我做她想要我做的事情。

不幸的是，Jane 无法理解（她在与攻击者母亲）认同或移情（把我作为一个控制的母亲）。她既不能理解她是如何分裂她自己的自体意象，然后把一部分投射给我，她也不能理解她的（精神变态的）操纵。她不能把她想与我约会的愿望与我是她的治疗师这一现实做出区别和分离开来。因此，我就设法把她转介给了我的同事。

一开始，她与我争论她是否还是可以被我治疗的，并建议我要告诉她在治疗她的时候我有哪些要求。我指出她在治疗中的做法与她母亲曾经对她变态的控制之间是如何在她的头脑中联合在一起的：她的母亲过去在为她洗澡之后常常去检查她的"屁股"（bottom），以便确保屁股是"干净"的，一直到她青春发育期为止。我最后使她相信她不会在与我的治疗中获得任何收获，缘由是她因我拒绝和她约会而恨我，这样她接受了转介的建议。

Jane 发展出了对我的色情化移情，同时她的现实检验和抽象能力也不足以帮助她进行自我观察和进一步理解她自己。

那些斥责和言语攻击你的人

罹患情绪抑郁和各种各样人格问题的人，最终可能会抱怨你或投诉治疗师的胜任能力，以及你是否在帮助他们。

大部分时间里，来访者冒犯你、你的同事、你办公室的装饰品，或你的能力，这些现象都反映了这些来访者：

- 认为你是不能胜任的（他们自己的无能和贬低的投射）；
- 把他们的批评（超我）转向你，因为你代表了他们的投射物；
- 把指向他们生命中（过去和／或现在）其他人的愤怒转向你：

    a. 从现在关系中转移来的愤怒（称为"置换"）；

    b. 从过去关系中转移来的愤怒（称为"移情"）；

- 把针对以前治疗师的愤怒泛化到一个团体（诸如多个治疗师）。

简　短　回　答

治疗师要去探索和寻找对你感觉有敌意的人的原因。如果你不能弄清楚来访者的敌意是从哪里来的，也不能解释敌意的不合理基础，那就把他们转介给其他治疗师。

"包容"（contain）严厉斥责你或批评你的来访者通常不是一个好主意（参见问题13）；如果你不能去面质来访者的这种愤怒，他们可能相信他们对你的敌意是有真实基础的，他们会变得偏执，以及在极端情况下，会引发对你的诉讼行为。

详 细 回 答

当治疗师做的事情达不到来访者的期望时，一些来访者会对治疗师表达他们的敌意。我们称这些反应为"敌对－攻击性"（如果你能理解它们）或"敌对－攻击化"移情（如果你不能理解它们）。

敌对—攻击性移情举例

Fred，男性，39岁，一位医院管理者，他对自己工作和周围女人的兴趣减少了，行为也变得很抑制，他认识到自己需要接受分析，以便解决这些问题。在治疗期间，他武断地认为精神分析没有"实证基础。"相反，他读过一些研究表明精神分析可能是有帮助的。经过了大约一年左右的共同工作，他报告了一个梦如下：

"我正在被绑架，和我在一起的女人尖叫着。有一个黑人正在威胁要拿枪射死她和我。"

Fred 想到了他最近去看望了鳏居的父亲。他对自己的一个愿望感到罪疚，即如果父亲死了，Fred 可能就轻松了。这时候我提议说，他梦中的那个"黑人"有可能是我（因为我的名字里有 Blackman，是黑人的意思），他笑了。他回想起来他曾经很害怕永远处于治疗中。这种害怕可能是因为他恨自己的父亲而对他的惩罚。

我说，我猜想他希望自己的父亲死去，而不是他热爱的妈妈死去，这是一个引发他罪疚感的想法——这有可能在梦中被象征了，梦中那个男人威胁要杀死 Fred，因为他更喜欢他的妈妈（梦中的女人象征他妈妈）。Fred 说，这是个"有趣的想法——我的俄狄浦斯情结？"然后，他回想起他感觉"很不好受"，因为他"嫉羡"（envious）我的成功。他很好奇，是否有人曾经"打败过我。"

我把这些想法与他关于认为精神分析是不可证明的主张进行了联接，我也把他的这个主张联接到了他作为一个孩子体验父亲的感受。Fred 回忆起，他是多么相信在他儿时父亲打他是正常的；但现在 Fred 对他的父亲感到非常气愤。我同意他的想法和感受，并展现给他看，他贬低我对他使用精神分析的"治疗"（treatment）象征了他父亲在他儿时对他的"治疗"（treatment）——他在反抗他不能言说的不满和批评的状态[18]。

Fred 理解了被转移的敌意和防御，而且也克服了在工作和女人交往方面的双重抑制。

敌对——攻击化移情举例

Jim，男性，27岁，合伙人律师，他说是心脏科医生转介他来见我，他在一次工作之后发生了窦性心动过速（心搏正常，心率太快），这导致他产生了很大的心理"压力"。

Jim 迟到了15分钟到达我的办公室，他有点惊慌失措和激动不安，并且说话速度极快。他承认他烫吸了可卡因，并告诉我他还没有戒掉。他并没有告诉他的心脏科专家有关他药物滥用的事情。我首先评论道，他作为一个律师，他必须知道他正在做违反法律的事情。他对我的话显得没什么兴趣。他只想让我为他的"胸痛"开麻醉药。

我从他那里获得了更多关于他成长史的材料，包括他曾经被好几个工作机构解雇。他认为那些老板都对他"不公平"，而且无法想象他们会注意到他的激动不安。Jim 有一个女朋友，是他用来"性交"的女人。直到现在，他还没有因为药物滥用被警察抓到。在说这些的时候，似乎他显得很自恋，至少有几分精神变态（psychopathic）的表现。他不会签署一份转介声明，因此我只能亲自去找他的心脏科医生。

他的父母都是内科医生，他认为他的父母非常"好管闲事"，经常唠叨他的个人习惯和批评他药物滥用。我告他，他违反法律的行为象征着他想与自己父母分离的企图。我也告诉他，他知道他希望我为他开麻醉药的愿望是对我一种有敌意的操纵；我是不会考虑给他开麻醉药的。他

---

[18] 参看 Volkan（2009）记录的一个类似个案。

回答说我的解释是有"攻击性的"，而且不能同意我的想法。他说如果我
不给他开麻醉药，他就不会支付咨询费。我告诉他说他不需要付给我钱。
于是，他站起来，走了。

在 Jim 这个个案中，我们无法理解他的否认和他的敌意。分析师们
倾向于把这种现象命名为"不能分析的敌对－攻击化移情"（unanalyzable
hostile-aggressivized transference）。他无法使用抽象和整合功能来解决他
对治疗的阻抗。他的心智似乎是具象化的。他坚持进行违法活动（超我
缺陷）也影响了他接受治疗的可能性。

"见诸行动者"或冲动的人

"治疗外见诸行动"（acting out）这个术语有很长的发展历史。我们将使用它在21世纪中普遍的意义：不加思考，凭冲动行事。如果人的冲动性被一些其他情境置换，并具有了意义，我们可能会把这个术语认为是症状学行为[19]。通常情况下，冲动性行为一般涉及的问题性愿望是口欲（吃或依赖）、性欲和敌对–攻击欲望。我们能在过度肥胖、性成瘾、玩弄女性、破坏性脾气爆发和自残（诸如自我割伤）等冲动性行为中看到这些幼稚愿望被见诸行动的例子。

一些罹患冲动性障碍的人是非常严重的，以至于他们需要住院接受治疗来停止他们的冲动性行为。当这些人缺乏心智化能力，换句话说，他们不能理解冲动性行为是精神病理学的（自毁的），或当他们不能在两次治疗期间克制住这些冲动性行为（冲动控制缺陷）的时候，住院治疗是非常必要的手段。

简　短　回　答

当这些人知道了他们是有问题的，而且他们的行为是自我驱动的（self-motivated）时候，他们的预后要比那些否认自己问题的人好得多。在那些对他们的冲动性表现出担忧的案例中，所谓的 AA 策略第一步（Step 1）[20] 其实是多余的，换句话说，面质他们的否认是没有必要的。

如果治疗师能够获得关于这些人当下内心冲突的足够多的信息，你

---

[19] A. J. Sanchez (1976)，个人沟通。换句话说，"治疗外见诸行动"就像其他的基于精神的现象一样，是一种妥协形成。

[20] AA 的推荐策略。

就可以拼凑出他们进行冲动性行为的原因了——通常情况下是为了：防御、追求快乐和自我惩罚（以减轻罪疚感）。治疗师可以与他们讨论这些原因。但你要小心地进行讨论，治疗师不能变成他们的超我，不能要求他们去控制他们自己的行为——当你这样做（支持性）的时候，他们可能会把你看做是他们的道德良心（外在化）。然后，他们就会像完全没有了道德和良心那样所作所为了；他们就会"在治疗外见诸行动"他们的各种冲动性，并等待你（现在你已经取代了他们的道德良心）去批评和指责他们们[21]。如果治疗师能够表达一些对他们为自己的冲动性而内心纠结和担忧的理解，这样是会对他们有所帮助的。

小技巧

在这里治疗师要小心谨慎，千万不要"变成"这些人的道德和良心（超我），那样的话你就会开始要求他们控制他们自己了；如果你尝试了那样的支持性技术，他们可能会感觉你是他们的超我了（道德外化了）。然后，他们就会经常进行一些似乎完全没有了良心的行为；他们将会在"治疗外见诸行动"他们的各种冲动性，以便等待你（现在你已经代表他们的道德了）来批评他们（许多青少年就是这样对付他们父母的）。参见 Johnson & Szurek，（1952）。

详 细 回 答

那些过度进食、抽烟、喝酒，以及有时候说话太多的人几乎都是在见诸行动被治疗师称为各种"口欲期"的冲动性——这些活动全部涉及到嘴，而且是快乐的。持续不断的口欲活动通常在那些病理性肥胖的人当中可以看到。

口欲冲动性举例

Patricia，女性，53 岁，已婚，因为过度进食来找我做咨询。她一直感

---

[21] 许多青少年就是这样对付他们父母的。参见 Johnson & Szurek，（1952）。

觉到被丈夫忽视，她丈夫是一个企业家，经常工作到很晚，也经常出差旅行。吃东西起到了替代（防御与丧失有关的抑郁性情感）丈夫关怀的作用。

她注意到她会"狼吞虎咽地大吃特吃"她不喜欢的食物；我们理解到，她也是为了某些原因在惩罚她自己。她认为她对自己想象有婚外情行为和进行自慰而感到强烈的罪疚。她开玩笑说，"吃东西总比手淫好。"更准确地说，Patricia 在利用口欲期的活动来回避对丈夫的愤怒和压抑（和惩罚她自己因为）指向其他男人的性欲望。

在完成频率为每周两次持续两年的心理治疗过程中，Patricia 减掉了相当多的体重，并讨论了与自己丈夫各种各样的困难。大约十年之后，她打电话给我说她离婚了，但是她已经能够与不同的男人发展好的人际关系了。

在 Patricia 的个案中，过度进食有着许多意义：快乐的、防御的和自我惩罚的。

性和敌意——摧毁性冲动举例

Albert，男性，42岁，一个计算机程序编制公司的创建者，过度饮酒和对他妻子不忠实。他对这两种不能停止的行为感到非常的罪疚。他也曾经在喝醉酒后打他的妻子；这些行为让他自己感到非常的吃惊，并开始害怕他自己。

Albert 有着口欲期的问题（过度饮酒），性的问题（玩弄女性），以及敌意——摧毁性冲动的问题（打老婆）。然而，他在找工作中却表现的非常友善、成功，甚至为他做的事情感到很荣耀。换句话说，他在工作的"全体人员面前"没有表现出冲动控制的问题。他的超我似乎差不多也是完整的（他能感受到罪疚），尽管他的超我功能并不能阻止他的冲动行为。

像平常一样，在现实世界中，他这个案例最终结果会变得非常复杂。他的妻子也过量饮酒。有一天夜里，当他"逼迫"妻子性交的时候，他们两个人都喝醉了。妻子侮辱了他，并拒绝了他的性冒犯。然后，妻子走到房间的露台上，在那里俯瞰着水面，赤身裸体，把音响开大并开始唱歌和跳舞。当他试图阻止妻子的时候，她拒绝了，于是他推着妻子的后背进入了房间。妻子发起了脾气，并拒绝与丈夫性交。

你可能会想到，是妻子对丈夫的拒绝导致了 Albert 去勾搭别的女人，但实际上，自从他们在互相追求的时候，Albert 就对妻子不忠了。我暂时构想了一下，妻子在某种程度上是知道他丈夫是不忠实的——这是导致她表现出明显不适当行为的一个原因（她也在见诸行动）。

我向 Albert 指出，似乎他那些还像单身男人的所作所为有可能隐藏在他们日常争辩的背后。他想挽救婚姻，并不想伤害他们的两个学龄期孩子，因此我鼓励他去思考为什么他不能停止婚外恋行为，为什么不去与她妻子讨论他对妻子回避自己的行为是很在乎的，为什么不放弃饮酒，为什么不去阻止妻子饮酒，以及为什么还要去买酒。

Albert 同意去尝试一下我的建议。我表达了对他停止这些行为活动将会感到痛苦的理解，但同时也表明，如果他能够停止这些行为活动，我们就能理解他在回避什么，他究竟获得了什么满足，以及他是如何惩罚自己的。

也就是说，Albert 和我首先得同意这是他的治疗理想和目标，而不是我要求的。他确实是想控制他的各种冲动性行为。这样的话我们就建立了工作联盟——即允许我们去理解他是如何想要我成为他的道德良心（外在化）。每当他有不适当行为时，他就期望我去批评或阻止他。我们也得知了他也试图摆脱他自己的罪疚感。

当我表达了对控制他的冲动是很困难的理解时，Albert 感觉到我对他的软弱有很多"共情和理解"。他首先与我进行每周两次工作的心理治疗持续了两年，然后开始了精神分析（每周四次，躺椅）治疗又进行了几年。我们最终理解了他的婚外性行为有许多意义：修复贫乏的自尊；置换对高中时期曾经拒绝了他的那个女孩儿的愤怒；与他的酒鬼父亲认同；在行为上反转他的阉割焦虑。

最后，他一年当中只喝一两次酒，每次只喝一杯（他坚持认为他不想完全放弃社交性饮酒）。就在他停止了沾花惹草的行为期间，他注意到他的妻子反而"工作的很晚"才回家了。妻子最后承认她已经有两年的婚外情了，而且不能确定她是否想放弃这段婚外情，或者放弃饮酒。然而，妻子说了一个想解决婚姻问题的愿望，并提出了想做婚姻治疗的要求。他同意了，并要求我帮他们转介到婚姻治疗师那里。

处在 Albert 的情境下，我们理解到以下内容：

● 饮酒可以缓解他的抑郁情绪，这抑郁情绪与妻子对他的拒绝和妻子的张扬有关。

● 他通过饮酒和在外面沾花惹草的行为创造出情感上的"疏远"。

● 当妻子惩罚他的时候，就会大大减轻他对亲密感的紧张程度和对妻子不忠的罪疚感（这包含着一个伤害妻子的愿望）。

换句话说，Albert 的冲动性有着许多意义。随着这些内容逐渐被理解，他停止了见诸行动的行为和活动；然后，他就要面对他妻子的见诸行动和他们婚姻的悲哀状态了。

警告：

　　当有人来找你做心理咨询或治疗的时候，他通常是试尽了其他解决办法。鉴于这个原因，他们的生命经常是处在一种可怕的混乱状态。在这种情境中，治疗上能做些什么，变数是非常大的。

Albert 和他的妻子没有分开，他们两个都没有被拘留，最终他们停止了互相欺骗，并减少了饮酒。后来，他们的孩子也接受了心理治疗。

先于你就理解了他们自己的那些人

许多曾经接受过一段时间心理治疗的人，在发展出对他们自己的理解之后，他们就能够在没有太多帮助的情况下去反思他们的想法。有时候，这种现象表明，这些人已经发展出了自我观察能力。

他们通常已经发展出我称之为"信号防御"（signal defense）的东西：能意识到在治疗中被面质的防御。他们也能把新发现的领悟聚合在一起。然而，其他的来访者会使用带有理智特性的"虚假解释"[22]，在本质上维持与治疗师的疏远，以及在无意识中与治疗师竞争。

简 短 回 答

当来访者先于你弄明白了他们行为的意义时（或者，在另一种变异中，呈现给你他们的诊断），你要非常严肃地对待他们的发现。认可他们在理解他们自己方面所作出的努力是很有必要的。有时候，他们会自己找到他们生命中的那些重要冲突，但在解释这些冲突的后果方面需要进一步的帮助。治疗师其实只需要适时插入一个评论，提议一种倾向，或者询问一下他们正在论述的模糊领域就可以了。在我的经验中，这种人是一类相对罕见的来访者，但我曾经给一些类似这样的来访者做过心理治疗。

另一方面，如果治疗师在治疗中被"抢位"（boxed out）了，也就是指，来访者自己直接跳到或得出了理智性结论，并且把治疗师晾在了一边，你必须要质疑他们正在回避某些东西（这可能是防御活动）。我一般温和地认可他们的尝试和努力，引导他们去观察尽管他们正在做出一些联接和

---

[22] Glover (1931).

理解，但是他们也正在接管整个治疗过程。这是一种排除我的现象——或许因此他们可以缓解对我进入他们私有秘密思想中的恐惧感。

通常情况下，来访者都承认他们能很清楚地意识到对我的不信任，因此他们通过在治疗中独自工作来维持与我的疏远。他们把我作为一个支柱来使用："他们没有把我当作一个完整的人类，而是当作了能对一些事情发表议论的部分人（a partial person）。"他们害怕把我作为一个完整人类（a human being）来加以认识，因为他们恐惧我会启动他们的情感，或者恐惧我会变成他们不喜欢的某一个人。那么，我就会与他们讨论他们的疏远机制和"仿佛"性表演（移情）。

详 细 回 答

强迫障碍患者的内心冲突常常带有敌对－攻击性。这些冲突对于他们来说是陌生的；他们看待自己是合作的、聪明的和积极理解自己的人。其实这些都是非常难以治疗的性格问题，因为作为一个治疗师，如果能够与那些积极上进和认真努力理解自己的人一起进行工作，是再好不过的事情了，这对于治疗师来说是非常奢侈的机会。

举例

Evelyn，一个40岁出头的女性，问题是与男人相处很困难。她一开始会判断一个男人很好，但通常最后都不能建立真正的关系。当她与任何一个男人开始建立一段关系的时候，不管这个男人是什么样的性格，她就会开始怀疑她自己，并且也开始怀疑那个男人。她开始挑剔男人性格中那些细小的习惯，然后设法从细小的观察中得出一个很严重的结论。

随着她年龄的增加，她对男人不断加剧的挑剔性抱怨导致她失去了好几段与男人的关系，最后她发展到走向对立极端的问题：每当她与那些存在明显问题的男人约会时，她就会最小化这些问题，并紧紧抓住他们不放手。

直到 Evelyn 来看我为止，由于她与几段男人关系的多次失败和孤独，她至少患有中度的抑郁症。在那段时间里面，她正在紧紧地抓住一些男人不放，这些男人的经济状况很差，同时也缺乏稳定关系的能力，或者在性交后便回避她。尽管如此，她仍然半心半意地试图与这些男人维持关系，因为她对于自己孤独一人感到非常绝望。然后，她又对自己感到绝望进行自我批评，把这些特征联系到了她与自己父亲的冲突和强迫倾向上，她也向我描述她或许认为她正在惩罚她自己，因为她对父亲怀有敌意。最终，她将会以"移情方式"仅仅抓住一些不值得建立关系的男人。

小技巧

那些自己为自己做解释的来访者，可能是在回避与治疗师的亲密关系。

她告诉我的所有内容通常都是很不好的。她以各种各样的方式去依附那些男人。我对她的印象是她很理智，也很聪明，从而她正在回避涉及控制和丧失的内心冲突。无论是她表现的挑剔，还是表现的"太友好和理解，"这些（肛欲期）防御机制都在保护她免于丧失的痛苦。

在倾听了她符合这个模式的许多想法之后，我最后向 Evelyn 说，"我认为我们必须要正视这样的一个事实，那怕是一泡屎，如果它是温热的，你就会仅仅抓住它。"

这个解释首先震惊了她；然后，她便开始笑了起来。她立刻理解了，她正在利用那些她认为是"糟糕的"（shitty）男人，让他们围着自己转，这样做仅仅是为了缓解她的（"冷淡"）孤独感。她评论道，我的解释能让她笑起来是一件很好的事情。她对我感觉更加温暖和有些更加亲密了。

我决定对她作出更加明确的、驱力取向的面质，因为 Evelyn 是如此痴迷于使用理智化、合理化，甚至自我审查（introspection）[23]来回避与我和其他男人的亲密关系。无疑她在我之前可能获得了一些特别的理解，但是她所尝试的"解释"是理智的，这让她维持着对我和其他男人的矛盾性依赖。也就是说，她同时也维持着一种她构建出来的抵御情感亲密的关系。

---

[23] Kohut (1959).

问题 37

要你拥抱他们或想拥抱你的人

这是一个经常在治疗中出现的来访者的要求。令人惊奇的是，这个要求多长时间出现一次，以及出现多么频繁，治疗师才认为它是正常的。依我看来，那些想要你拥抱他们的人都是在"治疗内见诸行动"（acting in）；这不是什么不正常的现象。但是治疗师无论用任何方式和程度的躯体接触来对来访者的此类要求作出反应，在技术上都是错误的。拥抱会恶化来访者的色情性移情，会模糊治疗性界限的边界，以及会引发来访者情绪性的混乱。

有一些文献[24]针对为情绪淹没的来访者提供躯体性抚慰的利弊进行过争论。一些治疗师认为，握住那些正在哭泣的来访者的手，或去温柔地拥抱他们，可能对他们是有帮助的。我不同意这种办法（就像 Good 医生一样），因为我相信治疗师如果触摸你正在治疗的人总是会产生一种负性影响，这与治疗师的主观意愿没有任何关系。

小技巧

　　治疗师触摸或拥抱治疗中的来访者几乎一点好处都不会有。千万记住：不能干这种事儿！

有时候，简单的感情展示就会导致更多的躯体活动[25]。即使治疗师对你治疗的来访者没有明显（意识到）的性愿望，但是来访者很容易就会卷入到与那个有躯体展示的治疗师的性问题中[26]。随后，当这些治疗师被训导后，以及在治疗中不再进行这些行为之后，来访者就会表达出懊恼、羞

---

[24] Good (2010).

[25] Gutheil and Gabbard (1993).

[26] Celenza (2006).

愧、自我批评，以及对他们让自己走的太远而感到吃惊和罪疚。

因此，治疗师无论在治疗中的任何时候（通常是在治疗结束时），接受你治疗的来访者要求你能不能拥抱他们时，你该怎么做呢？

<h2 style="text-align:center">简　短　回　答</h2>

处理来访者这种要求最容易的方式是要告诉他们，他们想触摸或拥抱治疗师的愿望意味着他们对你有着正向的感觉。大部分来访者都能意识到这一点，而且当你告诉他们这一点时，他们将会同意你的看法。他们可能会争辩说，"会有什么伤害呢？仅仅是一个拥抱而已。"[27]

在那个时候，你可以解释说，他们似乎并不知晓存在着破坏他们与你达成协议的愿望——由此可能会破坏治疗性界限[28]。这个简单的解释通常会让来访者注意到，他们正在做某种具有破坏性的事情。我曾经见到的通常反应，特别是女来访者，大概像这样，"噢！对不起。我不想要那样做。我仅仅是有一种好感。"然后，我会认可她们的热情感受，但我会提议我们一起讨论一下这种感情。

我有时候也会提到，来访者其实无须触摸我就能让我知道他们的感受是感激的或赞赏的。我们经常发现，来访者想有躯体接触的愿望是在防御他们对母亲冷酷对待他们或父亲虐待他们所经历的悲伤（拥抱作为一种对痛苦记忆的防御方式）。

---

[27] 多年以前，作为一个职业组织伦理委员会的成员之一，我听到一个来访者对我同行的抱怨，她说在她住精神病院的时候，我那位同行拥抱了她，而且被一位护士看见了。那位（女）护士报告说实际上是那位女患者拥抱了治疗师，那时刻男同事感到非常吃惊，并慌乱地说了句什么话，或者躲开了与女病人的身体接触。被投诉的治疗师是无辜的，但他在向伦理委员会自我辩护的时候仍然感受到自己遭受到了相当大的羞辱。

[28] Tarachow (1963).

详 细 解 答

我通常对触摸或拥抱来访者是持否定态度的，但或许存在着我能想到的一种例外情况。在过去的职业生涯中，我曾经遇到过两次这种情况，当时我在治疗一个女性几年之后，我们已经终止了治疗。她也解除了恐惧症、性抑制、强迫行为、焦虑发作，和（或）攻击性抑制等痛苦的折磨，而且她的感觉也变得很好了。我们最后选择了一个结束治疗的日期，并且去理解她与我完成治疗的各种各样的意义（治疗的"终止阶段"）。[29]

这个女人感到非常的感激。当我与她一起走到治疗室门口去做最后一次治疗时，她打开了门，然后突然转过了身子，快速地拥抱了我。因为已经是结束治疗的时刻，而且我以后不可能再见到她了，我就没有去尝试弄清楚这个行为的意义是什么。她的拥抱仅仅持续了几秒钟，我轻轻地拍了拍她的肩膀，她说谢谢你。我出于礼貌告诉她，"不客气"，同时也结束了拥抱。

就像我提到的那样，两次拥抱我的来访者都是女性。在反思这件事情的时候，我认识到，治疗中可能还存在一些没能解决的问题，这些问题可能还没有被理解，可能是没有被解决的对母亲和父亲的移情。在另一方面，我认为，在西方文化中，许多女性互相拥抱，以及当她们见到彼此而感到幸福或感激某些事情的时候，他们会以一种相对无性别的方式拥抱朋友。

要记住这一点，我认为对这两次来访者快速的拥抱大惊小怪是不合适的。然而，我并不鼓励发生这样的行为。随着我的年龄逐渐增加，我倾向于对那些将要离开治疗室的女性保持四五英尺的距离，以防她们在出门时突然转身拥抱我。

一些我曾经督导的女治疗师认为，一些表达情感的女来访者，拥抱她

---

[29] Firestein (2001).

们，或要求一个拥抱，不是什么违规的事情。她们把这种行为看作是来自来访者的一种"自然的"感情形式。然而，我经常听到这些治疗师与来访者出现的一些困难问题都是与身体行为有关的，并且她们总是为此找我督导。

举例

　　Teri，一位女性心理治疗师，一直在为 Lily 做心理治疗。Lily 51 岁，离异，也是一位心理治疗师，她是一位孤独寂寞的女性。在第三次治疗结束的时候，正当 Lily 要离开时，她对 Teri 说，"我可以拥抱你一下吗？"Teri 允许了这个简单的行为。然而，在第四次和第五次治疗结束后，Lily 也都提出了同样的要求，而且尽管 Teri 又一次允许了 Lily 拥抱她，但她对 Lily 的这种做法逐渐感到很不舒服。

　　有一天，大约下午 5:30，当 Teri 离开办公室出门的时候，她看见 Lily 正站在停车场里面，并向她点头示意，Lily 向她招了招手。Teri 开车回家，当快要进自家车库的时候，她停下来几分钟，并看了一下后视镜。她看见后面跟着 Lily 的车。Teri 下了车，走过去问 Lily，"你在干什么？"Lily 回答道，"噢，我认为我们是朋友了，因此我顺便来看看你，看能不能请你喝杯咖啡。"

　　Teri 知道遇上麻烦了。她告诉 Lily 这是不可能的，并说她只能在办公室会见自己。Lily 开始哭泣，说，"我知道我是个坏人，"而且冲动性地猛一下拉开她的车门上了车。此刻，Teri 感到很害怕，Lily 会不会驾车去自杀，因此她走到 Lily 的车前，坚持要 Lily 把车窗摇下来，并要与她说几分钟话。Lily 照着做了。Teri 再一次向她保证她是喜欢她的，但是这是一个她们必须要谈的边界问题。她让 Lily 平静了下来，但是，这让 Teri 感到非常的懊恼和气愤。

　　在接受督导的时候，Teri 与我讨论了她是如何最小化拥抱行为意义的。她曾经接受过一个心理咨询培训项目，那个项目训练是允许咨询师与来访者拥抱的，但是现在她开始怀疑这个行为是否是明智的。她从来没有让男来访者拥抱过她，因为那有太多的性含义，但她否认了在治疗中与女来访者拥抱也是一个问题行为。

我建议 Teri 去告诉 Lily，Lily 想要拥抱的愿望似乎是有意义的，有可能代表了 Lily 想得到抚慰的愿望。Teri 承认 Lily 是孤独寂寞的，而且鼓励 Lily 与其他人交朋友。

进而，我建议 Teri 要讨论起因于 Lily 与其前夫关系还没有解决的问题，这导致了 Lily 回避与男人的任何接触。

Teri 一周以后来接受督导。她报告，界限设置（limit-setting）以及对 Lily 把在前夫那里得不到抚慰回报的愿望置换到了 Teri 身上的讨论是有效的。Lily 想起了她过去无论是身体方面的深切感情，还是言语交流方面的需要，总是被前夫的拒绝所带来的挫折和痛苦。

Lily 现在泛化了对男人的看法，所有男人都是危险的和冷酷的；因此，她拒绝了很多与男人的约会。因为 Lliy 那个认为所有男人都是冷酷的歪曲想法（泛化）[30]，所以她一直通过拥抱 Teri（她似乎是一个安全的人）来满足她对温暖抚慰的需求。Lily 针对所有男人愤怒的泛化已经妨碍了她面对她与前夫生活的愤怒和失望；她也就回避了她对自己错误嫁给前夫的批评和指责。

---

[30] Loeb (1982).

问题 38

那些治疗中试图当面脱衣服或诱惑你的人；
以及那些想触摸你的人

显然，尽管在治疗中触摸治疗师要比在治疗师面前脱衣服或邀请你进行性活动显得不那么过分和异常，但所有这些行为都是有联系的。在我相当长的职业生涯中，我能想起差不多三或四个女来访者在我办公室进行过这样的行为，还有一次是一个男同性恋来访者；在我的督导生涯中，偶尔会有治疗师报告此类行为。

如果有来访者试图在治疗师面前脱掉衣服，邀请治疗师进行性活动，或遇到治疗师时想要触摸治疗师，或者是在治疗中，或者在治疗之外，治疗师应该使用什么样的技术来处理这种事情呢？

简 短 回 答

针对来访者脱衣服这个问题的主要解决方法，首先是治疗师一定要通过告诉她们"少来这套"，并坚定有力地阻止这种行为的发生。如果她们拒绝停止这种行为，治疗师要马上打开治疗室的门，并走到等候室。治疗师告诉她们要停止脱衣服的行为；治疗师要及时离开治疗室，直到她们把衣服穿上，并答应愿意与治疗师讨论脱衣服的事情的时候，治疗师再走进治疗室。当来访者在治疗室之外见到治疗师并想触摸治疗师的时候，最好的办法是当时就向她们表示这是你不能接受的事情，不论遇到什么事情，治疗师都要在下一次治疗的一开始就与她们讨论这件事情。

有趣的是，这些类型的"治疗内见诸行动"（acting in）不仅仅局限于女来访者与男治疗师之间，偶尔也会出现在男来访者与女治疗师之间，以及也有男性或女性来访者想诱惑同性别治疗师的情况。

当来访者脱衣服的时候，那就是她们在严重破坏治疗框架。依我看来，如果来访者反复在治疗中做这样的事情，那么她们就是不可能被治疗的一类人。心理治疗主要要做的工作是讨论和解决各种冲突，既有内在的冲突，也包括外在冲突。脱衣服或与治疗师发生性关系与心理治疗一点关系也没有，而且根本就是无用的事情。

小技巧

在治疗师办公室发生不恰当性行为，无论对于治疗师还是来访者都是一种危险行为。必须立即让这种行为停止发生。如果治疗师在接下来的治疗中，不能成功地让来访者理解这种行为意味着什么和为什么不能接受这种行为的话，那么这个来访者就需要被转介给另一个治疗师。

举例1

几年以前，Caleb，一位精神科住院医师，报告了他的一个女性案例，案主名字是Zena，Zena坚持认为Caleb与她性交过。Caleb告诉Zena，他是她的医生，而且他已经结婚了，还有孩子，发生性交是不可能的事情。Zena坚决认为他正在剥削她。这位精神科医生不知道该如何处理这件事情。

Caleb在一次住院医生上课的时候讨论了这个问题，我解释说，Zena发展出了一种精神病性移情，因此他应该把Zena转介给其他医生为她进行治疗。他说他曾经试图这样做，但她开始脱衣服了，并告诉他说，她感觉自己是不可爱的，如果他不和她性交，她就要自杀。我指出这是一种很危险的情境，并建议如果Zena再威胁说要自杀，他就应该把她收住院治疗。

Caleb过后告诉我，他的治疗督导师建议他设法"坚持到底"，甚至在拒绝她的愿望时要更加坚定。他在这个治疗中感到很受折磨，直到一年多之后他要结束他的住院医师培训时，他告诉Zena他不再有时间与她一起工作了。她确实同意转介给另外一个治疗师，这回是一位女性治疗师。

过了几年之后，Zena在"治疗之外见诸行动"了她对Caleb"拒绝"她的愤怒，她经常打匿名电话威胁说要用炸弹把医院炸掉。实际上，没有人能确定这就是Zena干的，但有时候她在打电话时会提到Caleb医生的名字，而且 Caleb 明确地认为打电话的人就是 Zena。每次她打这种电话时，医院中大量的人不得不撤离出医院，包括住院病人、治疗专家和其他工作人员。医院不得不接受排查和清理，经常会花上一个多小时。

几年之后，炸弹威胁最后才平息下来。

因此，简单一点说就是，如果有来访者不能停止他们的引诱，以及治疗师也不能帮助他们理解他们正在做什么，那么最好的办法就是把他们转介给其他治疗师。

详 细 回 答

通常情况下，当治疗师告诉来访者停止脱衣服或触摸你（以及跟他们说马上停止这些行为）之后，他们就会停止行动。在那个时刻，如果他们有足够的抽象能力和整合能力，通常的好办法就是设法帮助他们理解他们在你面前脱衣服（或触摸你或诱惑你）的意义是什么。

就触摸来说，通常情况下，当一个女来访者触摸一位女治疗师的时候，这表明女来访者并没有感觉到与女治疗师之间有足够的亲密；触摸女治疗师减轻了挫折感，失望感，以及有时候可以减轻愤怒感（也就是，触摸是一种防御，同时也是一种快乐）。治疗师可以在治疗中向来访者解释这些意义。

当一个男人与女治疗师做治疗，在治疗结束时他触摸女治疗师（更多是威胁性的），最有用的办法就是治疗师要立即向男来访者指出这是一种不恰当的行为，而且必须要在下一次治疗中讨论这个问题。

举例2

Ursula 在督导中告诉我，Will，她正在治疗的一个男人，在离开她的办公室时，他轻轻地拍了一下女治疗师的肩。她有一种被控制感和紧张感，尽管 Will 显然是以一种"友好"的方式触摸她的。

我建议 Ursula 去告诉 Will，这种行为是不恰当的，是不受欢迎的，以及他一定要保证不再做这样的事情；她应该向来访者指出，他正在打破治疗界限，有可能他并没有认识到这一点，他正在对治疗师施以某种方式的控制。

我也建议 Ursula 向来访者解释，他认为"友好"的方式背后可能隐藏着他关于把女性支配到一个可以被他控制位置的内心冲突。

Ursula 在下一次督导中报告，她在治疗中成功地把 Will 的触摸行为联接了他是如何感受到在生活中被他母亲控制，以及之后被他的两任妻子所控制的事情上。

在澄清了这些之后，他对治疗师说，"我想懦夫苏醒了。"换句话说，他发展出了对 Ursule 的焦虑（他生活中另一个关心他的女人）。他一直担心女治疗师将会控制他，批评他，以及阉割他。触摸她是一种采取控制和害怕她的方式；但他把这个行为合理化为仅仅是"友好的"（无意识防御）。随后他理解了他应对两任妻子的方式导致了两次婚姻的失败。

举例3

Lynn，女性，23岁，患有精神分裂症，她感觉自己的两条腿很疼。然后，她拉起了裙子，跳起来坐在我办公桌上面，做了一个双腿劈叉，并开始脱裙子。这令我非常地吃惊，我让她赶紧从桌子上下来，并把衣服穿回去。我打开了办公室的门，我一边走出办公室，一边告诉她在她穿好衣服之后我马上就回来。

过了一会儿，我返回了办公室，她已经穿好了裙子，正在穿鞋。她说，"对不起。我只是想让你看看在我劈叉的时候发生了什么事情。我的腿感觉非常的疼。我告诉你我是个芭蕾舞蹈家。"我承认了她试图与我交流的努力，但告诉她这种身体方式有太多性的意义，而且是不合适的，而且她不能再那样做了。她又一次表达了歉意。我完成了对她的心理评估，并把她转诊到门诊接受治疗。

举例4

Vera，女性，38岁，在与我进行初次心理评估期间，她主诉乳房疼痛。我正在倾听她，并设法去理解她的问题，这时她快速地滑脱下她那本来就很宽松的上衣。我感到非常的吃惊，告诉她不能这样做，并提高说话音调坚持让她把衣服穿上去。

她笑了起来，争辩说她只是想让我看看她的乳房出了什么问题，在她正要解开乳罩的时候，我提高了说话的音调，甚至大声告诉她不能那样做。她有点悔悟了，对我说对不起，然后就把上衣拉上去了。她又一次合理化了她的行为，还说她是想让我看看她的问题在哪里。

我告诉她，她正在使用大量的否认机制，目的是不要认识到她所做的事情具有性的意义，并补充说，正是她使用的否认机制有可能解释了她对为什么男人都喜欢吃她豆腐的困惑。然后，她想起了在大学期间有一次约会时被强奸的恐惧经历。那时她让约会对象看她乳房上的一颗黑痣，他趁机逼迫她进行了肛门性交。

举例5

Hastings，我治疗的一位男同性恋者，他的问题是抑郁症和酒精滥用，提出了一个想与我性交的问题。我对他指出，他的这个想改变我们之间关系的愿望，表明了他有想缓解某种焦虑和想操控我的欲望。

他声称他想与我性交只是为了"好玩儿"，没有别的意思。我坚持认为他的这个愿望有想操纵我的意义。这些意义如下：

◆ 指向其父亲的潜藏的暴力性冲动，这个冲动已经被性化了；

◆ 指向其他男人的潜藏的竞争和暴力感受，这些感受也被性化了。

然后，他就报告了他一直如何殴打他的同性恋情人的事情。尽管他的同性恋情人是一个性受虐狂（他"想要被他伤害"），但 Hastings 总是对他做的过头了，于是他的情人威胁他说，如果 Hastings 继续这样伤害他，他就会离开 Hastings。

当我们把 Hastings 对待他性伴侣的行为与他诱惑我的企图相联接的时候，我们理解了他在他的玩闹中隐藏着对他妈妈和爸爸的愤怒，因为父母曾经创伤性地虐待过他。

与你的助理聊天的人

许多心理治疗师没有自己的助理，或者如果他们在一个机构工作，他们会聘请一个共同的接待员或助理。

我是独立开业者，我有我自己的办公室工作系统，工作流程大概是这样：当来访者进来后，他们走向我的助理 / 办公室管理人员的区域（参见本书后面所附的图表）。

等候室是一间位于助理右侧的单独房间，来访者进入后，门会自动关上。等候室一边有一个短走廊通向我的咨询室。进入的来访者在走进等候室之前将会直接看见我的办公室助理。走出我办公室的来访者也会看见我的助理，然后才能离开整个办公房间。

我的办公室助理负有很多责任，包括采购，保持办公室用品和耗材的充足储备，打印我口述的评估报告（和书稿），为代理机构或律师誊写独立的精神病学检查报告，以及处理财务账目。

换句话说，女助理一般很忙，但她的职责一般不允许涉及与我治疗的来访者直接沟通。当来访者第一次进入我的办公室系统时，她将会指示来访者等候室在哪里，如果他们想喝咖啡，她会指示他们咖啡罐的位置，通常她会告诉来访者我很快就会会见他们。如果早上我跑步，稍晚些到办公室，我会让她告诉等候的来访者情况。当来访者离开我的办公室时，他们还会经过助理的办公桌。如果碰巧她不是太忙，他们可能会与她道别。

我认为，当来访者与我的女性助理有短暂的、社交性的交往时，这是正常的。我并没有告诉我的助理不要理睬那些来我办公室的人。她与他们的社交很有礼貌，也很专业，不会表现出过分地友好或私密性。

偶尔，我的办公室女助理向我报告，有些来访者会停下来与她谈一些咨询事务之外的事情。例如，有一个男来访者表面上看来是与她闲聊他们有共同的观赏鸟的兴趣。还有少数人对她是不是我的妻子（其实不是）很感兴趣，而且一直在与她的谈话中隐隐约约想探听些什么。

当接受你治疗的人停下来与你办公室的人员进行谈话的时候，你应该如何处理呢？

简 短 回 答

一般情况下，我们会忽视这种现象。大多数在精神卫生执业者办公室工作的工作人员都知道，他们不应该与来访者进行太长时间的谈话和交流。（这应该属于在他们被雇用后接受岗前培训的内容之一，此外还有在工作中严格的保密责任的培训。）我让我的工作助理向那些找他谈话的人解释，如果他们的问题是关于治疗费用、治疗或预约时间，他们应该找我来谈。关于治疗"框架"的主题有可能变成帮助理解的丰富材料。

详 细 回 答

间或，停下来与助理谈话有着更多的意义。至少有一个我治疗多年的男人，开始把工作室看做自己的新家，而且每次在他喝咖啡的时间里，都非常热情地与我的女助理聊上几分钟。然后，他才去等候室等候。他的治疗结束后，在他离开办公室时，我注意到他与女助理热情地道别，她也给予同样的回应。让我印象深刻的是这些简单的交往互动对这个来访者来说可能是很满意的，而我并不打算去妨碍他们这样做。我能够理解这个男来访者对我的办公室感受很舒服，尊重我的办公室人员和我，他对这个地方的这些积极感受反映了他对治疗工作的积极反应。

在另一方面，有些特定的例子，接受我首次心理评估的人可能会对我的助理说一些奇怪的话。在这种情况下，我通常会要求我的助理把他们说的那些"奇怪"的话都告诉我，这样做就减轻了助理许多心理压力。这些话也会对我做出来访者的精神病理诊断有帮助。

举例

Belinda 打电话到我的办公室问路怎么走。我的助理已经提前告诉 Belinda 如何到达我的办公室了。Belinda 打了多次电话，因为她总是走不对路。然后，Belinda 就开始指责助理说不清楚方向。

Belinda 使用了投射性指责，她的这种组织计划性的缺乏和可能的定向困难，都提醒我她有严重精神病理学问题的可能性。在我对 Belinda 进行评估的时候，我对她做了一个全面的精神状态检查，期望发现大脑衰退或器质性病变的指证。有趣的是，任何阳性器质性指证都没有发现。Belinda 社交还适当，但组织计划性太差。她说话往往从一个主题跳到另一个主题，而且意识不到，也不能评估其他人对她的反应。这些材料和其他一些材料都指向了精神分裂症的诊断。

最后，有一小部分来访者在结束治疗后磨磨蹭蹭不走，想与我的助理说会儿话。这种行为破坏了我们办公室系统的保密性，因为我治疗的下一个人会从助理（磨蹭不走的人）旁边走过才能进入我的咨询室。我通常会在下个治疗中与来访者讨论这种行为。曾经有一个个案，这个来访者不在意保密性问题，而且每次都不喜欢离开我的办公室。另一个案例，来访者总是偷偷摸摸在治疗室外面见诸行动他想看我治疗的其他来访者的愿望。

问题 40

与你的助理约会的人

在我这么多年的执业生涯中，对于我来说这种情况在几十年之间只发过一次，但还是一次有益的事情。我一直不知道这种情人约会大约持续了几个月之久。Steven，正在接受我精神分析治疗的一位法律系男学生，一开始并没有跟我说任何情况。

那个时候，我认为我们半工半读的女助理已经结婚了，但后来我才知道，她之前已经与丈夫分开了。显然 Steven 是先来接受治疗，之后才开始与女助理约会的。女助理感到孤独，而 Steven 感到很挫折。最后，他邀请她出去走走。

当他把他们约会的事情告诉我的时候，我感到很惊讶，不能确定为此该做些什么。从那时开始，我就仔细思考了这个事件。以下是我思考的结果。

回 答

当有来访者开始与你的女助理约会的时候，他们实际上正在攻击工作联盟[31]，而且破坏了治疗框架（参见第五部分）。Steven 与我女助理的性关系把我放在了一个奇特的位子上。Steven 是我的来访者，他应该受到保密原则的保护，对于我来说我不能向任何无关的人说他的任何事情，包括我的女助理。然而，作为我办公室的一名工作人员，她有可能会接触到一些关于 Steven 的私人信息。

另一个问题，在某种程度上，他俩人的私人事情关乎我什么事情，作

---

[31] Greenson (1972).

为两个有行为责任能力的成年人，可以互相为对方负责。可是，我认为
Steven 与女助理发生关系的事情有着重大的意义，而且，我认为这些意义
应该被探索和讨论。

我很幸运，我从 Steven 那里听到这个事情之后没几天，我的女助理主
动找我，并向我解释她需要辞去我这里的工作。她说她找到了一份带有
福利的全职工作，由于她要离婚了，所以她需要这份新工作。我非常富有
同情心地接受了她的辞职要求。

有趣的是，她主动说道："女人总是得到不公平的待遇。"她说这句话的
意思是，她35岁了，还没有孩子，因为她和她当时的丈夫把这件事情耽误
了。几个月之前，她发现她丈夫正在欺骗她，于是他们分开了。在这个问
题上，她担心她以后永远不会有孩子了。她哭了，同时抱怨女权主义的出
现，她气愤地说女权主义"欺骗"了她。我好奇地发现她在自我谴责和指责
社会，我想知道她的这些抱怨是否与她与 Steven 的之间的事情有关，但她
没有提到他们的事情。我简单地表达了一些理解和希望她能过得更好的话。

对于 Steven，他已经向我"坦白"了他们的性关系，我建议他要告诉我
他关于约会我的女助理的想法。当他说他只是感觉她很有魅力的时候，我
告诉他，他与她之间的关系与他与他妈妈之间的关系非常诡异地相类似。

他与他的妈妈经常一起去旅行，去拜访他妈妈在世界各地的朋友，每
年出去很多次，而他爸爸每次都留在家里。现在他报告说，随着他进入青
春期中期，他与他妈妈的很多女朋友都发生过性关系。我一直也感觉到
这种现象很怪异。

我们最后终于能够把上述这些现象联接到他"在治疗外见诸行动"了
他有着偷我妻子（女助理象征着我的妻子）[32]的愿望。他一开始没有告诉
我他与女助理的秘密，因为他一直担心我会惩罚他。打破了与我女助理
的边界这件事情，重复了他曾经在童年时期有过的从他父亲那里偷走母
亲的愿望，他也通过与母亲的好几个女朋友保持性的暧昧关系，见诸行动

---

[32] 这是他的幻想，我那个时候还没有结婚。

了那个童年的愿望。相类似地，他并没有去直接追求我的妻子，但通过诱惑我的女助理来满足他"与我竞争"（至少可以形象地比喻）的愿望。

　　在我的女助理辞职离开后不久，非常有趣的事情是，他们不再约会了。我很想知道难道真是的是她不再对 Steven 感兴趣了吗？可是她一直都没有和我联系过。但 Steven 报告说，她开始与她的新老板约会了，而且他有一种被背叛了的感觉。她告诉他说，她需要一个已经成功的并可以把自己托付给他的男人。

　　Steven 关于俄狄浦斯竞争胜利的罪疚感一直就被他隐藏着。首先他似乎感觉有资格选择一个"大龄女人。"我展示给他看，他一直就在"见诸行动"他战胜其父亲的各种感受：诱惑与男性权威人物有关系的"大龄女人"，喜欢我的女助理，但另一方面，他又通过不对她负责，通过放弃学业，来遭受惩罚自己的痛苦。他的这种模式在他上学时也重演了许多年，而且靠这个在社交方面还能有所促进；他与妈妈一起环游世界干的那些事情也侥幸逃避了惩罚。

　　当我们理解了这些意义之后，Steven 在学校里面的表现好了很多，而且在约会的事情方面也变得更加负责任了。

问题 41

行动活现：“治疗中的行动者”

有一些来访者坚持要与心理治疗师"融合在一起"（getting into it）。他们采用的方式就是 Sanchez 称之为的"症状性行为"（symptomatic behavior）。他们通常在治疗之外的生活中也表现出这样的行为。

本书一共六个部分，其中用一个部分来专门讨论不同类型的见诸行动（acting in）。本节将聚焦于那些以行动作为主要交流和沟通手段的人。理解他们在你面前表现的各种行动，已经成为了理解他们问题复杂性的主要途径之一。

简 短 回 答

当治疗师看到来访者对待你的行为（或者不礼貌的行为）方式持续时间比较长的时候，治疗师引起他们对这种行为模式的关注是一种很好的干预方法。一般来说，他们的行为举止负载着很多意义，但是这些意义很难被破译。

尽管如此，治疗日程的第一步是使来访者觉察到他们的行动模式。当你和他们都一致认为他们的行为一定具有某种意义之后，下一步就是设法探索和寻找他们是如何通过这种行为方式，来阻止他们知道关于他们自己的某些事情的（防御性意义）。

举例 1

Gus，男性，53岁，会计师，由于他和妻子总是因为鸡毛蒜皮的小事情争吵来找我做心理咨询。他在21岁那年和20岁的妻子结婚了，在他23岁的时候有了一个孩子。他们的孩子现在已经工作了，而且工作做得很好。他们面对空巢现象时出现了很大的问题。他对妻子有很多的抱怨，妻子对他也有很多不满。这些抱怨和不满涉及方方面面，包括清洁、整理、守时、互相的关注，以及对性生活的不同愿望。

我一开始每周为 Gus 做两次咨询。我们协商我每月给他开一次付账单，他要在15日之内付账。他不愿意使用保险付账。

我开始注意到了一个行为模式。他总是忘记我们在治疗前协商的事情。他总是与他在大学的密友去过"男人们的假期"。然后他就晚了两周才接到我给他开出的第三个月治疗的付费账单。

我在治疗中提醒他，他曾经同意我们协商的费用支付方式。然而，我们在他的实际行为方式中可以看到，他的行为无意中表露出了反抗的、敌意的、反权威的愿望。Gus 说出了许多借口（合理化防御）来解释为什么他很难准时支付账单；这些借口缓解了他关于"粗暴"对待我的罪疚感，这是他最后承认的。

有些幽默的是，他回忆起来，在他为美国国税局工作的时候，他是如何扮演一个低声下气的稽查人员的。在他审查大的生意或公司的时候，他将会让那些公司浮夸的领导处在"教皇的位置上"，或对他进行批评和指责。然而，在他检查完所有记录之后，他将会找到机会"粗暴"地对待他们。他特别能从这种行为模式中获得快乐。

他关于这个行为模式的思考包括了他与妻子的关系，他会很被动地去做妻子要求他做的任何事情，然后通过忘记做一些重要的细节或拖延不完成来"粗暴"地对待她。她总是一成不变地对他很愤怒；由此，他获得了惩罚，以便缓解他的罪疚感。

有时候，他会带一大瓶矿泉水进入治疗室。当我让他关注这个行动的时候，瓶子有各种各样的意义，这些意义可能是：谁将会照顾谁，他的自主感（而不是需要我），以及关于"纯净"水的退行性执念，带有象征性地表述了消除他的摧毁性。

还有一种情况，他在治疗中脱下了他的鞋子，对我评论道他的脚很臭。这个行为也负载了意义，更多的是在表达敌意。

换句话说，Gus 是一种以行动代替言语表达的人。经过几年的心理治疗之后，我们能够更加充分地理解到，他在治疗中进行这些象征性活动的主要原因之一，是他在能与母亲说话之前从来就没有获得过母亲的关注。然而，如果他的行为不合适，或如果他是"顺从"的，他的妈妈都会及时看到，并对他的行为进行评论。他一直被养育在家庭中，那时他的母亲非常专注于他的一举一动。母亲对他的情感、理解、支持和纪律要求相对缺乏。在他和他的父母之间一直缺乏言语方面的交流。因此，行动就会变得非常具有象征性，并且自始至终给他的生活造成了很大的麻烦。

详　细　回　答

象征性行为有着多种多样的动机和原因。Gus 行为的其中一个意义就是指向他母亲愿望的象征性表达（表征）（移情）——更确切地说，他下意识地期望我，他的治疗师，对他各种各样的行动产生反应。这就替代了言语交流。

一般来说，行动的象征性意义可以追溯到童年期的各个发展阶段。在生命的第二年，各种丰富的行动让儿童从母亲（或主要养育者）那里体验到了自主感和个性化——例如，学步期幼儿在跑出房间，然后掉头，再跑回来的反复不断地往返行动中体验到了兴奋和身体震颤的感受。对于有些人来说，不恰当的行为一直保留着表达反叛感受的的意义（为了争取自主性），而反叛感受强化了对自体－客体融合性焦虑的回避。这是婚外情发生最普遍的原因。

在第一生殖器时期(2 ~ 6岁)，行动是通过各种攻击性愿望而产生的，其间会表现出个性化、摧毁性敌对、报复和控制等行为。根据在家庭中对待性别的态度不同，行为活动可能分别被看作男性化的或女化性的。

在潜伏期（小学年龄期间），行为活动通常被看作屈服的或是反叛的。

在青春期，行为活动再一次被用来加强和巩固自尊管理和自主性。

举例2

Becky，女性，48岁，离婚，喜欢在社交聚会上找"牛逼"（had an edge）的男人说话。她向我承认说，那些"有情感问题的男人"对她很有吸引力，特别是那些不守规矩的自恋型男人。

她知道是她首先造成了问题，其实她也想与一个可信任的男人发展出一段稳定的忠诚关系。然而，她总是基于与自己想保持长久稳定关系的愿望不相称的性活动和幻想来做出行为选择。

她与"朋友"和母亲少有一些言语交流（潜伏期残留的姿态）。异性恋关系总是令她感到很兴奋，这种兴奋对她来说必须需要行动来表达，特别是跟那些不善于用言语交流许多感受的男人，她与他们的关系中更是充满了行动。那些越是不爱说话和自我中心的男人，越能激发起她的性兴奋。这个优先特征导致她经历的异性关系总是令她失望、受挫、受伤害和被幻灭。

小技巧

有一些人从来也没有发展出用言语表达他们情感和愿望的能力。如果这种状态持续进入到成年期，可能会导致一些自毁行为（self-destructive behaviors）。治疗师要尝试去帮助这些人完成"心智化"（mentalize）的过程—也就是，帮助他们去慢慢思考他们的行为—但并不总是能够成功的。

虽然她有想要一种稳定关系的愿望，但她不断地与那些不稳定的男人发生关系。她向我承认，她发现我有一点无聊，因为我不能向她展现出任何令她"惊奇"的事情。在六七次治疗之后，她已经有所进步了，她中断了与一个有问题男人的不满意的关系（她自己的描述）。

十次治疗之后，她对我说她不会再来见我了。她感觉她已经有了足够的理解；她已经不再像过去那样苛求一种效忠的男女关系了。她承认她无法摆脱这个问题，但她决定她会充分地讨论这个问题。当我把她的态度与她行动化的问题联接起来的时候，她能够看到它们，但是她仍然不想再继续进行治疗，其原因是她的言语沟通能力是有局限性的。

带配偶进入咨询室的人

有一些来访者把他们的配偶带进了咨询室，这让你很吃惊。还有一些来访者要求在下次咨询时带他们的配偶来。这些问题基本上都是具有一定意义的行动化的具体表现，而且有时候它们是可以被理解的。

数十年来，我一直尝试避免在我做个体治疗的同时，去为这个人的家庭提供婚姻治疗。个体在个体治疗中透露出太多的个人隐私了。

例如，一些来访者可能想在个体治疗中讨论以前与其他人的性关系或手淫幻想；通常向他们的配偶暴露这些材料对于已经有麻烦的婚姻来说是一种新的应激。

我一直在提醒治疗中的来访者，实际上记忆是"死的"（dead）：来访者记忆中的人和体验在他们的生活中已经不再是活动的了；把这些记忆内容再引入可能会对他们的配偶产生疏远和痛苦的效应。我承认在这方面我的观点可能与许多当代的趋势是相悖的，当代的人们"追求"彼此"绝对的忠诚"。有一些找我做咨询的人，就是因为追求绝对忠诚的理念，才遭受了很大的痛苦。[33]

简 短 回 答

把他们的配偶带到治疗中的来访者，揭示出一些关于他们与自己配偶关系的问题，但很难知道这些问题是什么。毋庸置疑，配偶有可能为治疗师提供一些你的来访者不能向你提供的材料。

从技术的立场来看，如果来访者的配偶来到了治疗室，我会让配偶进

---

[33] 参见坦白的防御（Blankman，2003a）。

来，至少有一个简单的谈话。我会让被邀请来的配偶告诉我他们想说的任何内容。配偶通常会害怕他们的伴侣遗漏了什么内容或歪曲了发生的事情。丈夫们更多地是倾向于理解他们妻子，而妻子们则倾向于过高估计丈夫的疾病严重程度。

通常情况下，当配偶说完之后，我会邀请我的来访者进行一下评论。然后，我会要求被邀请来的配偶返回到等候室。

如果存在持续的问题，而且夫妻需要婚姻治疗，我会把他们转介给我通常不与其交流信息的同行。这样，我就能保持对我治疗的来访者的保密承诺。

去做婚姻治疗未必是最普遍解决婚姻问题的方式，我认为他们最好是自行解决婚姻问题；只要我治疗的人不是精神病性问题或有明显的自杀危险性，我会建议他们先自行解决一下他们的婚姻问题。

详 细 回 答

有时，当来访者把他们的配偶带来的时候，这有助于治疗师做鉴别诊断。被邀请来的配偶通常想让治疗师看到他们痛苦的原因是什么，并且治疗师自己也会认为，会见来访者的配偶，有助于更好地理解来访者。

在某些时期和某些地方，精神分析师私下里去会见开始要接受分析性治疗的来访者的配偶是一种惯例。现在这种做法的机会已经大大下降了，而且我也认为应该是这样。多年前，当我单独对一个来访者的配偶进行评估的时候，这个做法干扰了我对我的来访者的共情性理解。

那么让夫妻一起做评估又怎样呢？这里的关键问题就是如何保密。在某些案例中，当一个配偶被要求来到治疗中进行"几分钟"的谈话时，特别是那些有自杀行为或高度焦虑不安的来访者，治疗师同时会见夫妻可以发现与来访者单个谈话无法看到的问题元素。因此，这种联合咨询（conjoint consultation）有可能会促进理解，改善工作联盟，以及帮助治疗师更好地进行病理学评估。

举例 1

　　Anatolio，男性，47岁，已婚，每周见我一次，最初主诉是急性焦虑发作。他和妻子在经济方面很成功。当他在半夜醒来时，便哭泣着要求妻子跟他说话。在他与我做了两三次咨询之后，他的妻子提出要求，她要与丈夫一起来咨询。我同意了。

　　我让他们一起进来简单地谈了一会儿话。她认为我应该给她丈夫开抗抑郁药。她还去查了这方面的资料；她说她有朋友在服用 SSRIs（五羟色胺再摄取抑制剂）。她说，"我爱他，但我要去工作。他必须要好起来。"

　　Anatolio 有点不太愿意服用药物，但承认他的睡眠不足。我对他们解释说，我的理解是我们其实都希望他好起来，但他不想更多次地来见我，因为这意味着一笔费用，也意味着他需要依赖我。

　　换句话说，他想服药，而不想做心理治疗。我说，我明白了其实他们两个人都想他服用抗抑郁药，因为她由于感觉自己变成了丈夫的辅助治疗师而担心和恼怒，而 Anatolio 因非常依赖妻子而感到罪疚。我认为，如果 Anatolio 想让我为他提供治疗，他的依赖就可以转换到我这里，条件是：他需要至少每周来看我两次，以便给我一个机会帮助他，同时他需要服小剂量的安眠药很短一段时间。

　　他们对我的解释和说明感到很吃惊，但通过与我讨论，他们同意了这个治疗方案。我为 Anatolio 提供了四年的心理治疗，而且治疗结果相当成功。

　　Anatolio 的大部分治疗都涉及理解那次他们一起来的治疗中所谈到的内容，那次治疗中他妻子清楚地声明，她想帮助她的丈夫，她想挽救婚姻，而且她对丈夫的情绪问题非常地担心。

　　周期性地，每当 Anatolio 想象他的妻子想要摆脱他的时候，我都会探索这些幻想，我通过回忆那次联合咨询时他妻子说她热切地期望丈夫好起来的情景来帮助我对 Anatolio 的幻想进行探索和理解。

Rose，女性，77岁，已婚，问题是惊恐发作和睡眠障碍。惊恐发作发生在她离开房子的时候，特别是在没有她52岁的丈夫陪伴的时候。在我第一次见到她的时候，Rose与她的丈夫，Alan，正在等候室里面站着。Alan握了我的手，自我介绍了一下，然后说他想一起参加对他妻子的评估访谈。在Rose表示她也想这样做之后，我同意了。

Alan没有对他妻子和我做任何表示就开始了。他一口气讲了10分钟话。他非常地担心他的妻子，批评了一些他妻子的医生，但讲话内容没有离题，细节详尽但无法证实，或者有点脱离现实。他担心妻子患病并失去妻子。他也抱怨他得无时无刻地"照顾"她，尽管他在某种程度上主动并情愿去照顾她。

但Alan谈到他妻子的依赖时，Rose笑了；她开玩笑说，她丈夫总是过度保护她。他们在互相取笑对方。她解释道，她因为青光眼失去了部分视力，因此她不能驾驶汽车。Alan已经退休了，开车带着她到处跑。她有很多的朋友。

Rose被丈夫照料得无微不至，她是一个有魅力的女人，看起来至少要比她的真实年龄小四五岁。她很有风度，对她丈夫也幽默。我不能很清晰地构想出是什么原因让她感到如此焦虑。她让我想起了我挚爱（但死去很久了）的祖母，我在心里记下了这一点。

她希望在下次咨询时单独会见我，我安排了下次的会见。在那次会见中，她给我讲了一个关于她家庭的很长的故事，她与她的兄弟姐妹复杂的关系，以及她的婚姻早期的故事。这些材料都很有条理，符合她感受罪疚感的模式，这些罪疚感源自于她与姐妹的竞争，她崇拜哥哥，似乎她那些对哥哥理想化的感受转移到了丈夫身上。她预约了下一次治疗。

在第三次治疗中，她的丈夫也跟着来了，但这一次我要求他待在等候室。我认识到，在首次咨询和第二次咨询中，我还没有完成对Rose的评估工作。我认识到，我的反移情（来自于我外祖母）在阻碍着我进一步探寻诊断性信息。

在这次咨询中，当 Rose 开始谈到她童年的时候，我很温和地打断了她，并告诉她我注意到她正在回避与我谈关于她现在与她丈夫的关系，她现在的躯体问题，以及她现在与她孩子的关系。

她能够看到这是个问题，但（就像许多人一样）不能作为一个观察者对我的评论做出反应，她仅仅把我说的作为了一个指令，于是谈论了更多她现在的生活情况。

当她开始描述这些的时候，她对现在的生活体验有非常多的遗忘，这使我感到真切的难受。同样，她尝试告诉我事情，但她想不起来了，在她的描述中不见了，然后，她变得很痛苦和尴尬为难。更确切地说，她观察到了她近期记忆的困难。

我表达了对她在这种情况中的痛苦的理解，于是用一些问题检查了她的定向能力。她对今天的日期，现在是哪一年和今天是周几都说不清楚。她确实大约知道现在是一天中的什么时间。她知道我是一个精神科医生，但忘记了我叫什么名字。

在她的丈夫出席的首次评估访谈中，以及她谈论她过去的生活时（第二次咨询中）——她的记忆都很好——都没有让我看出她的器质性脑综合征（衰老状态）。Rose 的防御（谈论过去，幽默），她丈夫对她依赖的曲解，以及我自己的反移情都干扰了我接近正确的诊断路径。[34]

> **小技巧**
>
> 当来访者把配偶带到你的首次评估访谈中的时候，治疗师要时刻警惕反移情干扰你收集诊断材料。

一旦我做出了器质性脑病综合征的诊断，我就把她转诊回她的内科医生那里进行进一步的检查，包括大脑磁共振成像（Magnetic Resonance Imaging，MRI）检查。MRI 看到了她大脑结构的萎缩，以及脑血管病的

---

[34] Blackman (2010) 和问题 101 (B)。

征象，但没有发现中风和神经病学综合征。Rose 最后慢慢变成了痴呆。

就这个案例，我认为 Rose 需要个体支持性心理治疗，支持性婚姻工作，以及周到合理的精神药理学治疗。我把她转介给我的一位同事，他是精神药理学和老年精神病学的专家，他可以帮助她，以及她的丈夫适应她的情况。

我从这个个案的经验中学到了，婚姻咨询中有时候遇到模糊的诊断和治疗选择时，不能仅仅去做解释。

把父母带到治疗中的人

成年来访者一般情况下不会带着他们的父母一起来做心理治疗。然而，当这种情况发生时，将会是一种非常有趣的现象。与来访者的父母谈话是儿童心理治疗的常规，但对于治疗成年来访者来说并不常见。

当成年来访者带着他们的父母来见你的时候，你将会如何处理呢？

简 短 回 答

当来访者把他们的父母带到我的办公室时，特别是没有经过我的允许，我不会马上请他们的父母加入我们的治疗。我认为父母是顺便与来访者一道来到我的办公室的；他们可能在治疗结束后一起去做什么事情。偶尔的情况下，来访者可能会告诉我，他们想让我会见一下他们的父母。

在等候室里面，如果我看到了某个来访者带来了他的父母，我会等待来访者向我介绍他的父母，然后我会按照一种社会交往来对待这个事情，表现得谦恭有礼和社交恰当。通常情况下，来访者不会邀请他们的父母进入咨询室。我也不会主动邀请父母进入咨询室。

在这次咨询中，来访者通常会告诉我关于其父母的一些事情，这些事情可能是以前没有提到过的。或者来访者会询问我对他父母的印象如何。我可能会设法帮助来访者去思考为什么他想知道我的意见，尽管如果有一些我认为可能对来访者有帮助的意见，我可能会告诉来访者。

举例 1

Janet，女性，39岁，离异，独身，一直考虑如何自杀。经过了三次治疗之后，她有了想去度假的愿望，从自己的生活中"休息一下"，并去看看她的母亲（母亲那时暂时住在城里），她的母亲住在新泽西州的圣达菲。也许她将会在圣达菲进行心理治疗。Janet 担心她的母亲不允许她在母亲家里陪伴母亲。Janet 一直对自己的母亲有着情感上的冲突，但她渴望母亲的陪伴。

Janet 询问我是否我可以与她的母亲谈谈。签署了免责书之后，她在下次咨询时把她的母亲带来了（母亲也签署了免责书）。我一同会见了她们母女两个人。

按照 Janet 的请求，我解释了 Janet 有自杀想法，并且她想与母亲一同出去旅游，同时 Janet 将会在圣达菲进行心理治疗。Janet 的母亲说，"噢，她只想着一起生活。可是我不能一直在家里陪伴她。我必须要去工作，而且我也不能离开。客房里面塞满了东西，尽管她可以睡在床上，但是我还是不愿意她去那里。"

我表达了对这个过分要求的理解，但我重复道，Janet 有自杀想法，而且感到很孤单，我认为她的孤独可能会引发自杀的危险。她的妈妈重复了冗长的理由来说明她不想让 Janet 去新泽西州度假。母亲的自恋和缺乏担心的状态让我感到非常地吃惊。

当 Janet 次日来见我的时候，她问我对她的母亲有什么样的想法。我回应道，我更加清楚地知道了 Janet 这么多年一直在遭受什么样的痛苦。我对她说，我发现她的母亲很冷淡、孤僻和退缩，而且满口理由。Janet 笑了起来。她揶揄道，我感觉被她母亲拒绝了。Janet 决定不再要去新泽西州度假了。她第二年把治疗频率调到了每周两次，在这段治疗期间，她理解了她如此多的自杀想法的原因是把（指向母亲的）愤怒转向了她自己。

详 细 回 答

允许来访者父母进入成人的治疗有可能孕育着一些问题。在下面的案例中，我想你将会看到来自于治疗师的反移情所导致的一些困难。你也将会注意到，一旦治疗师允许自己与 Butch 的父母接触，治疗关系会变得多么的复杂。

举例2

Tim，一位精神动力学取向的精神科医师，要求我为他对一位病人的心理治疗进行督导，他治疗的病人叫 Butch，是一位41岁的男性律师。Butch 有着婚姻问题、性抑制（害怕性感的激发），以及对他的男子气过分担心。他害怕妻子将会离开他，因为他的男子阳刚气不足。他的妻子抱怨他经常挑剔、批评和指责，以及恶劣下流。他抱怨他的妻子经常处于懒洋洋和无精打采的状态，并且经常花太多的时间与孩子们待在一起。

有一件事情让 Tim 感到很吃惊，那就是 Butch 问 Tim 是否他可以分别把自己的父母带来一起做咨询。Butch 在过去两年的心理治疗中一直在抱怨，他的爸爸对他非常地控制、苛求和指责。Butch 也在抱怨，他的妈妈是一个好管闲事、指责和令人讨厌的女人。他的妈妈经常指责 Butch 的妻子，指责他们管教孩子的方式。他的妈妈也经常想要出现在他们的生活中。Butch 把他的妈妈比作是电视剧《人人都爱雷蒙德》中雷蒙德的母亲[35]。除此之外，对于 Butch 来说，情况变得很滑稽，他幻想自己逃离父母，但总是会对自己回避父母而感到罪疚。

Butch 很嫉妒他的姐姐，姐姐一直是父母的最爱。姐姐是"好女孩"，被父母允许可以睡在他们的床上。Butch，因为是一个男孩，一直被父母期望能够自己照顾自己。至少在他的记忆中，他是被这样对待的。

Tim 一直对 Butch 的父母是什么样的人感到很好奇，但他对接受 Butch 的建议有些犹豫不决。他猜疑 Butch 对想要与父亲竞争妈妈的感受而感到了罪疚，所以邀请父亲来控制他。

最近，Tim 和 Butch 一致同意 Butch 仍然在尝试与他的母亲"分离"，妈妈自从他青春期开始就一直与他"陷入了纠缠"。

我建议 Tim 不要同意 Butch 让他的父母进入到治疗中来。我建议 Tim 与 Butch 一起去理解这个要求的全部意义是什么。Tim 也感到很好奇。

---

[35] 1996——2005 年美国播出的电视剧，Doris Roberts 扮演了 Raymond 的母亲 Marie。

在我们接下来的督导过程中，Tim 告诉我他在连着的两次咨询中分别与 Butch 联合会见了 Butch 的父母。Tim 对 Butch 精确地描述其父母而感到很吃惊。Tim 对 Butch 父母的反应要比 Tim 预期的强烈得多。那个母亲非常地控制并非常强迫地担心着她的儿子。她把 Butch 当作了一个婴儿，说服他，并控制了整个咨询。整个过程中，她似乎是那么的傲慢无礼和居高临下。

在他们的联合会见中，Tim 指出了 Butch 母亲性格中一些这样的特质。她似乎知道是她的态度导致了 Butch 的问题，Butch 稍后告诉 Tim，Tim 的直率方式是 Butch 一直想学习和模仿的形式。

小技巧

在治疗中的来访者有可能会想让治疗师共享一下他们父母强加给他们的那些痛苦体验，但同时可能对此感到非常冲突。当治疗师向父母指出他们的性格缺点时，那么成年的儿童可能会同时感受到宽慰和罪疚——而且，因此他们有可能会对他们自己对待父母的情感加强了防御。

Butch 的父亲对待 Butch 更加苛刻和指责，远远超过了 Butch 之前的描述。他几乎对 Butch 一句好话都没舍得说出来，非常不高兴地谈到了 Butch 的"畏缩"，并抱怨由于 Butch 不去工作而损失了多少时间和钱。他的自恋和对 Butch 的问题的相当不关心给我们留下了辛酸的印象。

经过这些商讨，Tim 感觉到对 Butch 有了更加深刻的理解。他与 Butch 分享了一些他对其父母的反应，缓解了一些 Butch 的痛苦。然而，在之后的治疗中，Butch 开始打哈欠，几乎要睡着了。在探索打哈欠的意义时，Tim 发现 Butch 想逃离他的问题，并对 Tim 批评他的父母这件事情感到非常地罪疚。

再后来的治疗中，Butch 解释了他是如何想爱他的父母，以及对 Tim 批评他的父母这件事情感到多么地失望。幸亏他们是在一起会见的——就像 Tim 描述的联合会见那样，然后他就想逃离 Tim（治疗中打哈欠）。Butch 同意了这个分析，并且能够理解，由于他最小化父母的性格缺点导致了他允许他们对他反复不断地侵入，以及对他的婚姻的干涉。

不能准时离开咨询室的人

某些来访者的行为会给心理治疗师的工作安排造成麻烦和困难。他们往往会在一次咨询要结束前的几分钟开始谈出一个情感性主题；这时候咨询结束的时间就要到了，他们却开始哭泣，以及开始谈出重要的材料，他们明显地是要延长治疗时间。

面对似乎用这样的方式在控制治疗师时间的来访者，如果治疗师准时结束咨询，他们会让你产生罪疚感，这时候治疗师该做些什么？怎么做？

简 短 回 答

如果来访者在咨询接近结束的时候还在哭泣，我可能会向他们表明我们必须要停止这次咨询了，我们将会在下次咨询中接着讨论目前的这些问题。这会让他们在结束咨询之前（特别是每周一次的咨询）重新整理一下自己。

如果我准备准时结束治疗，我就会很婉转地提出咨询到结束的时间了。当我告诉来访者我们需要结束话题的时候，我一直是非常突然和坚定的。当来访者讲述痛苦事情的时候，如果我认为需要支持一下，我可能会让他们继续谈几分钟。我试图在时间方面不表现出那么强迫和僵化；共情性调谐（empathic attunement）要比强迫性规则好得多。

然而，不管你如何灵活处理，有一些人惯常地在咨询将要结束时便开始谈出重要材料。遇到这种情况，我就会在下一次咨询一开始就把关于"结束"的话题提出来。这让我有机会与来访者充分地讨论这个事情。

简单地说，如果来访者在咨询快要结束时感到伤心和痛苦，只要这种情况还没有表现出是一种行为模式，我通常会给予一些灵活性的处理。但是，当这种情况变成了有意义的行为模式时，极有可能是因为治疗师在之前的治疗结束时没能处理好这种事情，因为那时发生这种情况还不是相当频繁，以及也没有对治疗师的时间安排造成太大影响。处理这种事情比较好的方法就是在下次咨询时与来访者讨论上次结束时所发生的情况。

详 细 回 答

理解了来访者拖延治疗时间的意义才能够去继续或打断治疗。当来访者习惯于拖延时间的时候，他们正在无意识（或者有时候是有意识）地迫使治疗师与他们更多地待在一起。首先，我把这种行为看作是来访者在回避因离开治疗师而感受到痛苦的一种方式。

那么，为什么他们不想离开治疗师呢？通常情况下，答案在于来访者的自我意象（self-image）的紊乱，自我意象的紊乱源自于生命头三年（分离个体化）期间和青春期中后期身份形成过程期间出现过一些问题[36]。有时候，他们恐惧治疗师将会消失，那时他们就看不见治疗师了——客体恒定性的紊乱[37]。他们可能对治疗师有好的感受，而不想错过治疗师。

那些延长咨询时间的来访者逐渐会出现跨越边界的行为。就像在问题101(B)中描述的那样，对于这类来访者的诊断取决于现实检验能力（自我的功能）、共情和信任的能力（客体关系的完整性）、公平和正直的能力（超我的功能）。

神经症性水平的来访者可能是因为象征性而不喜欢准时离开咨询室。边缘性人格水平[38]的来访者可能是因为恐惧治疗师的离开而不能准时离开咨询室。精神病性水平的来访者不能准时结束咨询可能是因为防御失败（补偿失败）。

---

[36] Blos (1967).

[37] Mahler et al. (1975).

[38] Kernberg (1975).

神经症性象征举例

AI，男性，32岁，整形外科医师，每周见我两次。他在办公室有惊恐发作，晚上有情绪抑郁的感受，对自己的职业也感到很焦虑。他的家庭医生给他开了抗抑郁药，服药后他感觉更糟糕了。

AI来做咨询的时候常规迟到15分钟。每次迟到时他都会给出一个"现实的合理化原因"：有病人在他办公室，手术过程延时了，他妻子打电话给他，行政事务烦恼他。最后，在"容忍了一段时间"之后，当我准时结束咨询的时候，他感到很生气；当时我没有与他讨论他的愤怒，因为后面有另一个来访者在等待咨询开始。在下一次咨询的一开始，我就提到了他的迟到，以及他想让我为他延时的愿望。我们处在一个僵局中，在那里他打破了工作联盟（准时开始和结束咨询），但当我不为他延长咨询时间以补偿他时间计划出了问题时，他产生了一种被迫害的感受。

对他的反应进行管理（management）是困难的。我发现我自己有些力不从心了，有些挑剔了，或者不能理解他的冲突了。当他威胁要退出治疗的时候，我指出这是很有趣的事情，因为他想象他将能通过剥削我（的钱），惩罚他自己，以及仍然违背他与我协定的关于时间的协议。

一开始，AI坚持指责我贪钱（不给他额外加时间）。当我指出他迟到和要求我改变的模式时，他有点畏缩不前了。我决定转换使用的技术。我表达了对他关于时间的强烈反应感到很好奇，想弄明白，同时指出了这似乎有特殊的意义在里面。然后，他回忆起了一些事情，由于他父亲曾经是军人，AI从来也没有足够的时间与父亲在一起。每当父亲回家的时候，AI非常渴望能与父亲一起游戏，但他的父亲经常是烂醉如泥和整天睡觉。当父亲酒醒之后，父亲总是在木匠房干活，在孤独地做着家具。

AI眼泪汪汪地回忆起，当他的父亲在接到上级命令离开家的时候，父亲表现出对自己是多么的热情和温暖。父亲的日程安排强加给他的"规则"和"边界"总是让AI愤怒和发狂。

现在，我可以把AI的迟到与他的父亲延迟对待AI的情况（与攻击者认同）联接在一起。AI 在每次咨询将要结束的时候同步地用行动活现了他的愿望：我与他待在一起，不要让他离开；以此来抵消在他父亲离开时他必须离开的痛苦。

伴有精神病性移情的边缘性人格组织[39]举例

Barbara，女性，23 岁，历史系研究生，因婚姻问题来见我，她的婚姻问题还混合着把丈夫当成了她非常特别的母亲的现象。她似乎能意识到我做的这个联接，想进一步理解这些现象。在她 6 岁的时候，她的父亲去世了；她对父亲没有太多的记忆。我为她提供每周两次的心理咨询。

大约咨询进行了一个月之后，Barbara 的丈夫突然宣布他想离婚。她并没有感到太震惊。实际上她感到有点轻松，尽管她也感到很伤心。他们没有孩子，而且她认为早点离婚比晚离婚要好，至少可以早点重新开始新的婚姻：她想找到一个更加合适的男人。

我们继续尝试理解更多关于她与母亲的关系是如何影响她的态度的。治疗了四个月之后，Barbara 在一次治疗结束时要求我在下班后出去与她一起喝点什么。想到她的这个要求只是俄狄浦斯风格的幻想（色情性移情），我澄清说，如果她知道了治疗之外的我，这可能会缓解她接近我所感受到的挫折感，因为她是无法像接近我那样来接近她的丈夫和父亲的。

她拒绝接受我的解释，而且对要我下班后去跟她喝酒表现出非常有激情，并威胁我如果不去她就自杀给我看。具有讽刺意义的是，她是我那天最后一个来访者。她在她的咨询到了结束时间之后，仍然和我争辩了大约 15 分钟，不离开我的办公室。

因为她威胁要自杀，我问她是否感觉需要住院治疗。她说，"不，你不要让我住院！我要控告你非法监禁。我不需要住院治疗。"然后，我就面质她通过让我延迟时间来操纵我，她承认她是故意的。她争辩到，我坚持要她离开，感觉我给她做治疗"就像给一个蟑螂做治疗"一样，这就很

---

[39] Volkan (1988,2011).

像是她妈妈对待她的方式。我站了起来，打开了我办公室的门，并坚持要她像她与我争辩时说的那样离开这里。我说我什么都帮助不了她。她说下次咨询我可能看不到她了。

然而，下次咨询的时候，她来了，威胁要自杀恐吓了我大约一年多。当我建议她可以去找别人做咨询的时候，她拒绝了，如果我"抛弃"她，她就威胁要自杀。她周期性地变得悔悟，并可以与我讨论她的强制性态度。

然而，每隔几周，她就拒绝讨论，要离开治疗。我向她解释，她威胁要自杀是在打破"框架"[40]，而这是有意义的。她固执的操控性是首先要被关注和处理的问题，我与她因此争斗了一年多。我感觉我是她妈妈的受害者，她的妈妈一直很冷酷地苛求她和操纵性地对待她。Barbara 不给我呼吸的"空间"（投射性认同）：我解释说，她之所以这样做是因为她不想回忆起被母亲窒息和淹没的体验。

当我试图帮助她理解她自己的时候，我也坚定地维持着我们准时结束咨询的约定。每次治疗结束时，无论如何她都会设法让我在治疗室多待一段时间；她总是坐在那里与我争论关于准时离开咨询室的事情。

18个月之后，我认为我不能再继续为她提供治疗了。我向她推荐了另一位我的同行。她再一次威胁我要自杀。几个月之后，我听我同行说她已经开始与他做咨询了，而且她还活着。

从那次经验开始，我认识到很多来访者赞扬我是一个好治疗师，但他们也总会提出不可能实现的要求。他们不把我作为一个独立的个体而尊重，因此他们也不会亲近人。这类人表现出非常烦人的专横、强制和固执，威胁要摧毁治疗性边界，以及威胁要摧毁他们自己。

有这些问题的一些来访者实际上可能是（假性神经症性）精神分裂症患者；他们对许多人都会发生精神病性移情。另一些来访者似乎可能处在"边缘性"人格水平的范围内，可能还存在比较好的现实检验功能和整

---

[40] Langs (1973).

合能力，但他们的共情和信任能力是受损的（客体关系的问题），当然他们也有操纵性性格特质。

有时候我把有这类性格特质的来访者比作双子星。他们围着治疗师转来转去，永不离去，但不停地发出银河系要爆炸的威胁。我通过 Barbara 知道了我不能成功地治疗这类人。当我在临床上遇到这类病理性的来访者时，也不再尝试治疗他们。有一些类似 Barbara 的人似乎与我的一些同行能取得比较好的工作效果，我的这些同行每月看他们一次，每次看十五分钟，并给他们开抗焦虑或抗抑郁的药物。要理解和童新整合这类人的人格，至少对于我来说，似乎是不可能的事情。

问题 45

指控你不关注他（她）的人

来访者在治疗中抱怨和指责治疗师不关心和不关注他（她）是一个非常普遍的现象，因此对于治疗师来说，最好的办法是要熟悉处理这种现象的技术。

绝大多数治疗师非常关注来访者在治疗中所说的话，并仔细倾听那些能为他们的无意识冲突、防御和幻想提供任何线索的元素。

具有讽刺意义的是，治疗师的这种注意风格经常会被那些接受治疗的人误读或误解，他们可能会认为任何言语方面的分歧或缺口都表明治疗师的注意力是不集中的，是不关注他们的。另一方面，每当治疗师询问问题的时候，接受治疗的人也可能感觉像是他们"没有被听到"一样，因为他们正在回应治疗师的兴趣。

在我为治疗师们提供的督导工作中，我建议治疗师们尽量在治疗中少问问题，要多注意来访者的言语和阻抗。每当治疗师想问来访者问题的时候，这就提示治疗中的来访者正在使用防御机制。这时比较好的方法就是，思考和构想来访者使用了什么样的防御阻止了治疗师想要提问的材料被表达出来。

所以，当来访者指控你不关注他们的时候，治疗师应该如何处理才好呢？

简　短　回　答

当来访者担心我没有关注或关心他们的时候，我通常首先会指出这是他们的一个幻想，而我实际上正在密切地关注他们。如果接受治疗师治疗的人不是精神病性水平的人，这种解释可以打开一扇探索他们之所以担心不被关注的原因之门。通常情况下，绝大多数来访者期望我像他们的父母（或其中之一）在他们童年时期对待他们那样对待他们——诸如他们的父母一直忙于工作，忙于照顾其他的孩子，或对他们没有关注或响应。[41]

举 例

Sissy，女性，47岁，职业女性，婚姻出现问题，同时也遭受攻击性抑制、周期性肢体痉挛和精神紧张的痛苦。她的问题需要密集的精神分析，这是她所要求的。她使用（依赖）长沙发治疗，我坐在她的后面，一周四次咨询。

做了几周咨询，在她与我对她自己的冲突有过多次交流之后，Sissy突然问我，"你是在听我说话吗？请回答我！"我回应道，当然我正在倾听你说话，而且我想到她可能有一个我不在场的可怕幻想。她回应说，"我怎么知道你在听我说话呢？你有可能在看报纸！"。

当然，我不会在治疗中去阅读报纸，我说她的幻想来源于其他某个地方，但是我不知道是哪里。她突然回想起，"很可恶！我父亲过去经常这样干。我坐在餐桌边，想和他说话；他总是把那些该死的报纸挡在他的脸前。"她在父亲面前的挫折感也让她的情感变得很回避和退缩，而同时她很渴望从父亲那里得到情感回应。她对我不关注她的害怕最后导致了有许多起源的丰富幻想。

详 细 回 答

除了置换了父母之外，抱怨治疗师不关心他们的来访者在信任方面也会存有问题（局限性），其原因可能是创伤、忽视，或在童年早期和青春期有过其他不愉快的体验（客体关系功能缺陷）。

---

[41] Gaiman (2002)，他的少儿读物，电影"鬼妈妈"（*Coraline*），描述了反应迟钝或无反应的、忙碌的父母是造成孩子问题的一部分原因。

存有客体关系问题的人通常需要"关系的"技术，这时治疗师要作为一个"容器"（container）[42]（见问题13），容许来访者有一些人际互动（some personal interaction）。人际暴露（interpersonal disclosures）的目的之一是创造一个"安全的"治疗环境[43]。另外，平静的、非评价的方式对待来访者的情感风暴，似乎可以使他们在信任和情感管理的能力方面有所改善。

理论

当一个人在身份感和客体恒定性方面存在问题的时候，在治疗中使用躺椅会激发身份同一感的弥散性混乱（identity diffusion）和情绪性爆发。边缘性人格的成年人可能会丧失分析师的意象，认为分析师会在躺椅背后"消失"；巨大的不信任和强烈的情绪联合起来可以让来访者产生短暂的精神病性状态（transient psychotic states）。鉴于这个原因，躺椅治疗通常是边缘性人格的禁忌症，尽管我见过不符合这条规则的例外情况。[44]

针对6到11岁之间儿童的一些研究[45]已经发现，自体稳定性和情感管理能力在这个阶段还在继续发展。男孩子潜伏期的稳定阶段从6.5岁到11.5岁，而女孩子潜伏期的稳定范围在7.5岁到10.5岁。女孩子有着稍短的潜伏期阶段，这个阶段是自我力量发展的必需阶段，这似乎解释了普遍观察到的在青春期前女孩儿有着相对大的情感不稳定性。

在共情、信任和亲密方面存在着问题的人是很难被治疗的；公平地说对他们的预后应该小心谨慎。他们经常会退出治疗，或者长期待在治疗中而没有更多的变化。具有这些维度方面问题的人一般需要坐起来的心理治疗，而且不应该接受躺椅精神分析治疗。[46]

治疗师有没有在关注来访者的想法并不都是起因于客体关系问题。女性的性欲通常包括被注意到。当女来访者控诉你没有关注她们的时候，无疑有可能有着自恋和性欲的意义。Karme（1981）描述了对一位职业女

---

[42] Bion (1970).

[43] Sandier (1960).

[44] Blankman (2010).

[45] Knight (2005).

[46] Levy et al. (2006).

性的精神分析治疗过程，她来找 Karme 做治疗主要是因为 Karme 是女性治疗师。这个女来访者不想找一个男性分析师告诉她有阳具嫉羡（penis envy）。具有讽刺意义的是，这个女来访者最终表达了对 Karme 医师的嫉羡，并想象 Karme 医师有阳具！

更准确地说，罹患神经症性障碍女人的无能感或无价值感可能追溯到没有男性物件的童年幻想。[47]

另外，那些认为治疗师没有倾听和关注他们的来访者，可能把他们自己不想关注治疗师的愿望投射给了治疗师。这通常可以追溯到青春期的各种反叛感受。[48]

---

[47] Also, see Lewin (1948).

[48] Malawista et al. (2011).

不让治疗师插嘴的人

青春早期的少女通常是喋喋不休和说话没完没了的，有时候那些感到紧张不安的男孩也是这样（防御社交焦虑）。这些人被称为"话匣子"。这可能一直发展为成人的一种性格特质，并且可以表现在他们与治疗师的关系中。当治疗中出现这样的情况时，比起与那些试图隐瞒信息和表现沉默的来访者工作，治疗师通常会感到更加轻松。（问题48）

来访者话多有可能是对治疗的阻抗，这种情况一般需要在治疗工作开始后的头几个月之间被讨论。然而，话多通常并不是破坏治疗的阻抗，至少与漏掉治疗或不付治疗费等阻抗不一样，但是对来访者话多的探索和讨论是有用的，特别是当你感受到被来访者的话困住的时候。

简 短 回 答

如果治疗师在治疗中感到插不上嘴，而来访者看起来似乎要独自承担全部对他们自己的工作的时候，治疗中一定是正在发生着什么事情。喋喋不休和假性独立的防御机制经常集合在一起发挥作用。下面我列举了一段治疗中成功的交流性互动（正如你们从本书的其他问题中读到的那样，并不是所有的交流性互动总是能成功），诸如此类的对话交流有可能把来访者的注意力引导到对他们自己的关注上：

治疗师：最近一段时间，你一个人独自对自己做了这么多工作。而且，我注意到你极有可能在以后也要独自完成对你自己的治疗工作了，你好像很害怕听到我说话。

来访者：哦，我一直在努力尝试啊。你认为我是不是有点太努力了？

治疗师：是啊，某种程度上有点太努力了。

来访者：哦，大概是吧。我妈妈总是说我说话太多。但另一方面，当她不
　　　说话的时候，总是让我感觉到罪疚感，好像她太过度保护我了，
　　　你知道吗？过度保护让我不想去做任何事情。

详　细　回　答

通常情况下，喋喋不休除了防止来访者感受到焦虑或罪疚感之外，还
有很多意义。有时候，说话在某种意义上等同于攻击，等同于防护自己不
受伤害，而且有时等同于性别观念。

举例

Holly，30岁，女性，已婚，很有魅力，在一家大公司做律师，对自己
的婚姻状况感觉非常地狂乱。她现在还不是律所合伙人，因为她在二年
前生孩子之后就一直在家里休假。她的"兼职"工作是很固定的，大约每
周在办公室工作35小时。

她的丈夫也是一位律师，和她在同一家公司。他已经是商业诉讼这个
部分的合伙人了，而且每周工作时间是60～80小时。他们的孩子，一个
3岁，一个5岁，都成长的很好，但Holly非常担心是否能够有足够的时间
与孩子在一起，是否有足够的时间与丈夫在一起，感觉她的世界有点支离
破碎了——尽管他们的生活还是比较丰富的。

Holly是一个令人着迷的人，总能说出许多有趣的事情。她的自我观
察能力极好，而且她在头三四次咨询里面就告诉了我很多事情是她关于
如何理解她自己，以及理解她的丈夫和孩子的。她也说了很多关于她和
丈夫儿时被养育的事情。她报告了在她交互合作工作和与丈夫的交流中
的象征水平，这些都是基于她和她父母之间多年的问题关系上面的。

尽管这些都是治疗中非常好的表现，但是在三四次咨询之后，我发现
我几乎没说什么话。撇开我自己的性格倾向导致了这种特定的反应之外，
我开始思考Holly是如何把我困住的（box me in），或者至少她是如何让

我感受到自己被困住了。

由于我不是一个完型学派的心理治疗师，我不会向 Holly 暴露我对她的这种反移情。然而，遵循 Arlow 的建议，我尝试着用 Holly 提出的关于她自己问题的一些构想（some formulations）来整合我对她的反应。因此，我对她说，我认为她说给我的关于她自己、她的家庭和她被养育的全部信息都是非常重要和有用的。我也真诚地说道，我能看到她有极好的自我观察能力，以及有这种能力也是预后良好的征象。

她对我这些澄清的最初反应是轻声地发出了笑声，并说，"好。那我就有希望了！"然后，她戏弄地看着我说，"有但是吗？"我告诉她她说对了：确实存在着但是。我解释说，当她对着我说话时，我注意到她似乎充满了整个时间和空间，仿佛在说她对我有可能说的话感到紧张不安。当时她就大声笑了起来，并告诉我她一直大概能意识到这种焦虑，但并不能确定该如何应对它。她一直也能多少意识到她有多么地健谈，但是同样也不能确定如何处理这种现象。

我建议她向我多谈谈关于这些问题的想法。她很快就告诉我说，她知道她是个喋喋不休的人，而且有时候她的丈夫也抱怨她话多。然而，在大多数时间里面，他们交流互动得很好。尽管，不久前他们在一起的时候已经不再有那么多乐趣了，他们大约有一个多月没有性生活了。

她合理化说她最近的工作非常艰难。她也感到很疲劳，工作也很困难，还需要照顾几个孩子；她并没有特别感觉到自己很性感。当我没有给予回应，但一直关注着她的时候，Holly 才意识到她说的这些其实都是在找借口（合理化和正常化的防御）。

在下一次的治疗中，Holly 报告了一个梦：

"我身在办公室中，有点像现在你这个办公室。在房间里面有一个巨大的东西，可能像是一棵大树的树干，有点像从你我之间的地板上面升起来一样。我不能确定那是什么东西。有点像是皮肤的颜色，或什么的……"

我建议她，向我讲讲关于这个房子里面的物体，她有什么想法，于是她有点气喘呼呼的。她说，"我真不敢相信！"然后，我用一种询问的方式看着她。她继续说，"你知道那是什么吗？你可是分析师啊！"在那个时候，我记得思考过树干有点像一位稳定的母亲，或者也许代表了一种与她喋喋不休的说话有关的防御性"刀子嘴"（defensive "bark"）。我告诉她我不能确定她正在想的内容是什么意义，但是我可以告诉她，她脑子里面已经想到了一些事情。

她回答说，"那是阴茎。是一根大阴茎。它在你我之间。它就是把我们分开的东西。"我表达了对此感到有兴趣。于是，她认为这一直是她与自己父亲之间存在的问题。她父亲是个男人，她现在认为她的父亲想让她做个男子汉样的人，像他一样。父亲也是个律师，然而，她的妈妈一直是个家庭主妇。她很快就联想到，她的很多地方像她的父亲，不过她又说，在某种程度上，她"也明显地像她的母亲。"

在后期的一次咨询中，她做了一个梦，在梦里她正在以某种方式仅仅抓住一根长旗杆上面那一头，身体被风吹的飘来飘去。她正在拼命地仅仅抓住旗杆。此外，她的联想与象征着阳具的旗杆有关系，而且在她的思想中一直是那么向往阳刚之气，其目的是满足父亲的期望，可是在婚姻生活中这招不灵光。

Holly 认为的"阳刚之气"的各种成分于是都被她表达出来了。不幸的是，她已经发展出了一个观念，这个观念贯穿整个发展过程，那就是女性气质意味着被动和"没有头脑。"她开始理解这些问题了。她与丈夫之间的冷淡和不友善逐渐消失了，经过一年的治疗，她的各种功能都恢复良好。

带着婴儿来咨询的女人 [49]

有着1岁之内婴儿的母亲来访者，通常依赖临时代管孩子的人才能准时到达心理咨询室。临时代管者有可能不准时到达家里；这并不是来访者的错误；她们不能准时参加咨询的原因是那些临时保姆的时间变化、不负责任，或患病了。

在这样的情况下，母亲来访者有可能不顾一切地带着自己的婴儿来到了咨询室，希望孩子能在自己咨询时在儿童汽车座椅中睡着了。通常情况下，咨询过程是受限制的，因为婴儿会在妈妈说话的时候醒来。这时母亲肯定会去关照婴儿。

简 单 回 答

当一个母亲带着一个小婴儿来到咨询室的时候，治疗师一定要关注她的生活现实情况。有孩子的女性治疗师很快就能理解，同样那些已经是父亲的男性治疗师也很快就能理解。

在许多案例中，不管如何都可以理解。母亲被保姆欺骗了，但又不能改变治疗约定，也不想放治疗师的鸽子，所以，她就带着孩子来了。认可做母亲是辛苦的这一现实，将会对治疗联盟的进一步建立有很大的帮助，特别是对于那些像我一样的男性治疗师。

在接下来的咨询中，如果来访者对于自己把孩子带入咨询室表现出了羞愧和歉意，治疗师就能更多地理解她带着孩子来做咨询这一现象。许多"现代"女性，一旦她们成为了妈妈，她们就会期望她们自己能够更多

---

[49] 我还没有碰到或听说过一个父亲带着婴儿来做咨询的事情。将来，我期盼着会出现这个现象。

可能地掌控她们的人生。由于她们对自己有着过高的期望，所以她们可能会陷入到尴尬的情景之中。她们对自己的孩子也有很高的期望；理解能力很强的治疗师，可能会通过与来访者讨论照护婴儿的现实紧张情况来缓解她们的羞耻感。

母亲对她们自己或婴儿的完美主义自我理想（极高的期望）发生变化这一效果，有可能通过来访者母亲认同治疗师的态度而达成。如果一位女性感受到了内疚感，（而事实因为她雇用的临时保姆没有上班）过分的自我谴责可能起源于这样的早期感受：她因对兄弟姐妹的敌意感受、对父母的叛逆，以及自恋性的不感恩（narcissistic ungratefulness），而感受到了罪疚感。

当治疗师看到女性来访者的罪疚感时，首先要与她们讨论这种歉意表达（防御）。她们表示道歉，希望能让治疗师感觉好一点，但为什么必须要道歉呢？一定是她们由于把孩子带来而感受到她们曾经做过什么违反规矩的事情。

我治疗过两个这样的女来访者，她们的道歉与曾经堕胎的罪疚感有关，尽管堕胎在当时是合乎情理的事情——那时候她们是单身的青少年。反过来说，那种针对青少年怀孕的意义而激发出来的罪疚反应，通常表明了青少年女孩儿在青春期对她们母亲的强烈愤怒（通过性活动而见诸行动）[50]，以及希望母亲更多地关心自己的愿望。

详 细 回 答

当一位女性来访者带着自己的婴儿来到治疗师的办公室时，在解释象征性意义之前，治疗师一定要先考虑来访者的现实情况出了什么问题。然而，来访者这种行为的象征性意义在以下的咨询个案中有可能被发现。带着婴儿来的女来访者可能是在"治疗内见诸行动"（acting in），而婴儿

---

[50] Blankman (2011).

可能会引发治疗师的各种反移情反应（差不多都是无意识的）。

举例

Aileen Kim[51]还是一位精神科住院医师的时候，在督导中她向我报告了一个案例，这是一个在21世纪中比较典型的案例。她治疗的一个来访者名字叫 Hillary，27岁，已婚女性，生儿子之前她一直从事管理工作。Hillary 在孩子1岁的时候，由于"产后抑郁"来找 Aileen 做心理咨询。

Hillary 是一位很聪明，并极其自负的女人，她为自己的能力感到自豪。针对 Hillary 抑郁症的最初工作集中在她对需要丈夫帮助的现实而产生的罪疚感和羞耻感方面。Hillary 的父亲已经灌输给她"依赖他人"是不好的观念。Hillary 最近已近重新开始与自己的母亲接触和联系了，由于母亲的控制性人格，她疏远母亲已经好几年了。现在，Hillary 开始向她的母亲寻求帮助，但经常会与她发生争吵。

经过几个月每周一次的咨询之后，Hillary 带着躺在汽车座椅中四个月大的婴儿出现在 Aileen 的办公室。她向 Aileen 表示了歉意，借口说孩子的保姆出了问题，并低声说她希望宝宝能在咨询室睡一会儿。

不出所料，几分钟之内，小婴儿开始哭叫。小男孩儿也吐了 Aileen 一桌子。Hillary 感到非常尴尬，并费力地试图安抚婴儿，但没有把婴儿从汽车座椅中抱出来。Aileen 建议她们可以把婴儿从汽车座椅中抱出来，并清理一下弄脏的地方。她们一起把孩子的搭扣解开，而 Aileen 指导 Hillary 抱起婴儿，抱持住他，喂他吃奶，同时她们清理了脏东西。

Aileen 注意到，Hillary 把儿子放在自己的膝盖上喂他吃奶，面对着 Aileen。宝宝一直在哭泣。Aileen 建议 Hillary 清洁一下宝宝的脸，在她手臂里面摇一摇宝宝，拥抱一下宝宝，以及在喂他奶瓶的时候要看着宝宝。Hillary 似乎显得很尴尬，但也照着做了。她们两个人忙了大约15分钟，宝宝终于不哭了。又过了5～10分钟，宝宝终于又睡着了。不一

---

[51] Kim医生授权给我使用她的真实名字。她治疗的病人的可以识别的信息全部做了伪装处理。

会儿，咨询就到了结束的时间。Hillary 表达了歉意，并感谢了 Aileen。

在督导中我们讨论了这个案例，Aileen 表达了一些她自己感受到的羞耻感，她帮助 Hillary 去照顾宝宝的这个事情让她担心她在治疗中做了一些非治疗性的工作。首先，我发现我自己安慰了 Aileen，对于哭叫和呕吐的婴儿没有其他的办法，优先去处理婴儿几乎是最普遍的做法。Aileen 对孩子的反应是母亲应该有的。我对 Aileen 说，她自己完整的能力帮助她建议 Hillary 如何去抚慰那个需要依恋母亲、并处于"共生性"依恋阶段的婴儿。

这也给了我一个机会，能与 Aileen 一起复习 Mahler 等人（1975）关于共生阶段（the symbiotic-like phase）的概念化——在这个阶段中，婴儿强烈地依恋着母亲——这个阶段大概开始于4个月，在5个月左右达到顶峰。其他的一些研究也聚焦于婴儿大约4个月左右的母亲－婴儿依恋状态。[52]

此外，我邀请 Aileen 思考一下，在她与 Hillary 的互动中发生了什么事情。她认识到了她已经担当起 Hillary 妈妈的责任了。我表示了同意，并补充了他们互动中的一些有趣的面向，这包括 Hillary 对于孩子哭闹的羞耻感和罪疚感，Hillary 对拥抱孩子的抵抗，以及 Hillary 向 Aileen 的认同。

然后，Aileen 报告了其他的材料证实了我的假设。Hillary 是在一个父亲坚信依赖别人就是弱者表现的家庭中长大的。父亲逐渐灌输给 Hillary 的观念就是，她应该永远不能依靠任何人做任何事情，而且她应该独自照顾好自己。有趣的是，这种教育导致 Hillary 在她18－22岁之间有过一段男女关系混乱的时期。

随着 Aileen 与我讨论的深入，我们两个人都理解了，在由于羞耻感而拒绝依赖愿望的方面，Hillary 也在使用性化的防御机制想同时达到以下两个目的：

◆ 缓解她对依赖愿望的羞耻感（一种防御性操作）；

◆ 满足依赖愿望（躯体性接触）。

---

[52] Beebe and Lachmann (1988).

Hillary 没有能够意识到自己对来自父母或其他人的爱、食物和关照的欠缺所带来的羞耻感。相反，她无意识地把自己的婴儿看成了她自己，而转向 Aileen 来寻求帮助，这象征了被"妈妈照顾"的愿望，并在治疗中见诸行动了。

我认为，Hillary 复杂的内心冲突很搭配她对 Aileen 表达的把孩子带来的歉意。对我来说这似乎是，Hillary 对她带孩子需要帮助感受羞耻，同时也对她有想接近孩子并允许孩子依赖她的愿望感到羞愧。

我与 Aileen 讨论了一些其他的可能性，诸如 Hillary 可能存在更加严重的客体关系问题，导致她对孩子的亲密感的共情能力失败。Aileen 更加认为 Hillary 是在防御性认同她的理想化父亲。我们认为在以后咨询中的策略应该是 Alieen 与 Hillary 去讨论一些防御性操作，并去阐明在治疗中"见诸行动"所代表的一些移情和反移情。

过了几周以后，我在督导 Aileen 的时候，她报告说很成功地与 Hillary 一起阐明了各种冲突。Hillary 很容易就理解了，在自己 23 岁时嫁给丈夫之前，她的性活动很大程度上其实是一种防御性操作。

Hillary 之前没有想到过她想要其他人关注她和理解她。反倒是，她一直把自己看做一个"游戏者"，很熟悉与男人在性交往互动上的方式。然而，这种类型的理解并不能在她的孩子出生后继续帮助她了。Hillary 是匮乏的，她对她的"游戏伴侣"丈夫很失望，他似乎不能感受她感受到的各种冲突。他对婴儿的依赖和妻子对他的需要都感到很讨厌，以及他通过与其他女人有染而返回到"游戏"阶段。好几个月的咨询之后，在 Hillary 的坚持下，他们两个人分手了。

然而，一段时间内，Hillary 在相当程度上使用了否认机制防御掉了她丈夫的不忠实。换一个说法，她似乎并不介意：她并不能感到对自己丈夫的"独立性"的不满。Aileen 对此也进行了阐述，Hillary 终于开始理解她自己所具有的假性独立、最小化，以及判断抑制各种心理操作的病理性特质。

在那次带孩子来的咨询中，Hillary 无意识地祈求 Aileen 成为 Hillary

的母亲和父亲。她想要一个能够体贴孩子的丈夫。她也想要一个母亲，以便能够支持并满足她作为一个母亲的需要。

Aileen 是一个具有共情性的医生，她的反应是无意识地为 Hillary 提供一些帮助。结果证明，那样的帮助是基于她对 Hillary 的反移情而做出的，似乎 Hillary 就是 Aileen 的女儿了，而那个小婴儿就变成了 Aileen 的外孙女了。Aileen 告诉 Hillary 如何做一个妈妈，鼓励和促进了客体的关联，以及 Hillary 所做出的反应就是表示歉意。

Hillary 看到了她对寻求帮助需要的抑制。Aileen 正确地理解了 Hillary 的防御。随着她们讨论 Hillary 对自己依赖的回避和她对婴儿的任何依赖的批评，Hillary 容许了成长中婴儿的依赖，容许了共生性依恋现象，并开始能够享受抱持婴儿和对孩子唱歌了。孩子终于开始与她一起笑了。

Hillary 的孩子的哭泣也很容易就被来自母亲的拥抱和抚慰缓解了。Hillary 也感受到了更大的满足感，并认识到了她父亲的独立性"理想化"是错位的和过分的。在治疗结束之前，Hillary 能够制定出一套照护孩子的计划，并且能够去单位兼职，一直到孩子更大一些并能够独自处理一些事情为止。然后，Hillary 开始计划重返律师所进行全职工作，在她白天上班的时候，她把孩子寄托在可信任的邻居家。

Hillary 结束了治疗，那时 Aileen 也要前往华盛顿了[53]。在那时，Hillary 还没有约会男朋友。然而，她的情绪抑郁缓解了，她不再担心将来的丈夫会欺骗她和不关心他们的孩子了，她完全改变了她的生活。

---

[53] Aileen Kim 医生现在在华盛顿工作。

问题 48

沉默的来访者

不论来访者主诉是什么，是焦虑、抑郁、强迫、恐惧症、人格问题，还是各种人际关系冲突，如果来访者有讲话的困难，那么解释性治疗将会是非常复杂和困难的。在大多数情境中，超过几分钟左右的沉默可能对治疗过程是不利的。因为成年人中大部分沉默是一种意志行为，沉默的人可能在"抵抗"什么，也就是说，他们可能在破坏工作联盟。

理论

　　来访者与治疗师之间构建起工作联盟，治疗师通过与来访者达成以下协议构成了一个协约：

- ◆ 按照日程安排准时出席咨询；
- ◆ 按照治疗师要求的方式支付咨询（治疗）费用；
- ◆ 来访者需要支付他们爽约那次的咨询费，是治疗师的策略；
- ◆ 同意他们是有问题的人，并且要说出来与治疗师讨论。
- ◆ 反过来，治疗师同意：
- ◆ 仔细倾听来访者；
- ◆ 提供一些关于来访者问题的想法，以便帮助来访者更好地理解他们自己。

　　一般来说，诸如沉默寡言的阻抗需要治疗师向来访者指出来，并且导致这种有意识地拒绝合作的各种冲突和情感应该在治疗中被理解。

简 短 回 答

治疗师需要面质作为阻抗（"防卫"）的沉默，除非治疗中呈现出了严重的客体关系问题，和（或）来访者表现出严重的抑郁情绪（客体关系损害和自我功能被融化了）。[54]

举例1

Jyoti，女性，38岁，家庭主妇，两个孩子的妈妈，她感觉很焦虑和抑郁。在她第十五次咨询的时候，她盯着地板，并且什么也不说。我说我注意到了她的防卫（guardedness）（面质），但我不知道是什么引发了她的防卫（澄清）。她首先反应说，"我脑子里面什么也没有，"之后又变得沉默了。然后，她对我咨询室地毯的图案评论了一会儿。我又一次温和地面质了她的沉默，我说我看得出来她正在想一些事情，由于某种原因，她有一些问题要与我分享。

她笑了起来，这让我感到吃惊，这时她厉声说道，"问我问题吧！"我决定从"在隐喻范围内"（within the metaphor）去做些工作，于是问道，"好的，你刚才脑子里面在想什么啊？"她又一次笑了起来，并说，"太聪明了。你也向你的学生们问这类问题吗？"我回应说她兜圈子的笑话也很聪明，但是这回避掉了她所面临的麻烦事。她最后说她的丈夫又在抽烟袋锅大麻了。她在丈夫的壁橱里面发现了一根管子，而且还有大麻味道。她不知道该怎么对待这件事情。

除了使用沉默和压制作为防御性操作之外，Jyoti一直在使用幽默。这些防御机制保护她远离那些令人烦恼的材料。她与我花费了一些时间探索出了许多冲突，这些冲突都存在于她的婚姻中，并且是关于她丈夫周

---

[54] 当来访者在自我功能和客体关系方面存在退行时，例如那些严重的抑郁症，我使用"强制性客体关系"的技术，即主动与抑郁的来访者进行谈话，并坚持要求他们回应我。（也可以参看 Lorand, 1937）

期性物质滥用的。

　　然而，在有些情景中，沉默的人存在着亲密、信任和共情（客体关系损害）方面的各种问题。在那些案例中，治疗师通常试图把来访者带到讨论状态中，而且通过自我暴露的技术（self-disclose）来帮助来访者逐渐发展出信任关系。让沉默的人进行谈话可能是治疗的目标。

举例2

　　Audrey，女性，25 岁，已婚，她的母亲建议她来找我做心理咨询，她的母亲是一个话很多的社会名流，通过共同的朋友认识了我。她母亲在电话中讲述 Audrey 太害羞，甚至都不敢亲自给我打电话。这个母亲说会付给我咨询费，并想会见我。

　　我同意看看 Audrey。当我在等候室见到 Audrey 时，她的妈妈和她在一起，这和原计划一样。我向 Audrey 提及她的妈妈想与我谈话，她同意了，然后他们一起进入了咨询室。母亲向我解释了她的担忧。之后，我便与 Audrey 单独谈话。

　　Audrey 大学毕业，一年之后结婚了，但她总是很"安静"。她的妈妈是一个半公开的酒鬼，她的父亲也是，而且她的父亲有过好几段婚外情，她的妈妈都知道这些事情。她不知道她的妈妈是否也是不忠诚的，但她怀疑妈妈也有婚外情。

　　Audrey 有几个大学的女性朋友，她定时给她们打电话保持联系。她与丈夫非常亲近，她丈夫有一份成功的工作。她是家庭主妇，但他们没有孩子，而且也没有计划近期要孩子。

　　只要我问 Audrey 问题，她会回应我。如果我使用自我暴露技术，她几乎就没有什么反应了。当我尝试着面质和 / 或探索她的安静和无语时，她也承认这种状态，但一点也不去思考。让她获得心智化是非常困难的[55]。

---

[55] Fonagy, Gyorgy, Jurist, and Target (2005).

我没有发现她的抽象、整合、现实检验，或自我保护等功能方面有任何缺陷。她也没有冲动控制的问题，也没有被情感淹没掉。暂时，我认为她的绝大部分问题似乎属于冲突性问题：我对这个案例的构想是，Audrey在去认同她的母亲，母亲是一个话太多的女人，而且令人讨厌。进而，我认为 Audrey 安静的原因是因为她不想面对愤怒、罪疚感，或与母亲的分离性焦虑，这是她曾经经常经历的事情。换句话说，她似乎患有轻度的基于分离个体化困难的分裂样人格障碍，加上沉默不语作为性格防御来控制罪疚感和焦虑。

我每周为 Audrey 治疗一次，一直持续了两年。如果我尝试让她注意她的防御活动，诸如控制（她的想法、情绪、环境等）、压制或观察自我的抑制，她通常就会保持沉默。当我尝试去理解她（特别是关于她使用安静和沉默作为对付她那具有侵入性和控制性母亲的防护性反应）时，她通常也会说，"大概是吧。"或"我不知道啊。"

在治疗中，当我不尝试去理解她的问题时，她似乎"表现得稍好些。"如果我询问问题和对她告诉我的任何信息以现实取向的方式做出反应时，她就会与我互动交流。

两年的治疗之后，她的母亲打电话给我说，Audrey 感觉好多了，而且能够进行谈话了！她的母亲告诉我，Audrey 不想继续做治疗了。我告诉这个妈妈，我很高兴听到 Audrey 有这样的改善和变化。

过了五年，Audrey 的妈妈在 Audrey 的鼓励下，要求我为她介绍一位婚姻治疗师。于是我发现 Audrey 一直还不错，而且她和她的丈夫有了一个儿子，已经 2 岁了，并且也很健康。

毫无疑问，这个案例是既不能达到领悟甚至领悟根本不是治疗目标的那一类心理紊乱类型的代表。尽管 Audrey 的主要自我功能没有严重缺陷，但她的客体关系功能缺陷很严重，以至于仅仅一点点"新的关系"，就足以造成她对母亲的严重分离感受，而她的母亲一直少有悲伤且话多。她不能与我分享这样的观察[56]，而且似乎也不能有太多对我的共情。似乎我能做的最好方式就是表达我对她作为人类的兴趣，询问她一些问题，并为她愿意吐露出的事情提供我的意见。

　　毫无疑问会有一些类型的移情发生，还有基于这种移情的阻抗出现。然而，在治疗中，我随时都尝试澄清这些现象，但结果都是徒劳。在对整个治疗的回顾中，我有时候想搞明白，是否我应该使用不同的处理方式，但最终得出的结论是：至少在我的能力范围内，Audrey 的沉默似乎主要是对支持性干预方法产生了些许效应。

---

[56] 这种情况类似于由 Wilson、Hogan 和 Mintz (1992) 所描述的那种态度。他们解释了那种厌食症来访者是如何保留对治疗师的积极反馈的，因为他们对治疗师的积极感受让治疗师变得更加"控制"（产生了太多的自体－客体融合性焦虑）。

在咨询室中站着并来回走动的人

这么多年来，我认为那些在咨询室中站着说话，并来回走动的来访者只会发生在一些电影中。

然而，由于我的执业时间很长，在评估和治疗期间，我确实看到过有一些人偶尔会站起来，并沿着屋子走来走去，同时一边说着话。当来访者这样做的时候，我注意到他们往往是被情感淹没了，通常的情绪是愤怒。

直到去年，我教了一门课是关于 Freud 的经典案例，我偶然提到了 Mark Kanzer 关于 Freud 的"鼠人"治疗案例报告的论文[57]。Kanzer 机敏地指出，鼠人在治疗的早期跳下了沙发，并开始来回走动。在回顾复习这个案例中，Kanzer 理解了这个现象，鼠人把 Freud 移情为父亲了，而 Freud 没有抓住这一点。

换句话说，来访者跳起来，并来回走动这一现象是有意义的——在鼠人的案例中，这个现象是有移情意义的。Kanzer 认为，鼠人重新体验到了被他父亲打的恐惧，并对 Freud 发生了移情。鼠人通过逃出治疗情境并（我补充的）"站立起来"对着父亲这个办法象征性地缓解了自己的恐惧感。

再换句话说，在咨询室中来回走动的来访者，有可能是自我功能有缺陷的表现，和 / 或有着可以被理解的象征性意义。

此外，还有一些来访者，他们站起来并来回走动的目的是为了操控治疗师相信他们有精神疾病。这些人通常都有着经济目的：他们可能卷入了一场官司、有关金钱的争执，或者伤残的评定等。

---

[57] Kanzer (1952).

简 短 回 答

当来访者突然站起来，同时还在说话，并开始来回走动的时候，明智的做法就是与他们讨论这个有点特别的行为。你可以等待几分钟，听听他们走动的时候在说什么，但是你必定想要与他们讨论这个事实一定包含着的某些意义。一般来说，来访者都会承认自己"满腔愤怒"或"十分地恐惧"，想暂时停止谈论这些话题了。如果他们这样做了，最好的办法是你表达对此的理解，等待一两分钟，然后，邀请他们重新坐下来。

那些在咨询室中来回走动的来访者通常都会让治疗师感到焦虑。一些治疗师实际上会对这些人说，他们感受到了来访者投射过来的焦虑（投射性认同）。但是，根据我的经验来看，绝大多数情况下，来回走动这一现象源自于来访者的精神运动控制功能被强烈的情绪淹没了。

详 细 回 答

如果治疗师能够考虑到这种行为的象征性意义，治疗师就可以提出来。面质身体行为或身体活动总是很复杂和微妙的事情，并要求在很大程度上翻译为来访者和治疗师自己都能理解的象征性思维版本。

精确地找到某种行为象征着什么是一件很困难的事情。在关于鼠人的论文中，Kanzer，他作为一个当代的督导师，很容易就能认出移情的成分。无疑，当治疗师与一个非常心烦的来访者坐在咨询室里的时候，工作的困难就要多得多。

此外，如同我前面提到的那样，当来访者感到非常烦躁的时候，试图去解释象征性意义可能是一个错误的做法，因为这种解释会导致来访者感受到治疗师没有理解他们正在体验的情感的淹没性特质。也许是这样的，如果来访者对治疗师尝试解释他们一些行为的意义表现出负性反应，比如他们在咨询室来回踱步的行为，治疗师可能会认为他们的这些行为需要进一步进行解释。然而，根据我的经验，事情并非如此。如果来访者开始认为治疗师是不能共情的、不讲理的和不现实的，我认为尝试理解意义就会变得非常困难。理解移情性反应的一个原则就是，治疗师正在治疗的来访者需要认识到他们对你的反应是对其他人反应的置换，实际上并不是真正针对治疗师的反应。

举例

　　Connie，女，37岁，家庭主妇，有两个青春期的女儿，开始接受心理治疗的原因是对马匹恐惧、对飞机恐惧，还有点恐惧驾驶汽车。有一些奇怪的是，在她的丈夫骑马跌落并摔骨折了腿之后，她突然就出现了这些恐惧症。

　　飞机恐惧症妨碍了她跟随丈夫一起进行商业旅行，这应该是她以前非常喜欢的事情。她的马匹恐惧症妨碍了她与丈夫和孩子们一起进行他们喜爱的骑马活动。

　　在她接受分析性治疗期间，她把丈夫骑马受伤与她父亲在她12岁时的死亡联接在一起。那时她和自己的父亲一起坐在一辆二轮马车上（马车的一种），在穿越乡下时，马车的轮子碰上了一块石头，车辆倾翻，把他们摔到地上。她的父亲头部撞到了一块石头，发生了脑出血，在一两天之后便去世了。Connie从车上摔了下来。她失去了知觉，而且摔伤了，并出现了尿失禁现象。在和她父亲一起住院期间，她又记忆起了自己当时尿在了自己身上，并感觉到很尴尬。在发生意外事故的时候，她迷迷糊糊地记得什么地方出血了，或许可能是来例假了。

　　大约进行了六个月的治疗，她向我报告说，当她到达我的办公室和坐在等候室时，就会感觉到一种要撒尿的急切感。她经常会简单地使用卫生间，然后返回来继续坐在等候室。我询问她有关这个情况的想法。她马上就把这个行为与她12岁时遭受的车祸相比照，并认为也许她对小便很担心。这似乎是在有准备地来见我，她担心可能会出现意外事件；她不想再有尿在自己身上的尴尬经历了。

　　她的运动性行为（去卫生间）仅仅是发生在治疗开始之前她等候我的时候。进一步的思考包括能让我们去理解与她丈夫有关的各种冲突的材料，这些材料一直在置换她对自己父亲的各种恐惧感。当她的丈夫发生了骑马摔伤事故的时候，这个事件引发了整个一系列的反应，这些反应在无意识中与她父亲的死亡事故有所联系，当然事故中也涉及了马。

　　在她的案例中，站起来并来回走动的行为发生在治疗开始之前。这种行为原来是许多内心冲突的象征（"很大程度上是多因素决定的"）。

問題 50

不断看表的人

那些不断检查他们手表的人通常患有强迫症。他们害怕失去控制,这是贯穿于他们生命中的各种内心冲突的象征。由于他们害怕失控,他们就以他们能控制的方式行动,特别是控制时间、清洁,以及苛求完美。他们把这些行为上升到了美学情趣,并已经成为了他们的先占性执念。

治疗中的许多来访者通常在治疗快要结束之前查看他们的手表。这种常见的防御被称为"转被动为主动"(turning passive to active)。他们不喜欢被告知要离开;他们很喜欢计算治疗时间,他们独自算计,然后在他们要离开时通知你。这就复原了他们的控制感,有时候可以缓解罪疚感。

简 短 回 答

当来访者在治疗中或在治疗快要结束时查看他们的手表时,通常好的办法是关注这些行为,把这一行为描述出来,并邀请他们谈谈有关这一行为的一些想法。来访者可能在治疗期间已经有过思考,诸如他们不想花钱,和(或)他们感觉到有人虐待他们或欺骗他们,并对此感到愤怒。他们憎恨被控制。

你想把这些想法"联接"[58]到他们刚好告诉你的他们思考的特定方面。换句话说,他们可能害怕被你(延长时间)欺骗,以及他们可能想确保他们获得了付出金钱的价值。他们可能会在治疗结束时控制住时间,因为他们不喜欢被拒绝,和 / 或他们不喜欢任何事情的结尾。

来访者看表可能表明他们与你一起工作有点勉强,这可能是无意识

---

[58] Volkan(2011).

的。特别是那些有强迫观念的人，他们倾向于表现出过度地友好（反向形成），他们对你的不信任和／或敌意有可能让他们去控制时间之类的事情。如果你迟到了几分钟，或者按时结束治疗，无论他们是准时的还是不准时的，他们都会抱怨。

我自始至终的策略就是努力保持准时；但是万一我不能准时，我将会增加因为我迟到所耽误掉的时间。这样，如果我迟到了几分钟，我不会让来访者处于不利位置，时间会证明这一点。然而，如果我治疗的来访者迟到了，我通常不会为他们延长咨询时间，否则我就会在下一个治疗中迟到。如果来访者迟到了，这是他们的问题；我们可能会在某一时间探索和寻找他们迟到行为的意义，但心理治疗"框架"[59]需要保持完整。

详 细 回 答

有很多种内心冲突都可以引发来访者查看手表的行为。来访者可能一直对自己被爱和被照顾的愿望（口欲期的愿望相对于羞耻感）产生担心。一方面，他们努力尝试独立，但在另一方面，他们又渴望母亲的爱。

举例 1

Shelley，女性，53岁，每次在治疗结束时都要看表。她指责我早结束了"1分钟"。实际上，这是一种歪曲：我其实晚结束了1分钟，至少按照我的表是这样的。（与强迫观念的人斗争了几十年之后，我最后去买了一个原子钟，以便我总是能够知道准确的时间。这就使我不再纠结任何怀疑是否我迟到了，或没有迟到，是否我提前结束了某人的治疗。）

由于我知道我在这次治疗中实际上是多给了她额外的一分钟，我认为这是有意义的，所以我建议我们下次治疗中再讨论这个问题。她仍然有点怀疑。这个主题又发生了。这在很大程度上与她的感觉有关系，她

---

[59] Langs (1973).

总是感觉她的妈妈从来也没有在她身上花过足够的时间，这种感觉被她置换在我身上了。

然而，她也感觉到她的父亲从小就轻视她，因此以某种方式"忽视"她。我们认识到，她朝向我的愤怒实际上是针对她那盛气凌人的父亲。另外，她认为我在报复她（通过减少她的治疗时间），因为降低了她的治疗费——她想象这让我感觉到被她剥削了。

举例2

Richard，男性，58岁，血管外科医师，有婚姻问题。他抱怨说每次他来这里做咨询，他都会损失"几千美元"。他需要支付给我咨询费，同时因为不能上班和做手术损失了收入。

我指出，他的这些抱怨承载着象征性意义，至少就他的心理治疗值不值那么多钱来说，他是在挑战我。他承认了他经常认为尝试理解他自己那就是在"浪费时间"，尽管他很担心他对自己45岁的妻子，Ginger，失去了性兴趣这件事情。

Ginger似乎很能忍受她的丈夫。然而，她却抑郁了；精神科医师开始给她服用抗抑郁剂（SSRI）。尽管在她服用SSRI时她还不是那么情绪糟糕，但药物反而干扰了她对丈夫的性兴趣。这对于Richard来说是一个唾手可得的合理化借口，因为他对Ginger几乎没有了性的感觉。Richard喜欢一边手淫，一边看着网络上显露女人大乳房的色情照片。

我向Richard展示了他想被照顾的愿望是如何与他的羞耻感相冲突的，从而是如何被性化的。也就是说，他在手淫同时看着大乳房女人照片的时候，他认为自己是个男子汉和阳刚的男人，这实际上表明了他希望吸吮乳头的无意识中的幼稚愿望。之后，他开始在每次治疗的开始和结束时都要看他的手表。当我告诉他我注意到了他的这个行为时，Richard的反应是，"时间就是金钱！"

他想确定，我是不是准时开始和结束的治疗，以便他可以赶回去工作。有时候，他通过告诉我说，"其实也有人依赖我，"来合理化他的看表行为。我有几次成功地向他解释了他正在把他自己的需要投射给他的患者，于是他就向我抱怨说我妨碍了他去照顾他的患者，这其实反映了他一直对他治疗的患者的真实感受。他感觉他的父母曾经忽视了他，父母喜欢的是他的妹妹，我们可以看到他把与妹妹的竞争置换到了我们的关系中。

他也使用了反向形成的防御机制，他对他的患者过分地友好，而且把患者排在了他自己和他妻子之前。他以自己是一个工作狂作为合理化借口来解释他不能有足够的时间来见我。

Richard 强调时间的另一个意义与竞争有关。我对他指出，他"很高的"收入让他感觉自己更加有男人的气概。在某种程度上，这是在补偿自己可怕的自卑感，特别是在性方面的自卑感。当我把这些象征性意义提出来，并把这些意义与他设法证明自己有男子气概的检查手表行为联接起来的时候，Richard 认为这种理解很重要，但却对我说，"我对待性从来就不是不在乎的。"

他详细叙述了他曾经在高中和大学时是如何爱上两个女孩儿的，但两个女孩儿都不愿与他睡。当他最终在23岁时有了第一次性交的经历时，那个与他发生关系的女人过后向他抱怨他性交早泄。他对此感到非常不愉快。

他还有周期性早泄现象，但他把这个现象归因为自己缺乏性欲望。我告诉他，我认为他在为自己的性欲抑制找借口。在面质了他的防御活动之后，Richard 反应道，"噢，我不知道这是否是抑制。我不想把女人操死或如何怎么地。"

这就给了我一个机会来提醒 Richard，他把自己的母亲描述成为一个冷漠的、经常打他的女人。我建议说，'把女人操死'的想法让他把一些他对自己母亲的愤怒与一些对母亲渴望的感受结合在了一起，以及把这些愤怒和感受与其在青春期更加普遍的性感受联合在了一起。

这听起来有点像他对把自己的阴茎视为能杀人的武器所伴随着的敌意感觉到了罪疚。Richard 的阳具杀人幻想稍后变成了他随时指责他的妻子，这又引发了他的罪疚感。于是，他便开始回避妻子的性需求，并表现出早泄。

Richard 查看手表的行为，为我们理解他的性功能抑制，强迫行为和吹毛求疵现象提供了线索。

各种"临别赠言"(Parting Shots)

这个词语是我的朋友 Albert P. Koy 医师首先跟我讲的，他是一位很有洞察力的精神分析师，在新奥尔良工作。在许多次讨论中他都告诉我，有一些来访者做这样的事情：当他们快要走出他的办公室的时候会说出一些带有敌意的话，然后就逃走了。有时候，（移情）敌意是直接指向他的。

"临别赠言"的其中一个特征是说这些话的人都逃跑了。他们在面对他们自己的敌意之前，逃离了他们对关系的恐惧。他们逃离了理解的机会，而同时"在治疗之内见诸行动"了他们的敌意。

这种逃离可能是一种愿望的象征，这种愿望就是他们想从不稳定的、敌对的父母那里逃开。治疗师也可以看到他们与父母的认同现象：他们对治疗师做的事情就是他们的父母曾经对他们做的事情，也就是，把一些能激怒你的，带有批评、挑剔的言语留给你。

治疗师应该怎么应对这个现象？

简 短 回 答

有时候，这种"临别赠言"可能会遭遇到回击。换句话说，有时候，治疗师可以马上做出一个回应，为在以后的治疗中建立理解创造一些条件。

举例 1

Melissa，在她的第三个丈夫因脑中风去世之后，她开始主诉经常感觉到容易激惹和情绪抑郁。她现在55岁了，而且总是感觉丧失和被剥夺。

经过几次咨询，我逐渐澄清了一些她的罪疚感（没能及时发现丈夫的疾病）和对悲痛的回避之后，Melissa 感受好了一点，但仍然哭泣的很厉害。

我建议她每周来见我三次，以便我们能够有更好的理解。她感觉到很虚弱、强烈的情感冲击，以及羞耻感，她也认为如果我们有更多的时间在一起的话，那可能对她来说是有帮助的。

在下次的咨询中，她告诉我她感到自豪的是她有足够的钱，她不需要依赖她的两个孩子支持她的生活。我们一起在她与第一任丈夫离婚，第二任丈夫患癌症去世，和最近第三任丈夫去世之间做了联接。在她就要离开办公室时，她说，"哦，顺便说一句，我认为我不需要进行你为我安排的每周第三次的在周二的治疗。"我马上对她反驳说，"我认为你正在逃开，因为你为自己向我暴露了想依赖我的愿望而感受到羞耻了。"她很快就回应说，"那好，我不知道我能不能承受住这个羞耻感。"我使用了另一句话回击她："我收取治疗费这个事实强化了你对依赖我的羞耻感。"

小技巧

处理"临别赠言"现象时，如果你是有所准备的，那你就使用临别的回答进行反驳。如果你准备不充分，或者处在一个很难处理的位置（例如发生在你的咨询室外面），忍受住来访者的临别赠言，在下一次咨询中提出来与他们讨论。

我一点也没有改变我们的治疗设置。在下一次治疗中，她笑着走进了咨询室。在她坐下后，她说，"我们到哪里了？"我说上次结束你离开时我们正在讨论钱的问题。她又笑了，并说，"我想我会与你做一周三次的咨询。但是，你说错了：我没有羞耻感。那只不过是我不想卷入太多，那样就又可能会失去什么了。我确实是尽量不在我身上花钱。我觉得那不是我的钱。这能讲的通吗？"我把她已经接受了使用人寿保险赔偿金的事实与她的罪疚感做了一个联结；她表示同意。

我对她的临别赠言的回应，尽管言语分量不重（她没有对依赖我而感到羞耻，但如果她允许她自己依赖我的话，那她会担心新的丧失），但似乎对她思考她的阻抗的意义是有帮助的。

详 细 回 答

有时候比较好的处理方法是，治疗师要承受住来访者的临别赠言，在下一次咨询中提出来讨论，对其理解可能会更加准确。同样，在有来访者丢给你临别赠言的时候，如果你还没有准备好，或者你正处在一个不好处理的状态（诸如在你的咨询室外面），你快速地给出反应会破坏治疗"框架"，并干扰治疗联盟。

举例2

Bill，男，59岁，是一位犹太人，建筑总承包商，因五个月前出现的惊恐发作来找我做心理咨询，大约五个月前，她妻子患了风湿性关节炎。他对妻子疾病的反应，包括他希望找一个健康女人的罪疚感，引发了他的焦虑。

Bill一直设法对他妻子体贴点，尽管妻子由于疾病的折磨变得情绪不稳。最近，一位他认识的女性室内设计师非常清楚地向他表态，如果他有兴趣，她愿意与他有性活动。他对这为女性诱惑的罪疚感引发了他更严重的焦虑。

Bill的父亲一直就对他妈妈不忠实——他是在上大学的时候得知这个事情的。他的父母都出生在澳大利亚，尽管他们是犹太人，但他的祖母嫁给了澳大利亚皇帝弗朗茨·约瑟福（Emperor Franz Josef）的一位远方亲戚（非犹太人）。在第二次世界大战期间的德国入侵之前，他的祖父母离开了澳大利亚，但他们无法劝说其他亲戚离开家乡，这些留下的亲戚们最后都死于纳粹集中营。

在一次治疗结束时，随着Bill离开我的办公室，我们看到了一堆邮件堆在地板上，邮递员正在把全部邮件往我房子门外面的邮筒里面塞。在Bill离开的时候，他讥讽道，"你这里遭受了小小的纳粹大屠杀。"当时，我们都处在我的咨询室外面，因此我没有做出什么反应。

在下一次咨询中，当 Bill 和我一起研究他的孩子与他现在症状之间的联系时，我说我认为他上次对我遭受纳粹大屠杀的临别评论，尽管是一个笑话，但确有所指。他把他妻子的疾病与他祖父母讲述的家族丧失的故事联系在一起了。他的惊恐发作也包括他对家庭成员潜在丧失的过度反应。因此，他就担心他妻子的疾病："她将永远不会摆脱她的疾病了。"

进一步的联接将会出现在他祖父母讲的"故事"[60]（平行的是他的妻子不是犹太人）和在青春期时 Bill 与他父母之间的其他冲突间。

在这个案例中，我在处理来访者"临别赠言"方面的耐心，让我们有机会在下一次咨询中对来访者焦虑的本质进行了更加深入的讨论。

---

[60] Volkan(2009,2011)

问你有什么感受的人

这是我经常需要处理的一种技术问题。有些来访者，当你在等候室看到他们时，你对他们说，"你好！"（How are you!）这是一个标准的美国式问候语，有时候除了打招呼并不意味着什么。在中国，短语"你好"（hello）意味着"你好吗。"问某人他们的感受如何，问句就是"你好吗？"这就意味着"你好？（意味着提问的词语）"除了意味着提问，"你好"和"你好吗"是一样的意思。

在英语中，某人问"你好吗？（How are you?）"可能更像是中文的"你好吗"。因为社交惯例通常就意味着是一句问候语，而很少有其他意义，所以你很难弄明白这句话的其他含义是什么。对"你好吗？（How are you?）"通常的反应是，"很好，你好吗？（Fine，How are you?）"如果治疗师也给出这样的反应，那么这种常规社交性反应其实回避了来访者为什么来见你这一问题的实质。

当然，全部的问题是来访者的感受是怎样的。不仅仅是这样的，而且当你用这个问题问来访者时，你正在打破"框架"，因为你在等候室与他们讨论他们的问题。基于类似这样的担心，每当我在等候室遇到这样的情况时，我对回答来访者这样的问候（问题）都会感到非常地不舒服。

举例 1

Clem，男售货员，每周一次的咨询，每次咨询开始前在等候室都问我，"你好吗，医生？（How are you，Doctor?）"因为我设法维持治疗框架，我都不回答他的问题。在办公室里面，我们着手开始理解他的问题。

大约四五个月之后，碰巧我有一些好事发生了（我不记得是什么事情了），我那时心情不错。当我在等候室碰到 Clem 时，他跟往常一样说，"你好吗，医生？（How are you，Doctor?）",那一次我立刻就回应道,"很好,你好吗？（Fine，How are you?）"他回答说,"苍天呐！我简直不能相信,你终于回答了这个问题。已经过去四个多月了,我觉得你可能不是人类……"他笑了起来,我也笑了起来,然后治疗继续进行。

考虑到社交习惯,但也要考虑到治疗框架的维持,如果来访者反复地问你好吗,最好的应对策略是什么呢?

简 短 回 答

这里是我目前的解决方法。当我打开等候室的门,来访者问道,"你好吗？"我回应,"很好。"我就不再多说什么了。这样做的目的是让来访者知道我对他们是有反应的,但我回避掉了在没有进入咨询室之前和门没有关上时开始治疗工作的可能性。等我进入咨询室坐下来,才示意来访者可以开始；但在有些情况下,在我们落座之后,我可能会问,"你好吗？（How are you?）"

大多数情况下,我不会问这个问题,因为那是一个需要解决的问题。在你的办公室里面去问来访者他们过得怎么样是多余的问题。他们过得不好,否则他们就不来做治疗了。有时候他们会感觉好一点,但是你却试图想去理解他们的想法与他们对治疗阻抗之间的联系,这也是一件有点痛苦的事情。

如果他们在谈话方面有困难,那是在防御,你要引导他们注意这个防御。问他们过得怎样（你好吗？）也带有很强烈的社交味道,如果他们也给出社交性或表面性的回应,那就偏离了心理治疗工作的轨道。

详 细 回 答

> **小技巧**
>
> 表面上看起来似乎平淡无奇的社交性习惯问候"你好吗？（How are you?）"，当其出现在心理治疗开始之前的时候，可能有着其他的意义。在治疗师决定回应这个问候之前，要思考是否这个问题承载了这个人的问题关系。大多数情况下，治疗师给予"好！"的回应就足够了。然而，有时候，如果来访者反复问候你这个问题，这可能存在着一些意义。

举例2

Leslie，女性，42岁，已婚，有两个处于青春期的孩子，因为其与丈夫的关系问题找我做心理咨询。她丈夫想要更多的性生活，尽管他经常不回家。她不能理解为什么她没有兴趣与丈夫做爱。她知道这将会引起麻烦。她爱着她的丈夫；他们从来不吵架。

我对Leslie的治疗频率是每周四次，治疗一共持续了四年。在治疗的第一年里，每当我去等候室叫她的时候，她总是问我，"你感觉怎么样？"一直到现在，我已经发明出了我的简短回应，用一个词回应她，然后我们进入治疗室。

在了解了她之后，我怀疑她的每次问候有其他的意义。因此，我决定对她做一些不一样的事情。在下一次我去叫她的时候，在Leslie站起来走向我办公室之前，她像往常一样又问，"你好吗？（How are you?）"我大声地把我的怀疑说了出来，问她是否由于什么原因在担心我。

她犹豫和迟疑了片刻。然后，进入了我的办公室，随着我关上了门，她一边走向躺椅，边说，"你是对的，我一直很担心你。"我说这个听起来很重要，我们应该在这个问题上花些时间来讨论一下。她同意了。

Leslie意识到她非常害怕我突然生病了。每当她问我的感受如何时，她都是在向她自己保证我是好的。她首先联想到，在她处于青春期的时候，她的哥哥变成了一个酒鬼。

然后，她想起了她的妈妈。她的妈妈现在还在世，她们经常打电话交流。虽然她对妈妈很友好，但是，她记得在她还是少女的时候，她的妈妈喜怒无常，而且对她冷漠和无反应。她的妈妈患有抑郁症，那时候他的爸爸忙着做"家务活"，她的妈妈经常一看电视就是几个小时，也不和 Leslie 说话。Leslie 一直预期我会像她的妈妈那样对待她（移情）。她总是问我感觉怎样，因为她害怕我可能在某一天会忽视她。

Leslie 问候我的行为甚至涉及一个更加深"层次"（layer）的象征性意义，那就是客体恒定性的问题。她害怕我是一个不稳定的，以及天天变化的人。她无意识地检查和试探我的情绪是否还"在那里"陪伴她，还是已经"变化"了。问我感觉如何也是一种降低她针对我的焦虑水平的一种方法。

举例3

Neil，男性，49岁，普通外科医师，来找我做咨询的原因是不能控制自己的脾气，经常在手术室对着助手和护士大喊大叫。他在开始咨询前，在等候室中问我感觉怎么样。在他这个案例中，我首先指出对他来说接受自己是一个病人是有一些困难的。他已经习惯自己是一个医生的角色了，经常去问病人感觉如何，而且我怀疑他正在与我交换角色（无意识地），因为他对自己处于一个不能控制的位置而感到紧张不安。他笑了起来，并同意他确实有一点"控制欲"。

这个理解导致了针对他在手术室中大喊大叫行为的一个富有成效的联接：当他不能确切做到他想做的事情时，他将会感受到一种失控感，于是他就害怕一切将会出错。在 Neil 与我进一步讨论这个联接时，他认为，在手术室中，任何事情都可能会出错，而且他需要成为"这艘船的船长"（法律术语是雇主负责制），意思就是主刀的外科医生应该对任何错误负责，即使是手术室里面的其他工作人员失职。

尽管我向 Neil 承认他担负起他的责任这件事情是对的，我还是对他指出，他其实是在使用这种想法作为合理化的手段，来缓解他对自己言语性虐待那些在手术中协助他的人而产生的罪疚感。他一直没有思考过这个事情，但他回想起了当他的父亲朝着他大喊大叫和指责他的时候，他内心里面是多么地愤恨。

他另外一个有趣的联想是，在他做外科住院医师时，他有几个导师经常嘲笑和奚落他，每当他犯错误的时候，他们就"斥责他"。他也逐渐变得很像他们（与攻击者认同），而不是认识到因为他们对自己相当暴躁的态度自己才对他们有愤怒。

坐在你椅子上的青少年

在我执业开始的头 15 ～ 20 年，我治疗过大量的青少年。现在我偶尔还治疗一些青少年。当我把来访者从等候室带到我的咨询室时，我的习惯是让来访者在我前面先进入咨询室（我的咨询室的门离等候室门大约有 1.5 米长的一段走廊——参见附录咨询室图）。在来访者进入咨询室后，他们坐到我专门为来访者设置的椅子上，我关上门，然后坐在我自己的椅子上。有时候，一些青少年一进入咨询室，就故意占据了我的椅子。

我不得不要弄明白这种现象与什么有关系。由于我面对的是青少年，处理他们的治疗技术必须要与我治疗成年人的技术有所不同。因为刚刚脱离学龄期（潜伏期），他们还能够玩有象征意义的游戏。当他们接受心理咨询的时候，他们会挑战权威，表现出不顺从，表达个性化的愿望，而且不会"遵守治疗程序"（一种阻抗）。

简 短 回 答

当青少年坐在治疗师的椅子中时，治疗师必须要知道他们是在玩游戏。我通常做的就是与他们一起玩（有时候，潜伏期年龄阶段的孩子也会这样做）。其中一种技术变化就是，我径直走向我的椅子（青少年坐在那里），低头看着青少年来访者，他往往会对着你咯咯地笑，我会说，"噢，今天你是大夫！"

通常情况下，这样处理就足以让青少年从我的座椅上下来而坐到他的座位上，这时候我会与他谈论作为一个大夫会多么有趣，也谈论在治疗中会感到多么可怕。他们实际上并不喜欢这个话题，很愿意把话题转开。

详 细 回 答

在比较复杂的情况下，我并不走向我的座位，而是站在来访者的椅子旁边（或坐在来访者的椅子上）。我接受青少年发起的这个开局，而且"在隐喻之内对这个现象做些解释。"我会对青少年说，"医生，我有一个问题。"

通常，已经进入游戏的青少年会说，"请说说你的问题吧！"然后我会说，"我有情绪问题，但我实际上憎恨这些问题。它们糟糕透了。不仅仅是那些问题，我对去看医生感到很不安，医生都想知道我思想中的任何东西，我不想那样做。所以，我甚至不告诉医生我的想法，但我假装我没啥问题。他不知道我有多么不想告诉他我情绪不好。"

绝大部分有着适当抽象能力和现实检验能力的青少年马上就会理解我的这些话。如果这个干预方法不能让他们从我的座位上下来，而且他们一直咯咯地笑着或者继续问我更多的问题，我可能会继续陪着他们玩一会儿这个游戏。相反，我所"假装"的游戏内容是对青少年问题的描述，似乎这些问题就是他们自己的，只不过是我在构想着他们的各种感受和行动而把它们表达出来。

例如，如果一位青少年让我详细说明一下我自己的问题，我可能会说这些话，"这所有问题都源自于我与我妈妈的关系。她太好了。你可能不相信我对她很愤怒。很多时候，我感到那么的害怕，以至于我想自杀或跑得远远的。然后，我会告诉我妈妈，她使我做了什么？她让我来看这个大夫。我甚至不想想这些事情。"

我相信你可以理解，第二个技术是继续和青少年玩游戏，但使用了一种沟通的方式来理解青少年希望支配、逃跑和表现个性化的愿望。

带饮料进入咨询室的人

至少在某种程度上，来访者在治疗期间喝饮料的行为是在治疗内见诸行动（acting in）的一种形式，或者有可能是在突破"治疗框架"。来访者应该在治疗室中严肃认真，并聚焦于他们的问题，治疗师也应该这样做。

然而，参加45分钟治疗期间，来访者和治疗师经常会感到口渴。有时候我会在工作日喝点茶或咖啡。多年以来，我决定更加灵活一些，在我与来访者工作时喝一杯茶或咖啡；我也在等候室的入口处放置了咖啡、茶叶和水供人们饮用。如果他们把饮料带进了我的咨询室，我也没有反对他们这样做。来访者如何对待他们的饮料是很有趣的事情。[61]

举例 1

Olga，女性，25岁左右，患有边缘性人格问题：她一直在情感上疏远我。在治疗过程中，我注意到她有一个信任和不信任循环的人际模式。

在她从咖啡壶里面取了一杯咖啡的时候，她感觉到更多的信任，并显得更加开放。如果她没有去取一杯咖啡，我必须有所准备，要强撑着做这次治疗，在治疗中她很有可能会攻击我不关心她，抱怨这个世界上没有人是爱她的，或者有时候会表达一些想自杀的感受。

每当 Olga 感受到不信任的时候，她就会使用疏远防御（distancing defenses）。有时候，她对我的咖啡的态度会给我提供线索，让我在一些特

---

[61] 我没有提供食物、糖果和饼干。1985年，我从工作室中拿走了烟灰缸，从那时起我的办公室变成了无烟办公室。我治疗过几个内科医生和治疗师，他们坚持在治疗中开着手机，以便随时可以"待命"。在这些特殊情境中，我是允许的——而且这并没有引起太大的麻烦——尽管我能理解那些要求来访者在治疗中关掉他们手机的做法。

定的治疗中能够判断她的感受在多大程度上是接受性的，特别是在那些依赖我的治疗中。

***

有强迫症状的来访者可能会对他们的饮料或偶尔溢出一点饮料而感到大惊小怪和斤斤计较，于是他们会向你道歉。有时候这就变得很有趣，特别是对于那些有好的观察自我功能和象征化功能的来访者。有时候在他们溢出咖啡时，会说，"啊哦，我猜想是你对我感到生气了。"

当他们收拾了溢出的咖啡时，我可能会评论说他们正在缓解罪疚感，而且这通常会导致他们对我是一个严苛的人的（移情）预期的理解。有时候，他们把他们对自己出错的自我批评投射在我身上，或者把他们的自我批评转向了我。然而，很像我的那个把婴儿带进咨询室的女来访者，他们很有可能会制造一个真实的混乱场面。（参见问题47，在那个案例中，Aileen Kim 医师治疗的女士把自己的婴儿带进了咨询室；婴儿呕吐在 Kim 医师的桌子上，而且 Kim 医师之后就患上了病毒性感染持续了大约一周的时间。）

我做住院医师后期的督导师 George Caruso 医师，他是一个经验丰富的精神分析师，有一次他告诉我，他在对来访者做了一个澄清性评论之后，或者如果来访者表达了他们对他的感受，无论是积极的还是消极的，他都可能会先喝一口咖啡。在等待来访者整合和做出反应的期间，他也会先喝一口咖啡，然后看着来访者，待在那里似乎是在鼓励来访者进一步思考。因此，在面对面的心理治疗中，他把自己喝咖啡作为了一种计时的工具。

更加有趣的是，有些恰好路过我办公室的来访者，他们会顺便进来喝一杯我工作室提供的茶或咖啡；他们也会带着自己的饮料来到我的办公室。这些行为要比那些仅仅是因为偶尔口渴想喝点茶解渴的来访者有着更多的意义。

简 短 回 答

当来访者把他们自己的饮料带进咨询室的时候，我倾向于不马上评论这个行为。这是一种在治疗中见诸行动的行为，通常代表着来访者对依赖治疗师的问题方面有内心冲突。与其依赖治疗师，他们还不如依赖"他们自己的瓶子。"（相同的内心动力在酗酒的来访者中也很常见，可以参见问题19和20，尽管绝大多数把他们自己的饮料带入治疗室中的来访者不是酗酒者。）

你可能会注意到，那些犹豫不决或回避与你谈话（或者话很多）的来访者，其实是在回避他们对你的依赖。治疗师可以把他们对你依赖的勉强和不情愿呈现给他看；你还可以把他们这种对依赖的不情愿和担心与他们所接受养育的相关材料进行联接——特别是他们对自己父母的依赖问题；然后，治疗师要把这些问题与他们把饮料瓶子带入咨询室的行为进行联接。换句话说，喝饮料行为象征性地意味着来访者正在回避他们自己对于依赖任何权威人物相关的焦虑。

把这种在治疗中见诸行动的类型看作为"口欲"满足是最安全的。如果来访者接受的是更加密集的心理治疗，那么这种口欲期行为可能表明，他们正在见诸行动口欲期冲突，而不是在控制和性满足之上来面对这些冲突。

详 细 回 答

在治疗中，来访者利用饮料瓶的行为方式多种多样。

举例2

John，男性，40岁，经营女性服装生意，嫖妓女成瘾。他的妻子不知道这件事情。他与自己的妻子每隔两周发生一次性生活，这是他提议的。

他经常在工作日偷偷溜出办公室几个小时去见妓女。

他的一位生意伙伴花大价钱为他从拉斯维加斯空运了几个妓女。John 只是说他"出去一会儿",于是就离开办公室去会见这些妓女,并与她们进行中午约会。

John 自己带了拿铁咖啡来到了我的办公室。他把咖啡放在了他坐的椅子旁边的小桌子上,然后继续与治疗师讨论他的问题。每周一次的治疗大约过了几个月,我们讨论了他婚姻中的一些问题,也讨论了他在青春期与父母之间的冲突,我们做了很多有用的联接,都是关于他对妻子自信功能的抑制。这就跟"怕老婆"的男人(问题24)一样,他对待他的妻子很被动,但另一方面,在找我做治疗之前几年,他开始与妓女们放荡。

当他到达治疗的更进一步阶段时,我与 John 一起探索,每当他看见妓女的时候,他正在寻找什么。他反讽地回应说,他在寻找"性"。我指出了他的模糊性,我认为他在掩盖和遮蔽自己的行为,以免感受到一些事情所带来的羞耻感。

他的脸有点红了,回应说他喜欢"舔阴"。

我向他解释说,他与那些妓女的活动实际是手淫幻想的行动活现(enactment)。在他的幻想中,他非常有性能力,但性活动正在保护他不会感受到羞耻感,这种羞耻感源自于他期望他的妻子能更加关心他的愿望(他的"口欲期"愿望)。他远离了他对妻子感到愤怒并表达愤怒而产生的罪疚感。也就是说,在"舔阴"的活动中,他利用性活动的方式,见诸行动了需要女人爱他和"喂养他"的"口欲期"幼稚愿望,而且在欺骗妻子的行为中,他偷偷地表达了对妻子的愤怒。我展现给他看,口欲和敌意的愿望是如何与他带来拿铁咖啡的行为之间发生联系的,这种行为可以缓解他对"吸吮"或依赖我的羞耻感,同时也表达了对我提供咖啡的拒绝。

这是一次非常有成效的讨论。John 思考到他一直与自己的饮料相处时,他大笑了起来。然后,他就开始痛苦地回忆起他的妈妈是如何侵入和忽视他，以及他的爸爸在他上小学期间经常打他。这些与父母的经历一直都让他变得非常地独立，如果他表现出太多的攻击性，他就害怕失去别人，而且他由于害怕羞耻感一直压制着自己口欲期的愿望。

举例3

Laura，犹太人，家庭主妇，与丈夫之间的关系有问题。他们之间存在性的问题。她不能享受性活动的快乐，而丈夫则表现为早泄。他们有一个2岁的儿子，他们在养育孩子方面能协同合作。

Laura在一个传统的犹太人家庭中长大，这种家庭回避对性的讨论。她在高中期间没有与男生约会的经历，上的是传统的女中（犹太人的中学是男女分校的）。上大学期间，她在一次大型宗教集会上遇到了丈夫。

他们在结婚前约会的6个月期间没有发生过性生活。他们在度蜜月期间也没有性交经历；他是阳痿的。他们终于在结婚几个周之后进行了性交，但是她并不感到舒服。在他们的儿子出生之后，她对性完全失去了兴趣。

有趣的是，Laura是一个非常漂亮的27岁女性。他的丈夫29岁，是一位会计师，工作非常杰出，这让他们在经济方面很宽裕。尽管她接受过大学教育，但Laura喜欢做一个家庭主妇。

她在美国新泽西州的一个小城镇长大，在那里她经受了非常严重的养育性剥夺。尽管她的父亲能够供养这个家庭，她排行老大，下面还有七个弟弟和妹妹，她下边的那个孩子只比她小11个月。

她的妈妈对关心和照顾这么多孩子根本就招架不住，于是把Laura送进了育儿所。此外，在她还是幼儿的时候，她的妈妈经常用"不管她"好几个小时来训练她。Laura回忆不起来为什么她的妈妈会如此惩罚她，但可以回忆起自己总是一个人孤独地在屋子里面哭泣的情景，她感觉到没有人关心自己。

Laura在性欲方面是抑制的，但由于她外貌极好，她被大学里的犹太人互助会选为"大众情人"。她诱人的身材（尤物）总是给她带来麻烦；男孩子们都"赖着我"。她曾经考虑过做手术把胸部变小点，但她的父母不同意这样做。她大学毕业后就结婚部分原因是回避"性方面的事情。"她一想起口交就感到恶心，可这是他丈夫喜欢做的事情。

随着我逐渐从 Laura 那里得到了更多的材料，我帮助她理解了她感觉性关系包含着"对男人的照顾。"她把她与男人的关系等同于照顾她的七个兄弟姐妹一样，那时候她还是个孩子，而且她"屈服了"，所以对她来说她与男人发生关系也等同于她屈服了。

她很讨厌口交：这象征着依赖和附属，这会导致她的羞耻感。在性交中表现出"被动和消极"与她想处于控制和"不屈服"状态的愿望发生了冲突。

随着 Laura 对这些冲突的逐渐理解，她逐渐地感觉到能够参与与丈夫的性生活了，而且他们做爱的频率也增加了。在后来的一次咨询中，她穿着一个很短的红色迷你裙套装来到了咨询室。她带着一个大水杯，是从便利店里面买的那种特大号水杯。在她谈到丈夫的时候，她身体向后靠在椅背上，叉开双腿并把大水杯放在了两腿之间。杯子遮挡住了我的视线，我还真不想把她的裙子撩上去看看。

一分钟之后，我对她说，"你对你现在的坐姿有什么想法吗？"当时她看了看她两腿之间的那个大水杯，并尖叫道，"噢，我的天哪！非常抱歉！"她抽出了那个大水杯，合上了她的双腿，并坐直了身子。她不断地向我道歉。

大水杯象征了她需要满足依赖的愿望，这个愿望源自于她早年被母亲忽视的感受。她把我的注意力吸引在她的性上，这是把她的那些口欲期愿望给性化了（防御口欲愿望）。而且她也否认了她的坐姿是如何表达了她口欲和性的愿望的。

至于她对丈夫的性抑制，我们可以看到她其实对性活动还是有兴趣的，只不过对用性活动置换口欲期欲望的强烈程度感到羞耻，这就转化成了她对口交行为的厌恶感。她在治疗中见诸行动了对我的性愿望，同时也象征了口欲期的愿望。当我指出她的否认和"见诸行动"时，她感受到了罪疚感和羞耻感——这是与她父母亲的价值认同所导致的。通过理解她性冲突和抑制的起源，Laura 在与丈夫的性生活方面取得了相当大的进步。

不把大衣挂在衣架上的人

　　当年我在新奥尔良执业的时候，那里很少有机会穿大衣，所以这类"见诸行动"的行为不会时常发生；但下雨的时候，来访者会把他们的雨衣带进咨询室。在维珍尼亚海滩，天气四季分明，在冬天里，我们会赶上一些真正寒冷的天气，甚至偶尔会赶上下雪天气。因此，有那么几个月，来访者需要穿着大衣来做咨询；他们在我的办公室里如何安置他们的大衣，是一件非常有趣的事情。

　　有时候，来访者不太能考虑到这些问题。在他们的脑子里有更加严重的事情需要思考，因此，对于他们来说并不能想到把上衣脱下来，并挂在咨询室里的衣帽架子上。在冬天，当来访者穿着厚厚的大衣进来时，他们不使用衣帽架的行为会非常地引人注目。他们有可能一直穿着大衣待在我那22℃的咨询室中；更常见的情况是，他们脱下了大衣，一直紧紧抱在怀里，或者把大衣干脆放在他们身边的地板上。[62]

　　很难治疗性地使用这个行为对他们的问题进行解释。许多来访者对检查和探索这个行为有阻抗，因为这个行为很容易就被正常化：外面很冷啊，他们需要穿大衣啊。然而，在某种情况下，这种类型的行为可能会提供很有用的信息。

简　短　回　答

　　如果某个来访者在等候室抱着大衣，然后进入了咨询室，而且路过衣帽架时并未使用它，这个行为可能预示着来访者的某种阻抗和（或）冲突。

---

[62] 为了方便，我在咨询室的门旁边放了一个衣帽架。为了保护下一个来访者的隐私，我不想让上一个来访者在做完治疗后返回关着门的等候室取回衣服。参看附录我工作室的图形。

当你看到来访者继续把大衣放在大腿上或抱在怀里时（女性来访者更多见一些），通常这一现象表明了来访者可能对治疗师的解释性评论会防御、保护，以及阻抗。

> **定义**
>
> "负性幻觉"（Negative hallucination）指的是一种视而不见的现象。

一般情况下，当我看到来访者的这个行为时，我不会马上评论，但会把这个行为现象作为一种提醒，让我更加谨慎小心地掌握好评论象征意义的时机。我会等待和观察，甚至更加仔细地寻找阻抗的其他征象。这些阻抗可能会表现为肤浅的社会化的形式，例如与你讨论艺术和音乐（以及美学，来作为防御），询问你怎么样（来回避思考他们怎么样），或者干脆沉默。

每当我想问问题的时候，这种欲望可能也是一种指示迹象，表明这个来访者正在使用防御性操作。在这个时候，我将尝试着与他们去讨论一点他们保护自己的元素，但不是很有必要把阻抗与"小心谨慎地"抱着大衣的行为做联接。

详 细 回 答

在比较复杂的情境中，那些抱着大衣的来访者正在展示一种"隔绝防御"（故意的双关语）。通常情况下，他们对情感亲密和（或）愤怒感受是非常害怕的。他们完全不敢放手这种带有"遮挡"象征意义的大衣。

当来访者把大衣抱在他们的身体上，以及我认为这个行为表明客体关系问题存在的时候，我可能会向他们指出：咨询室里面有衣帽架，他们是否愿意使用它。作为一种负性幻觉（negative hallucination）的形式，一些来访者可能甚至都没有看见衣帽架，尽管衣帽架就在咨询室门口很明显的地方立着。这种现象通常也象征着他们不情愿让我照顾他们。有时候，来访者存在轻度的整合性功能下降，以至于对周围环境的觉察不是那么清晰。

我通常会等待，一直到掌握了足够的材料，也就是说我如果能提出大衣的主题，意味着我们已经有了来访者可以理解一些象征意义的足够的工作联盟。因此，如果我指出咨询室中有衣帽架，而来访者反应说，"不用，不要紧，"我就可能会让他们注意到他们是如何把自己掩藏在我这个温热的咨询室里面的。我可能会补充一些我的推测，他们可能正在以某种方式护卫着什么。这是一种有效的干预方法，于是把自己掩藏在他们大衣下面的来访者，这时可能会与你讨论他们对亲密情感或对性方面羞耻感的小心谨慎的防御。抱着大衣不放这个现象的意义也可能包括：

- 把大衣作为一种过渡客体；[63]
- 无意识地激怒我（促使我提问）；
- 希望我以某种方式突破他们的阻抗。

有时候，来访者只是说他们感觉"冷"。这些来访者通常都是女性，她们渴望从治疗师那里得到情感温暖，但又害怕提出请求。这是她们客体关系问题的另一个维度，可能源自于她们童年早期的一些养育性困难；更加普遍的情况是，她们在青春期缺乏来自父母的支持。

---

[63] 过渡客体是指学步期儿童用泰迪熊（或毛绒软动物）来作为在象征性妈妈与独立之间的过渡客体（Winnicott，1953）。这些玩具通常能够帮助学步期儿童在晚上单独睡在有围栏的小床中，而不再需要妈妈或保姆的陪伴。

问你借杂志的人

许多来访者问治疗师借那些放在等候室里面的杂志，他们坚持认为这是一个小问题。然而，在 Langs (1973) 看来，来访者的这种行为突破了治疗的框架；而且在 Greenson (2008) 看来，这种行为也破坏了工作联盟，因为来访者所做的事情已经超越了他们与治疗师的协议内容。

难道这种行为真是一个我们不用计较的小事情吗？或者这种行为有着高度的象征性意义，应该被我们理解？

简 短 回 答

Volkan（1988，2011）建议，当来访者问治疗师借阅工作室里面的杂志时，治疗师始终应该就此提出一些问题。治疗师可以向来访者解释说，如果他们仅仅是带走杂志而不讨论这个行为，他们就会无法理解这个行为的意义。很多时候，这种干预方法是有成效的。

对于某些来访者来说，要求他们探索这个行为可能会揭示出他们的自恋性性格问题或对治疗师的依赖性移情。

详 细 回 答

治疗师决定是否容许来访者把杂志"借走"是一个很复杂的问题。正如哈姆雷特戏剧中主教 Polonius 建议他的儿子 Laertes 那样，"既不要成为借方，也不要成为贷方。"在治疗设置中，这个建议大部分时候是有效的。它可以避免掉以下情况所引发的必然问题：来访者忘记把杂志还回来，或者"来访者的狗吃掉了杂志"。

在我的工作中，我遇到过几次例外的情况，我没有去询问来访者借阅杂志的动机是什么，他们的结果反而很好。

举例1

Beth，女性，37岁，因婚姻关系问题来找我做咨询。有一天我在等候室中遇见她，她问我是否能把一本杂志借给她。那本杂志的名字是《大西洋》。我问那本杂志什么内容，她说有一篇文章是写现代养育儿童的。文章中写到了关于是否妈妈全职工作同时还能养育孩子这一主题的争论。这篇文章也包括了对是否男人应该更多地参与养育孩子的争论。

我向 Beth 表示，她可以把那本杂志借走，如果她愿意与我在治疗中讨论那篇文章的内容和她的兴趣所在那就更好了。她笑了，说，"我正是这样想的！"她把杂志借走了，下次治疗时她把杂志带来了。由于我每周见她一次，我们从来没有谈到过这个行为一定有的移情意义，但我确实帮助她理解了与她那个崇高理想（同时做一个超级员工和超级妈妈）有关的一些冲突。

理论

来访者借杂志的行为突破了治疗联盟的框架。

探索来访者这种请求行为的意义可能会揭示性格问题，诸如自恋，或对治疗师依赖的冲突。在少见的特殊情况下，满足来访者这个请求可能会促进信任，这样的干预策略有可能会对那些不情愿信任任何人的来访者有帮助。

举例2

George，一个孤僻的男人，50多岁，很少有朋友。我为他提供频率为每周一次的心理治疗。偶尔他会把从当地报纸或杂志上剪下来的文章带进治疗室给我看。我认为这是一种表达情感亲密的方式，并接受了这些文章，我把它们与他的治疗记录放在一起。

当我写的第一本书出版时，他表达了有兴趣读这本书。我决定赠给他一本。我在书上提写了个人信息并签了我的名字。他很珍惜这种情感。

我认为我们之间相互交换这种智慧材料是相互信任、相互感兴趣和相互有情感的征象。在人际关系的背景中看，这是一种允许 George 在治疗中进步和理解自己有些社交退缩和回避他人的方法。

问题 57

不支付治疗费的人

关于这个问题实际上有两种不同的情况，尽管他们是有联系的。一些人是忘记了支付本次咨询的费用。而另一些人是不想为爽约的治疗付费。在第一种情况下，来访者在利用治疗师的同情心。而第二种情况，他们不想为爽约的治疗付费（即使他们在开始时同意为爽约治疗付费）的行为通常会涉及争论，因为他们认为他们没有来做治疗，治疗师就不应该收费。

这听起来好像是治疗师不通情理（他们不付费的依据）。然而，不像那些借阅杂志的来访者，那些不付给你治疗费的来访者的做法明显对治疗师是有伤害的。

当来访者不付费的时候（包括对出席的和爽约的治疗都不付费），他们残酷地破坏了他们与你的治疗协议。这种行为同时也破坏了治疗联盟。

（提醒：工作联盟包括来访者准时开始治疗，为他们的治疗付费，与治疗师谈话，同意他们有一个需要与治疗师讨论的问题，目的是为了理解这个问题的根源。）

随着更多的治疗师接受了保险公司和联邦项目的指定，过去几十年这种来访者不付费的情况有所上升。在这种情况下，保险公司是不为爽约支付治疗费的。另外，许多使用保险付费的来访者被要求为他们的治疗支付一小部分自费的金额。许多来访者会"忘记"自付的那部分金额，或声称那天他们没有带钱。

虽然我20年来都没有接受保险公司的指定，但我治疗过的和督导过的许多治疗师他们是和保险公司合作的，而且这些破坏治疗联盟的行为会让治疗师感到非常大的痛苦、挫折、恼怒和失望。治疗师不可避免地对这些不付费用的来访者产生一些负性的反应。

我注意到，许多治疗师因此开始建立反向形成和合理化的防御：他们变得太友善，而且开始为那些不付治疗费自费部分或不为爽约治疗付费的来访者找借口。在一些保险协议（包括医疗补助计划）之中，治疗师不被允许送交爽约的账单，这就意味着为医疗辅助计划受益者提供心理治疗会受到很不幸的限制。

当来访者不支付自付部分治疗费或不支付爽约治疗的费用时，治疗师又该怎么处理呢？或者，当治疗师使用直接汇票的情况下，治疗师又如何处理那些不支付他们账单的情况呢？

简 短 回 答

那些不支付治疗费账单的来访者需要注意他们是如何使用钱的。"听任他们那样做吧"几乎总是错误的方式。来访者是不会主动思考他们的行为意味着什么的。他们同时会表达对治疗的敌意，并表现出一种强烈的需要——像照顾婴儿那样被照顾。你应该与他们讨论以下问题：

- "口欲期的依赖愿望"；
- 道德良心中的缺陷（不公平）；
- 自我为中心（自私自利，客体关系障碍）；
- 让他们自己摆脱困境（最小化、合理化，和 / 或正常化的防御）。

否则，接受治疗的来访者将不会有收获，而且治疗师也会损失劳务费。这对谁都是不好的事情。

详 细 回 答

在通常情况下，治疗师的工作并不是做慈善。治疗师愿意帮助人，但同时治疗师的工作也需要报酬。如果治疗师同意以不需要报酬的方式来做治疗，那么这种治疗工作事实上可能是一种破坏性的行为。

对于那些找借口或干脆不付费的来访者，治疗师不需要批评他们，但治疗师要注意到这个行为。治疗师要温和而坚定地（就像父母经常对待青少年那样）向来访者表达治疗需要支付费用。治疗师可以这样说，"我理解你可能有付费问题，或者你忘记了支付费用，但你和我都一致同意治疗需要支付费用，而且我认为你严格遵守协议是非常重要的，这对我也一样。如果你打破了我们之间的协议，那么我们应该去理解一下为什么你要这样做，以及为什么你允许自己这样做，我认为我们不应该忽视这个问题。"

如果来访者与你发生争吵，因为他们没有钱或他们的钱是用来买其他东西的，所以他们不想支付治疗费，最好的办法就是停止为他们提供咨询服务，或者转介他们到免费的门诊寻求帮助。正如我的老兄 Cliff 曾经告诉我的那样，"你可以工作，同时不要求支付费用，或者你可以不工作，同时不要求支付费用。"把这句话记在你心中。

当来访者爽约时，必须要处理保险公司或政府代理机构不补偿治疗师所付出时间的规定，这时情况变得很复杂。如果在一些机构中，治疗师是拿工资的，而来访者也不用直接支付费用给治疗师，或者根本不需要付给治疗师费用，这种情境稍有不同。

在这种情境中，我建议接受我督导的治疗师要在治疗的一开始与来访者进行讨论，以便弄清楚以下几个问题：

● 他们在生活中能否为心理治疗留出宝贵的时间；
● 他们在留出的时间里不能做任何事情，除非有特殊情况；
● 对于来访者来说出席治疗是非常重要的；
● 如果来访者不想来做治疗，那一定存在更多的不出席治疗的原因，需要讨论他们的负性感受和逃离的愿望。

我也建议处于这种情境中的治疗师同时使用"胡萝卜和大棒子"的办法。[64] "胡萝卜"包括提醒来访者正在获取免费治疗，而治疗师是花很多时

---

[64] 非英语母语读者可能不熟悉这个习语的意义，胡萝卜代表诱惑，大棒代表惩罚。

间在思考他们的问题的。在最开始的情景中，"大棒"应该是通知来访者，如果他们爽约，他们会被开除出门诊（停止他们的治疗）。[65]

有些来访者会问是否存在一些"例外"情况。首先，我会回答说，这是一个有趣的问题，我们应该讨论一下：他们马上要求被例外对待，这一定意味着什么。其次，我承认在特殊情况下是有例外的，但他们不应该指望那种情况。因为，在免费门诊接受治疗的人经常会爽约治疗。

小技巧

那些不来出席治疗或不支付治疗账单的来访者，是不能允许他们侥幸逃脱的。这对他们和治疗师都没有任何好处。

这种不支付费用行为的意义根据来访者的不同而不同。治疗师应该有礼貌，但同时要坚定地要求来访者遵守治疗联盟的基本原则。

来访者爽约可以不付费的典型例外情况包括紧急医疗原因住院，被严重恶劣天气阻挡，患有严重的疾病必须待在家中，必须的军事义务。

年轻母亲的保姆没有尽到责任和不能出席治疗的情境是非常复杂的，通常需要具体个案具体分析。有时候，你可能允许这样的母亲例外一次，但如果这种情况总是发生，你就得思考可能的被动性或对母亲选择保姆的判断性不好——通常是这个母亲可能太"友好"了（对批判性判断抑制的一种反向形成防御），目的是避免罪疚感。

---

[65] 把来访者从治疗中开除这事情有点复杂。通常最好的办法是治疗师给他们写一封信告诉他们被开除治疗了，信中要记录他们是如何错过治疗的，但治疗师要给他们提供帮助，直到他们找到新的治疗师为止。信中要为他们提供可以找到的其他治疗师的名字和工作电话，以方便他们联系进一步的治疗。

如果来访者没有自杀或他杀的风险，治疗师这样做就足够了。如果他们有自杀、他杀，或明显的精神病性表现，治疗师最好是亲自打电话给他们并对他们的状态进行评估，然后再做出决定。如果他们不需要住院治疗，有一个能最小化风险的合法性"放弃"办法是为他们提供一次与社区门诊或其他治疗师约见的机会。一旦你这样做了，治疗师应该通过写信、发邮件，或打电话通知他们你帮他们预约的时间和如何到达门诊或新咨询室的方法。

多次错过咨询约定的人

有些来访者每次都支付咨询费，但总是错过多次咨询约定。这是一种打破工作联盟的行为，需要优先被提出来进行讨论。

理论

当来访者错过了约定的咨询时，治疗师应该调查一下这个行为与钱、控制、自尊、竞争之间有什么关系，以及与抵消、最小化、回避的防御机制之间有什么关系。

随着治疗师越来越忙和越来越有名气，那些比较富裕的人才有可能找他们做咨询。富有的人总是会表现出特定的问题（问题16）。有一种人会认为你收的治疗费太少了，这是在小看他们（不管你如何要价）。除非他们有一个相当坚实的良心（一个"好结构的超我"），他们可以忠实和尊重他们的治疗协议，否则这些富裕的人就会拒绝为爽约治疗付费。

遇到这种情况，治疗师应该如何处理呢？

简 短 回 答

当来访者错过一次治疗约定时，由于他们同意协议，所以他们愿意为这次爽约支付费用，有时候无须去领会什么。来访者可能不得不突然要去法庭，或不得不去参加一个重要会议，或房地产收盘，这时治疗时间就被临时改变了。在这种情况或类似的情况下，来访者可以给你打电话，通知你他们不能来做治疗了。如果这是在约定的治疗前发生的，我能够重新安排一周之内的治疗约定，那么我不会收来访者这次爽约的费用。然而，如果来访者不提前通知我他们不能按时来做治疗，或者我不能重新安排治疗，他们就必须为这次爽约支付治疗费。

有些来访者支付了爽约的治疗——但是他们便开始连着好几次错过治疗；有些来访者不断地改变治疗约定。他们通常是在表明某种类型的阻抗（由于性格问题），而且他们并不能意识到这个问题。他们问题的证据在他们与你互动的行为方式中会表现出米。

详 细 回 答

为了能够理解来访者的爽约行为，即使他们支付了费用，都可能是治疗中不成则败的问题。如果治疗师不把这个问题提出来，来访者将可能会继续错过约定的治疗（而且还付费），但治疗师会感到挫折，以及浪费治疗师的时间。再者，来访者的性格问题将不会有所改善和解决。

举例1

Randy，男性，41岁，因为他在自己的婚姻中有一些害怕的问题，所以来向我做咨询。他结婚10年了，他和妻子有两个孩子。他的妻子总是抱怨他整天忙于工作，但他反驳说为了挣到现在的钱，他必须这么努力地工作。

Randy做生意挣了几百万美元，感到非常高兴。他出生于一个非常贫困的家庭，完全是靠自己读完大学，然后他就开始开自己的公司了。干了22年之后，他挣了非常多的钱。事实上，他显然不需要像他现在那样辛苦工作，但他对他的妻子恳求他多点关心和多花点时间给家庭反应非常迟钝。

我发现Randy在描述他的婚姻时，使用了很多外交辞令式的语言（反向形成），我向他指出了这个现象。他突然哭泣起来，说，"我不想伤害我妻子啊！"他一直被自己的母亲忽视，母亲是个酗酒者，而且他经常被自己的父亲暴打，父亲也是个酒鬼。他15岁便离开了原生家庭，与自己的朋友生活在一起，最后考上了大学，被大学收留，而且自己供养自己生活和上学。他不喝酒，但是个工作狂。他是知道这些的。

我建议 Randy 要做高频密集咨询，以便与我讨论他的这些问题。他开始是同意的。然而，大约做了一周的治疗，之后几乎每天都爽约。在接下来的三个周中，他只见过我两次，其他的约定都错过了。在月末的时候，我给他发去了治疗费付账单；他很快就付账了。

然而，在反思整个情境时，我猜疑他"与我保持一致"，这是他对待妻子的同样方式。每次他错过治疗时，他都打电话并留下信息说，他有一个会议脱不开身。我找不到机会与他讨论他的性格问题，因为他总是不在那儿。

在他接下来两次爽约后，我在电话中与他谈了谈，并告诉他，如果他确实不能来做咨询，那么对我来说，我为他继续留着咨询时间和收取治疗费用就没有任何意义了。他非常不情愿地同意了我的看法。我说，如果你有时间来跟我做咨询，我愿意会见他；他感谢我给予他的帮助，并对经常让我等他感到歉意。他支付了最后两次约定的费用，从此我再也没有收到他任何信息。

十年之后，我偶然在报纸上看到了他的信息，说他再婚了。他把他的生意卖掉了，那是一个非常大的庆祝活动。

Randy 的案例让我陷入了一个伦理困境。我认为，对我来说，他不来出席治疗而我收取他的治疗费是不合适的。他可能一直在设法向他自己证明，任何人都是可以买到的；我也猜想，他通过支付给我费用作为一种策略来安慰他的第一任妻子，因为她很担心他们的婚姻。无论可能存在什么原因，Randy 是在欺骗我——所以我们不能理解他的这种行为。我不喜欢他对待我的这种方式，尽管没有明确地进行讨论，我还是终止了这个治疗。

举例2

　　Bruce，男性，32岁，销售经理，因为一系列的工作问题来找我做咨询。由于 Bruce 忘记了几次治疗约定，他一直处于再约定治疗的等待状态。他既不喝酒，也不使用药物；他的医生一直给他服用一种兴奋剂治疗他的注意缺陷障碍，但他仍然"只是忘记"治疗。另外，他的妻子是一位肿瘤学家，一直忙于她的工作。他们在一起生活很富裕，但他总是感觉自己不如妻子。

　　他妻子是一个按部就班、事事依照日程安排表的人。他们结婚的5年以来，有一个孩子，而且她安排时间一周7天精确到小时。他们雇佣了4个临时保姆，按照不同的时间到他家来看护孩子。

　　Bruce 与他的妻子之间有一些互相疏远。他经常去不同的城市打篮球。另一方面，妻子也经常跟她的女朋友一起去网球度假。Bruce 一直没有信仰，而且他认为他妻子也一直没有信仰。然而，他们的性生活很痛苦；他们一个月才有一次性生活。他对此非常不满意，但他不知道是否妻子也不满意。[66]

　　Bruce 和他的妻子似乎对依赖的愿望感到很羞耻，互相指责性投射对方是不负责任的，而且似乎感觉对方都是恬淡寡欲的人，不需要性生活的满足。不幸的是，他们变得越来越疏远。

　　Bruce 经常"忘记"他的妻子安排的日程要做的事情。我向他指出，这与他的工作模式很相似，工作中他总是忘记做一些事情。Bruce 同意每周来看我两次。

　　几乎一成不变，他忘记了治疗约定。我向他展现了他现在对待心理治疗的方式，正是他对待自己工作和妻子的方式。Bruce 表示可以理解这个问题。然后他开始哭泣，并嚎叫说，"我真是一团糟啊！"我把这个现象看做是一个好的预后征兆：他的不负责任、压抑和拖延现在还不能被他接

---

[66] 有趣的是，这个案例展示出的许多动力学特征，最早由Levin（1969）在他的婚姻不相容的研究中描述过。

受（自我失谐的）。我没有打断他的自我批评和指责。

当他停止哭泣时，他问我是否还有希望。我告诉他，如果我们能够理解他不负责任的原因，那么预后将是好的。之后在治疗中，我们理解了他绝大部分的不负责（表面上是超我缺陷）似乎是有计划的：动机是让他得到惩罚；获取他从来也没有从母亲那里得到过的爱；以及表达针对他父亲的敌意，这是他从来也没有想到过的。（他一直在理想化他的父亲。）

我为 Bruce 提供了三年的心理治疗，频率是每周二次。他最后变得有责任心了，在与妻子的关系中变得更加灵活了，也不再掩藏他的攻击性了，于是也就不再自我惩罚了。他和妻子共同协商并制定了双方都能接受的日常工作时间表。

問題 59

要求服药的人

在目前美国民众当中，非常多的人在服用治疗精神疾病的药物。过去安定类药物的卖量最大，现在是选择性五羟色胺再摄取抑制剂（SSRIs）的工业生产值达到了数十亿美元。[67]

目前关于这些抗抑郁剂是否真的有效这一问题有很多争议。一些元分析研究认为这些抗抑郁剂的疗效并没有超过安慰剂。[68]许多其他研究认为对于那些焦虑和抑郁障碍的人服用 SSRIs 是有效的。[69]到我写这本书时为止，SSRIs 和 SNRIs（选择性去甲肾上腺素再摄取抑制剂）正在被用来治疗强迫性障碍、恐惧症、惊恐发作、抑郁症、PTSD（创伤后应激障碍）、青春期冲动性、注意缺陷障碍和伴有情感性反应的适应障碍（APA，2000）。

在问题 2 中，我总结了我对什么时候使用和什么时候不使用精神类药物的想法和认识。但是在使用药物治疗的适应症与使用动力学治疗、认知行为治疗和支持性治疗的适应症之间仍然存在很多争论。

更加复杂的情况是美国政府取消了禁止对公众进行处方药物宣传的药物广告禁令。自从药物广告禁令取消，美国成年人每天看电视的平均时间是 5 小时[70]，许多人就开始相信，让他们在心理上感到不舒服的疾病可以通过服用药物来搞定。

这样提供初级保健的医生们就被大量来开药的人围攻了。所有的治

---

[67] 根据美国疾病控制和预防中心数据（2011），"12岁以上的美国人中有11%服用抗抑郁剂"。

[68] Kirsch, Moore, Scoboria, and Nicholls (2002) and Fournier et al. (2010).

[69] Pizzi et al. (2011).

[70] Semuels (2009).

疗师必须要准备好回答那些正准备开始心理治疗的人所提的有关服药的问题。

简 短 回 答

首先，在美国关于任何治疗形式的开药行为都会涉及责任和伦理问题。一旦你要为任何人选择合适的治疗方法，你必须要与他们进行更多的讨论。

例如，一个成年人表现出情感激越和睡眠障碍，同时伴有严重的婚姻问题。你发现这个人很担心婚姻破裂，不断地指责配偶，正在对一段婚外情冥思苦想，就离婚问题已经咨询过律师，而且感到非常心烦。尽管如此，这个人还能继续工作，还能照顾孩子们，对自己和其他人也没有表现出有威胁。

此外，你没有发现这个人在其抽象能力、整合功能、现实关系或自我保护功能方面崩溃的证据。这个人在第一次访谈中能够与你形成相对信任的关系，而且似乎也是符合伦理标准的。换句话说，动力学心理治疗似乎符合其治疗的适应症。即使你认为动力学心理治疗是适合这个人的，但是你仍然需要告诉这个人还可以选择其他类型的治疗方法，在那个时候还可以选择：认知行为治疗、药物治疗、支持性治疗、团体治疗和婚姻治疗。

你需要向这个患者解释这些治疗方法的各种利弊，以及你为什么推荐他进行动力学心理治疗的原因。我对大多数人建议我们首先需要连续进行几次评估性访谈，然后看怎么选择治疗方法。在我们进行了几次访谈之后，我们会协商并决定是否选择以理解他们内心冲突为治疗目标的动力学心理治疗作为他们的最好选择。

小技巧

治疗师需要做好准备，一些来访者会要求你为他们开抗抑郁药物或其他药物。作为一个治疗师需要学会和掌握如何决定来访者什么时候需要服药（用药指证）的判断方法。我在本书的问题2和问题101（B）中，以及在另一本关于如何获得正确诊断一书（*Get the Diagnosis Right*）的第3和6章节中，都提出了一些关于使用药物的适应症。

这些精神类药物都有严重的躯体副反应，同时也会导致强烈的心理意义和影响。治疗师应该做出是否使用药物的决定（或者是单独决定，或者是对于非医师的治疗师要与精神科医师联合决定）。如果治疗师认为服用药物对于这个人来说不是最好的治疗方法，那么治疗师就不能允许这个人逼迫和操纵你为他开药。

在这个问题上一定要互相协商和互相有选择余地。如果来访者或患者决定他们不喜欢心理治疗或他们不喜欢我，那他们就可以选择离开。这也给了我一个选择的机会，如果我发现我不想为这个人提供他们要求的治疗，或我不喜欢这个人来咨询我，那我也不会答应为他们提供治疗。

当一个人来找治疗师，仅仅是在几分钟谈话之后，或者只是进行了半个小时的评估性访谈之后，或者在做心理治疗期间，突然提出要治疗师给他开药服用，那么你应该如何应对？

详 细 回 答

如果你认为服用药物是适应症（参见问题2，问题101B，和Blackman，2010)，理所当然地要进行药物治疗，或者直接开药给他，或者有必要的话就把他转介给精神科医师。另一方面，如果你认为药物治疗是相对不恰当的治疗方法，而且来访者适合接受个体心理治疗，那么应该把你的想法告诉他们。

我通常会对他们的服药要求补充一个评论。因为很多人是被精神药物广告轰炸过的，我会解释说，我们理解许多人可能正在服药，但是我认为过分相信药物治疗是一种转移注意力的方式。有婚姻问题的人需要去思考这些问题，并作出关于婚姻的决定：是离婚还是修复婚姻。他们可能需要熬过一段焦虑和难受的时间，这样他们才能想通这些问题。依我看来，给那些需要作出重要人生决定的人开出药物的行为可能是伦理方面的问题。

举 例

在2003年，我报告过一个我督导的案例，治疗师X是一位精神科住院医师，一位正在接受她心理治疗的男性患者要求她，把他正在服用的抗抑郁剂安非他酮换成百忧解。这个患者就这件事情对治疗师纠缠不休了20分钟，之后治疗师让步并同意了。在治疗师与我交流和讨论这个问题时，我们都认识到她是被那个男病人逼迫着给他换了药物，其实她知道百忧解会引发那个男人的性功能障碍。这是一种非常有意义的事情，因为那个男性患者对他的妻子不忠，而且对此感到非常地罪疚。

X医师和我都能够领悟到的是，她一直对人"太友好"了（反向形成），因为她对这个男性患者如此摆布她感到非常的愤怒，她对自己的愤怒感到罪疚。她在以后与我的讨论中也认识到，在某个无意识水平上，她认为这个男性患者应当受到惩罚，应当以一种丧失他性功能的方式被惩罚，因为他在欺骗他的妻子。[71]

---

[71] Blackman (2003b).

問題 60

移动治疗室家具的人

当我思考这个有趣的行为时，我脑子里面出现了三个来访者。有两个是男性，另一个是女性。

理论

依据来访者的精神结构水平，治疗师可以根据他们对你的家具做了什么，以此作为监测他们想法和思考的指标，或者你可以让他们注意到他们正在做的事情是有意义的。他们有可能不知道那是什么意义，但那却对他们理解自己的内心冲突能有所影响。

通常情况下，意义是指向治疗师的，特别是治疗师象征性地代表了来访者家庭中的一位人物（移情性阻抗），特别是曾经阻挠过来访者自主性发展的某个人物。

简 短 回 答

你所治疗的患者在容忍情绪或维持信任和共情方面的障碍越严重，你在治疗中讨论他们通过移动你的家具进行微小调整就要越少。

当你在治疗中提到这类移动家具的事情时，他们将会感到被攻击了，被推开了，而且会感到激动不安。对于你是否应该让来访者注意到在他们的"边界"上"设置界限"是有争议的，但以我的经验来看，面质来访者的这个行为是反治疗性的（counter-therapeutic）。

另一方面，如果来访者有比较好的情感容忍和抽象能力，你让他们注意到他们移动家具的行为，可能很有效地揭示他们与你关系中的相关象征性特征。然后你就可以把那个移动家具的行为与他们的症状学特征放在一起，这就可能会达到他们对自己内心冲突的理解和解决。

详 细 回 答

举例1

  Kelly，女性，62岁，呈现出心身不适的主诉。她知道她的这些身体不适是由各种情绪性冲突（精神性的）引起的。在治疗早期的开始几天，她批评我办公室里面的植物。我有一盆木棉无花果树放在我咨询室的角落里；她注意到那是一盆人造植物。当我邀请她向我多讲讲关于这盆植物的想法时，她说，"它太冷了。它是死的。你用不着去做任何养育的事情。你应该弄一盆真植物！"

  我马上告诉她相关的三个事情：她在使用某种她允许自己的方式攻击我，这一点她没有意识到；她正在把她的愿望转向攻击我，因为我没有"好好地养育"我的植物；她把从母亲那里感受到的挫折转到了我身上（然后又转到了我的植物上）。她确认了她的母亲从来就没有正确和恰当地关心过她，从来就没有和她做过游戏，而且母亲现在死了——就像我的植物一样。

  Kelly利用挨着长沙发的桌子向我"展示和说明"着什么。治疗的几年中，那个桌子告诉了我许多有关她思考的问题。当她感受到与我遥远时，她就放一杯水在桌子上面；每当她为钱而担心时，她就把手包放在上面；每当她感到要敞开时，她就把上衣放在桌子上面；每当她想讨论与家人的交流互动时，她就会把邮件放在桌子上；以及还放一些有意义的照片。

  在我指出了她想象中"有益地建议"去换一盆新植物所存在的敌意，而且也她理解了之后，我慢慢地接近了她使用我桌子的主题。在那个时刻，Kelly感到很舒服地依赖着我；因此，我对她使用桌子的行为进行思考是很适时的。她回答说我的观察是准确的，而且我使用桌子的象征来钻研各种问题。

举例2

Harold，男性，65岁，与女人在一起从来也没有感到安全过，尽管他一直与很多女性有长期的关系，但他仍然感到孤独和抑郁。他一直对自己不能维持一段关系而感到奇怪并指责自己。他躯体健康，而且仍然在工作，并认为自己还可以过几年好日子，他想让自己在未来的日子里面过得好一点。

随着我们探索了他的关系和导致他目前问题的人格特质，我注意到一种现象，每次他来做频率是每周两次的心理治疗时，他都会做一些仪式性的事情。首先，他坐下来，然后调整椅子的角度。然后，他要放松6分6秒钟，放松结束后把双腿伸开。接下来，他解开鞋子的鞋带。一旦他完成了这些程序，他便放松下来，并开始告诉我他的一些想法。

在为他治疗的头8年中，我没有针对他的这些行为仪式做过评论，尽管治疗了若干年之后，他自己对此有了评论。他告诉我，他喜欢这种在开始说话之前重复调整家具和放松鞋带的行为仪式。他还评论说他与我说话是感到多么的安全，而且当他放松和做一些自由联想时，他的收获是多么大。

由于他的仪式提供给了他在童年期从来没有体验过的安全程度，以及通过允许他用自己的方式移动椅子而保持了他的独立性，我花费了很多时间去帮助他理解他对女人的内心冲突，这样的异性关系通常会涉及自主性的挣扎，把女人推开，或女人打破一些他喜欢的仪式模式。

最后，等他讨论了这些模式之后，我认为他一直在我工作室进行的仪式行为可能与他的模式是有联系的。他感到惊讶，但很好奇。在那时，他认为他对我重新创造了一个情境，这个情境类似于在他儿时他曾经创造过的，那时是因为母亲忽视他。他曾经一直自己照顾着自己，重新安排他的家具（座椅），以及在他的房间里为自己"制造一个特殊的空间"，在那里他能保持着他所看重的东西。有趣的是，他对我继续着他的仪式行为，而我们再也没有去讨论这个问题。

在我给他做心理治疗期间，他与一个比他年轻10岁的女人发展出了一段令人满意的关系，尽管他每周只能见到她一两次。那个女人似乎也很满意这样的关系，而且在他结束心理治疗时，他们还在约会。

举例3

Bo，男性，38岁，一个成功的计算机程序设计员，在离婚期间来找我做咨询。他发现他一直爱着另一个女人，他瞒着他的妻子三年了，但他感觉到很激动不安。他与他妻子没有孩子，但他妻子由于得知了他的婚外情一直感到痛苦不堪。他的新女友与前夫有两个孩子，她的年龄比他大几岁。

Bo的母亲反对他和新女友交往，也反对他离开他妻子，以及反对他搬去和新女友居住。他与母亲发生了争执，他的母亲六十多岁了，而且已经离婚。他认为母亲的做法有点"不可思议"。

随着我们逐渐看清楚他保护自主性的方式，在男子气概方面的内心挣扎，以及他的妻子与他的女朋友之间的差异，Bo把他童年时对母亲控制的怨恨与现在对女人的反应联接起来了。

有一天，Bo把紧挨着躺椅的桌子从原来的位置移开了大约30厘米。因为他并没有在容忍情绪方面表现出软弱，所以我就问他，"你在做什么呢？"他说，"我在为我制造空间。"我对他说，"你不问我是否允许你这样做。"Bo感到很好奇，于是又把桌子挪回了它原来的位置。他问我，"可以吗？"我建议他告诉我他的想法。他告诉我说，我肯定是一个挑刺儿的傻瓜，过分操心他挪桌子的事情。他仅仅是想要一点"空间"。

令人吃惊的是，Bo并不能理解他在工作室中的行为与他对待女人的行为之间的联系。我展示给他看，他是如何努力试图找到"空间"的，因为他憎恨被束缚和限制，同时他想快速地逃离。他感觉他的身份正在被"操控和占有"，以及他正在被控制和去势（阉割）。

他知道他的这些感受与他的父亲有关系，父亲过去经常批评和指责他，父亲对他失望和悲观，而且没有去出席Bo的第一次婚礼。

在接下来的一次咨询中，Bo 迟到了 30 秒种。他说，"我迟到了。"我回应，"没多长时间。"他回答，"我迟到了一分钟，而且这表达了我对你作为一个父亲式人物的敌意！"我们把他指向其父亲的敌意与一直移动桌子的行为做了联接：激发起惩罚和反抗。

来访者移动咨询室家具的行动其实是有意义的。你如何去理解这个意义，以及你决定对此说些什么，都将是变化无穷的，这取决于来访者的问题和他们与你一起检查和反思这些意义的能力。

在等候室睡觉的人

每等几个月,当我进入等候室去迎接来访者的时候,我打开门却发现他们正在睡觉。我的等候室里面非常安静。我也没有在里面放音乐,而隔壁的咨询室也是隔音的。当我的助理在的时候,她在另一个分开的区域,不在等候室办公(参看书后面所附的咨询室图)。你如何理解这种行为?你如何处理这种睡觉现象?

简 短 回 答

大部分时间里,我把这种来访者在等候室睡觉现象,看作是一种他们对我感觉舒服和对我等候室无意识反应的征象,似乎我这里像一位妈妈温暖的怀抱一样。他们在某种程度上感受到像待在摇篮里面,于是他们就入睡了。当我打开门时,如果他们突然醒来,他们可能会说类似这样的话,"如果我睡着了,希望您不要介意。"我通常会回答,"不介意,挺好的。"然后我们一起走进我的咨询室。换句话说,我不会去尝试"解释"这种睡觉现象,除非来访者说出了一些让我必须做解释的话。

举例1

Frieda,女性,50岁,当我推开等候室的门时,她从打盹儿中醒来了。当她走进我的咨询室时,她开玩笑说我的等候室是一个"抱持容器"(holding tank)。还有一次,她把我要求对她进行治疗前的评估性访谈称为她的"面试"。尽管她的说法很有趣,我对她的两次玩笑也报以笑声,但是这其中的意义是令人感兴趣的,这与她在等候室里面等我时感受到的挫折有关系。

这种挫折感也出现在了她生活中的很多情景中，她一直也都表现得非常友善（使用反向形成防御）和以开玩笑应对，而不是去讨论对让她感到挫折的人的恼怒情感。类似这样的问题一直让她的婚姻名存实亡好几年，直到遇到我才有所起色，因此，这个现象应该成为一个需要严肃讨论的主题。我们追溯到了她对于母亲关系的渴望和焦虑，她的母亲似乎从来就没有足够快地同调过她。

详 细 回 答

理论

通常情况下，最好是把在治疗师等候室睡觉的来访者的行为看作是一种"正向的，对前俄期母亲的移情"，也有时候，来访者的睡觉行为或者可能具有高度象征化意义，或者可能是一种阻抗的形成。

举例2

Eileen，女性，42岁，当我进等候室叫她的时候，她正在打盹儿睡觉。她进入了咨询室，以平常的方式躺在长沙发上，然后她告诉我，她想继续睡觉。她开始打哈欠，感觉像是睡着了。她并没有进行睡眠剥夺治疗（按照规定的时间表睡觉）。导致这种现象的原因是她确实存在一定的睡眠问题，但这是由于她自己的挫折感和易激惹感造成的，当时她对我说，她是一个"孤独的和好色的、坏的集合体。"

她睡着了，她想睡觉的愿望不仅仅是因为他的睡眠不足，更主要的是与一个梦有关系：

"一个男人，我觉得是一个教授在那里。他看起来很像你。我也在那儿，但我很年轻。我的衣服正在滑落下来。我很尴尬，因为那个教授正在看我，可是他没有让我停下来。"

她对这个梦的想法包括反复地想着与我结婚的可能性有多大。反过来，那些幻想正在保护她不会感受到对前夫的巨大愤怒，因为前夫一直不支付他们上大学孩子的养育费。

换句话说，Eileen 在我等候室里面睡觉的行为象征了她想"与我睡觉"的愿望，以及也是防御她对前夫强烈愤怒情绪的一种方式。

高自杀危险性的人

警示：

在心理治疗的任何时候，来访者都有可能自杀。我在这里推荐的这些方法，无论如何都不可能是万无一失的方法。即使他们住在精神病医院里面，他们都可以自杀。而监狱里面犯人的自杀率是普通人群的三倍。

如果你正在为一个有着严重自杀风险（或有过自我伤害史）的来访者提供心理治疗，无论你如何小心谨慎或你的技术如何高超，你一定也会遭受到烦人的担心或惊吓。那些不去尝试具体自杀行为，但总是反复考虑自杀的来访者，似乎发生自杀的风险会低一些，但话又说回来，没有任何因素会确保有反复自杀想法的人不会发生自杀行为。

许多来访者或者有过自杀未遂史，或者反复不断地考虑自杀的问题。如果他们的自杀愿望很"迫切"（每个州的法律不同，定义也不一样），他们就需要住院治疗来保证他们的安全。不可避免地，他们住院治疗几天后就会出院了，这时就应该建议他们进行门诊治疗。

虽然有一些治疗指导原则[72]推荐让有自杀危险性的人服用抗抑郁药，服药会带来一个明显的并发症，那就是想自杀的人有可能会把过量服药作为自杀手段。服用过量的抗抑郁的药物是危险的，因此，给有自杀危险性的人开出抗抑郁药物确实有点两难。

让我们思考一下，如何着手处理那些没有过自杀未遂史，但正在反复考虑自杀的来访者；在这种状态下，这些来访者拥有合适的整合能力和自我保护能力，拥有一些自尊感，拥有一些信任治疗师的能力，以及一些对他们所说的话的诚实性（超我功能）。

---

[72] 美国精神病学协会治疗指导手册（2012）。

简 短 回 答

讨论把愤怒转向自体

如果来访者拥有以上的自我功能，你就可以去揭示他们愤怒的原因究竟是什么。他们把愤怒关闭在意识之外（情感隔离和压抑的防御），而且表现出友好的态度（反向形成）。所以这个暴怒的人并不能意识到愤怒，这里面包含着杀人的愿望。怀有愤怒和罪疚感的人可能使用转向自体（来防御愤怒），因此可能会整天冥思苦想着如何自杀。[73]

如果你能够发现他们针对谁愤怒和为什么愤怒，以及能够梳理出他们与愤怒相关的罪疚感受，那么，甚至完全有可能在咨询中，让他们看到他们是如何利用把自己的愤怒转向自体来缓解罪疚感和回避掉愤怒，但由此却产生出了自杀的想法。这个解释如果有效，就能够救来访者的命。[74]

举例 1

Jill，女，37 岁，一家国营公司副经理，由她的皮肤病医生转介给我。由于获悉她的头皮上有一牛皮癣小斑块，Jill 用她的脑袋猛击桌子，并且威胁说要去自杀。我立刻安排会见她，预期见到一个需要住院治疗的精神病患者。

相反，Jill 表现得泰然自若，感谢我来会见她，而且对她刚才的行为"紊乱"表达了歉意和尴尬。她仍然感觉到心情不佳。她和她的丈夫，Jack，一直是两地分居生活。他们对这种分居生活很满意，也喜欢他们的情境，而 Jack 与自己那患病的老母亲生活在同一个城市感到很满意。

他们结婚后已经很幸福地生活了 10 年。他们解决了大量的问题，决定只要两个孩子，而且一直安排着在一起见面的时间。Jill 对 Jack 与他母

---

[73] S. Freud (1917)，Menninger (1933)，和许多人后来都强调自杀未遂者经常（不是总是）会陷入强烈的暴怒之中，但他们通常都意识不到这种极端愤怒的情绪。

[74] Blackman (1994, 1997).

亲生活在一个城市感到很高兴，那么他就无须坐飞机去看他母亲了。我评论道，我猜想 Jill 正在忽视一些负性的事情：两地分居通常是一种很折磨人的生活（我面质了分裂、反向形成和合理化）。

她认可了我的推测，"艰难的是 Jack 的妈妈生活在 1.5 公里之外。"Jack 的妈妈"是个特别好的人"。他每天花两个小时与他的妈妈在一起。

我告诉 Jill 我认为她对自己的适应很自豪，而且不喜欢变得生气。她回答说："绝对是啊。我的妈妈一说话就狂吼和咆哮了好多年；我永远也不想成为她那样的人！"我说，"因此，你要做和你妈妈不一样的女人对你来说非常重要"（肯定她使用去认同的防御）。

Jill 同意我的解释。我说她似乎对她的丈夫和他的妈妈过分地友好，但是我怀疑，假如她感受到了对丈夫和婆婆的烦恼的话，她可能就对她自己非常愤怒。她也同意我的这个解释，而且感到很好奇。我补充说，通过不去想这个问题，她隔绝了她自己的恼怒，以便成为与自己母亲不一样的人。

Jill 笑了，"噢，我已经意识到这个问题了。前几天我有一个想法，Jack 的母亲早晚要死的。这难道不可怕吗？"我向她澄清了她对婆婆有死亡愿望的罪疚感。我说，罪疚感让她变得对人太友好，但这并不管用。相反，她把他的愤怒转向了自己：反复的自杀想法。她又说，"牛皮癣小斑块仅仅是我最近必须处理的一件事情。我认为你说的是对的，我只是很愤怒。"

大约一周后，皮肤科专家打电话给我说 Jill 感觉好多了，Jill 也与他的丈夫进行了讨论，而且 Jack 现在也减少了与自己母亲的联系。

详　细　回　答

那些有严重自杀想法的来访者已经丧失了他们对他们所爱的一些人的关联。因此，如果你准备为他们提供治疗的话，你与他们建立起共情神入的联接是最重要的。我称这个技术为，"强制客体关联"（forcing the object relation），如果来访者拥有足够的抽象能力、整合功能和现实检验能力，这个技术是很有用的。

在为那些不是精神病但有自杀危险性来访者提供心理治疗中的自杀预防措施，除了检查和探索把愤怒转向自体的方法之外，还包括以下一些自杀预防保护策略。

理论

对有自杀风险来访者的心理评估是一个复杂的过程。我已经在101防御机制一书中的第八章有所描述。

精神分裂症患者的自杀率是普通人群的1万5千倍。如果他们同时伴有自杀想法，那么他们自杀的风险是50/50。为有自杀行为的精神分裂症患者提供心理治疗是有风险的。药物、支持和不断地监测是必须使用的技术。但是，他们仍然存在比较高的自杀率。

有自杀行为的酗酒者（有可能是边缘性人格）自杀概率是45%((Blackman, 2003a，第8章)。以我的意见来看，如果边缘性人格的人有自我割伤行为，他们就处于精神病性状态(现实关系的功能崩溃了 [绝望感]，自我保护和自体／身体意象的功能也都崩溃了)的自我伤害期间，他们需要为此而接受住院治疗。

安全承诺

让有自杀行为的人同意和保证不去杀死他们自己而是向治疗师求助——"安全承诺"。从统计学角度来看，这个策略一直被认为是无效的，但统计学家并没有考虑有几个特定的因素。有时候，如果他们同意并承诺不去尝试伤害自己，那么你就可以帮助这些有自杀行为的人。我通常会要求这些人承诺，无论是白天还是晚上，只要他们开始想杀死自己的时候，就给我打电话。我每周7天每天24小时都会做接听想自杀者的电话。他们有我家里的电话号码，以及我的手机号码。

这种安全承诺可能是有效的，如果有自杀行为的人有：

- 责任感、公正和正直感，以及是可靠的人（比较完整的超我）；
- 冲动控制能力和情感的容忍能力足以阻止他们实施自杀行为足够长时间，以至于让他们能给你打电话；

● 对治疗师的共情能力。

强制客体关联（治疗师共情神入）

有自杀行为的人必须认识到治疗师正在承担风险。许多有自杀行为的人已经丧失了与其他人的情感依恋能力。因此，我坚持让他们同意处于危机时给我打电话，毫无例外，在一定程度上是出于我愿意为他们提供心理治疗的考虑。我称这种与来访者治疗性结合的建立过程为"强制客体关联。"如果这些人能够对你共情，那么他们很少会背弃他们的安全承诺。

举例2

Kevin，男性，29岁，保险业辩护律师，与Wendy结婚，她是一位地产税律师。他们在法学院相识。Wendy打电话给我说她很担心Kevin会自杀，因为他一直威胁说想杀死自己。她想与他一起来看我，因为她觉得他出了问题自己也有责任。

Kevin还在坚持工作，但是非常的急躁和敏感，睡眠也很差。我决定对他进行快速评估，如果他处于精神病性或紧急自杀危险状态，毋庸置疑，我需要让他住院治疗。

在我的办公室，Kevin说，他发现在他与Wendy相识之前，Wendy与法学院的熟人有过婚外情。他知道她在上大学期间与其他人有过关系（至于是谁他不知道），但是她以前从来就没有告诉过他法学院婚外情的事情。据说她曾经有过第二个情人，Kevin几乎要晕倒了。他说他很想用枪崩了自己。Wendy把他的手枪给了他的妈妈保管。

Wendy说显然自己在法学院时与其他男人的关系并没有什么结果。她之所以没有再提起那些事情是因为她想忘记那些事情。Kevin在他21岁的时候有过一次婚姻。他在认识Wendy之前也有过其他几个女朋友。

在我认识Kevin时，我知道他与他父母，以及与他姐姐的关系，他的受教育经历，以及他在大学里"有几次"滥用可卡因的经历。他有很多好朋友，但他从来不跟他们说自己的个人问题，比如他目前遇到的痛苦。

我决定尝试着为 Kevin 提供心理治疗，但他得同意：(a)每周来见我三次，和 (b)承诺不去尝试杀死自己的行为，而且如何他感觉特别想伤害自己的时候，就要给我打电话。他提出理由说负担不了那么频繁的治疗，而且他"可能会失控"。Wendy 劝他说他们可以负担起治疗费。Kevin 最后同意说，他愿意接受治疗而不愿意死了。

关于第二个问题，我感受到了鼓舞。Kevin 是诚实的，他没有与我签订他可能做不到的安全承诺。他没有仅仅是出于服从而同意不去实施自杀行为。他与我就这个问题进行了一番争论，这让我相信我们终将会理解他究竟是在对什么而感到愤怒。

Kevin 的人格整合性不错，抽象能力也是好的，他对现实的关系似乎也是合理的。他的自我保护功能是有效的。他的良心（超我）在烦扰着他；他也不说谎。剩下需要处理的问题就是是否他能发展出对我的共情性联接。

我与他争论自杀企图是一种主观意志性的行为；如果他非常想要实施自杀行为，他自己肯定救不了自己，这时候一定要给我打电话。他认为，"你肯定不想被烦扰。"我告诉他我想被烦扰；我们必须要理解为什么他认为他需要保护我"不被烦扰"。

他能够理解我的推想，但坚持认为他已经"陷入了困境，这是个绝境。"他说，"我想我已经没有什么可选择的了。"我没有止于他的这个回应，我想要看到我们一起工作的动机，而不"仅仅是顺从"。

理论：

当有自杀行为的人仅仅是表现出顺从行为的时候，治疗师千万不能认为他们同意安全承诺就"意味着不会自杀了"，这通常意味着他们仅仅是说他们认为你想听到他们不会自杀的表白（去分化，dedifferentiating）。[75] 最好的干预方式就是挑战这个去分化的防御机制，设法让患者真诚地同意，他们愿意真正地参与到治疗中来。

---

[75] 去分化（Dedifferentiation）首次被Mahler（1968）所描述，主要是指某些人放弃了他们自己的身份，完全变成了另一个人想让他们成为的那样——目的是保护他们自己不至于丧失另一个人对他们的爱。

我还会挑战他认为自己没有选择的想法。他其实有足够的选择：其他治疗师可能不会坚持主张我说的这些决定性的变量。一些精神科医生可能直接给他开药吃，而另一些可能直接让他住院治疗。

Kevin 不愿意住院治疗。他认为我是一个能够为他提供治疗的人；他不再想求助其他人了。我反复强调他没有陷入绝境。他最后同意：他没有陷入绝境，他将不去尝试杀死自己的行为，如果他感觉特别想死时，他将给我打电话，而且他将一周来见我三次。

我与 Kevin 做了三年心理治疗。他对家庭成员怀有极大的愤怒，但一直是在"有成就的男人"的赞扬声中长大，他"任何事情都能做对"。他药物滥用的事情一直是个秘密，他还有过几次一夜情。他的第一任妻子是他读大学时的情人。他对自己的控制能力感到自豪。

得知了现任妻子过去的性关系触发了许多他的内心冲突，这些内心冲突与他与母亲关系、对母亲的理想化，以及一些对他妻子的理想化有关系。他的失望（他一直对他自己隐瞒的）和他对关于成为"有成就男人"的愤怒现在都转向了他自己。其他的一些内心冲突导致了他的低自尊、抑制、和针对 Wendy 其他情人和针对他自己父亲的暴力愿望而产生的罪疚感。

治疗两年以后，我们一致同意，由于他的进步很快，治疗频率可以改为每周两次。之后我们逐渐减低他的治疗频率到每周一次，而且他在第三年当中结束了心理治疗。

大约五年后，我与我的妻子（她是一位律师）出席一个律师会议期间，Kevin 走近了我并握了我的手。他感谢我，并告诉我他发展得很好。他和他的妻子现在有了一个孩子，孩子也发育得很好。

他的其他治疗经过也很有意思，但这里要强调的重点是，我需要使用"强制客体关联"技术才能开始我们的治疗。

举例3

Linda，女性，31岁，一个儿科医师团队的办公室主任，主诉身体肥胖、抑郁情绪和婚姻问题来做咨询。她有三个孩子。她19岁就结婚了；结婚时她的丈夫23岁。现在他在城里上夜班，她为儿科医师团队工作上白班。

儿科医师对她的工作很满意，付给她不错的工资。然而，她的工作很繁重：她要作为一个后勤人员时刻准备着，帮助预约患者与医生见面，处理烦躁的母亲的投诉，而且兼职会计工作。医师们都很看重她的工作能力，并允许她在工作时间内灵活一些。她就可以每周两次请假离开工作来见我做咨询。

Linda 的母亲给 Linda 的孩子们寄来了一张贺卡，上面告诉孩子们应该憎恨 Linda，于是 Linda 开始有了自杀想法。Linda 去了弗吉尼亚海滩中的木板路上徘徊，考虑一直走到海里溺死算了。

Linda 的妈妈一直憎恨她好多年了，因为 Linda 一直不给她打电话，忘记她的生日，出去度假也不告诉她一声。Linda 妈妈不恰当的恶意做法让 Linda 感到非常地沮丧和绝望。

此外，她每天几乎看不到丈夫；丈夫还在睡觉的时候，她就要送孩子上学。他们的性生活减少了。还有，他们其中的一个孩子有情感方面的问题，但她几乎没有什么时间来陪伴和帮助这个孩子。

从她的成长经历来看，我们可以看到，她的抑郁症源自于她对丈夫愤怒的压制，某种程度上置换了她针对自己母亲的愤怒。Linda 把愤怒转向了她自己。她可以理解这些。

我使用了"强制客体关联"的技术，坚持要求她同意并承诺不能去实施自杀行为。她对这个协议有争议。我坚持认为实际上我是不可能去帮助一个杀死自己的人的；如果她想死掉，没有我的帮助她也是可以做到的。如果她想要得到我的帮助，我们必须要同意自杀不是我们的目标；因此，如果她感觉很想实施自杀行为时，她需要给我一个机会来帮助她。

Linda 以讽刺和嘲笑的方式说，"那么如果我想自杀的时候，你想要我给你打电话；那样就会帮助你睡得更好些，不是吗！？"沉默了片刻，我认识到她说的话有些在理儿，于是说，"是的，某种程度上对我来说是个安慰，这是真的。"她想了几秒钟，然后对我说，"好吧，我为了你就这样做。"我回应，"够好的了。"

在接下来的5年中，我们建立了建设性的治疗关系。在治疗期间，她离了婚，身体瘦到了68公斤，遇到了另一个她很喜欢的男人，而且辞掉了儿科医师团队的工作。她现在新工作的时间安排是早上9:00到下午4:30，她可以有更多的时间与丈夫和孩子在一起。她那个有情绪问题的孩子也上大学了，而且也在大学里接受了心理治疗。另外两个孩子已经独立了。

在一个18年后的对她的电话随访中，有一个圣诞节期间的电话，Linda告诉我她与第二任丈夫过得很好。她还在继续工作，一直从事一些业余活动，体重并没有反弹回去。她感觉很幸福。

理论：

Kohut (1971) 构建理论认为，当人的自尊受到冒犯时，他们开始感到他们不认识自己了（或者他们不喜欢自己了），他们就会体验到"攻击性崩溃的产物"。

讨论自尊

当人的自尊被贬低的时候，他们会变得容易激惹，而且可能会猛烈攻击其他人和他们自己。这可能是由于他们的身份崩溃而导致的结果。

自尊水平的极速下降现象可以发生在那些退休，以及不再拥有"商业身份"的生意人当中。他们会变得容易激惹和对自己很挑剔。他们中的一些人会有想自杀的感受，这是由于他们的身份相关问题所引发的。治疗的一部分是促使他们开始思考他们的身份，以便让他们认识到丧失身份的某些部分引发了他们的悲伤和痛苦，以及要帮助这些人建立身份中新的部分。

探索 "继发性抑郁"

"继发性抑郁"发生在那些有人格问题的人当中，他们的人格问题总是给他们带来麻烦。一旦他们处在麻烦中，他们就感到无路可走，或者会产生极大的痛苦，于是他们就会变得很不愉快。他们有可能会产生自杀想法。

我把这种情绪抑郁称为继发性抑郁，因为导致这种抑郁的根源是性格问题。这种常见的性格问题包括：(a)拖延，导致了稍后在一些重要事情中被惩罚；(b)令人讨厌和憎恶，导致被人际排斥（通常是现实中）和孤独；(c)冲动，导致人进入性化的关系中，这种关系几乎总是令人失望的；(d)迷恋工作和僵化，限制了人在他们的生活中的人际快乐；(e)慢性被动，导致错过各种机会和由于那些丧失所致的悲伤；(f)一针见血（needling，挑剔别人的弱点），导致其他人会对其进行报复性惩罚；(g)偏执型特质（那些想象其他人是反对他们的人，这让他们感到不愉快，而事实上并不是那样的）；以及 (h)对患有精神疾病的家庭成员的共生性依恋，这些家庭成员往往是缺乏反应的，反应的缺乏引发了来访者感觉到无价值感，这是由于来访者在减轻亲属的精神疾病方面是无力的和无能的。

在这种情况下，解开性格障碍的根源是治疗的选择。

举例4

Walt，男性，31岁，工程师，他在一家大公司工作，很快就晋升到6位数薪水的职务。然而，当他来找我做咨询时，他请的是行政休假，按照他与公司的合同，他将在6个月之内离职。他还在维持与女人的关系方面存在问题，尽管他尝试与女人有一些价值的情感交往。他从来没有结过婚。

随着Walt描述他在工作中是如何与其他人交往的，慢慢地，我清楚地看到，他在必须要批评的情境中表现得极端挑剔。你可能没有想到这将会是个问题，但他说话的方式带有很强的敌意，以至于别人会把他当作一个讨厌鬼。他被其他人认为是 "高高在上的人"，他的上级也不赞成他的行为。

当 Walt 在抱怨别人的时候，他不能意识到自己的敌意和他表达自己时的优越感。当我指出他具有令人讨厌的挑剔的性格特质时，他感到很惊讶，但能够理解这些。

我们追溯他的这些性格特质源于他的母亲，他的母亲经常"像水手那样野蛮和诅咒"他。Walt 与其母亲的认同和对他那被动的父亲的去认同导致了他在工作中陷入困境。当他离职前休假时，他变得抑郁了，而且出现了反复的自杀性想法。

他的抑郁情绪大部分原因是基于对失去工作的沮丧感。我们也看到了投射性指责别人、一定程度的否认现实、社会技能的抑制，以及无意识地触发惩罚等的防御现象。所有这些防御机制，加上他针对母亲和父亲的愤怒，都参与并促成了他那"令人讨厌的挑剔"的自毁性人格特质。[76] 正是这个人格特质使他不能被公司继续续聘。没有被续聘和失去工作引发了他的抑郁情绪。

我在为有自杀行为的来访者提供心理治疗的工作中，也不总是那么幸运。有一些来访者在接受我的治疗过程中出现了自杀未遂的现象，即使他们曾经同意并向我承诺过不实施自杀行为。

今天，如果正在接受心理治疗的来访者出现自杀未遂，我会转介他们接受住院治疗，或转介他们接受其他治疗师的治疗。我认为来访者在心理治疗期间出现自杀未遂现象，这就说明来访者对治疗联盟的破坏太严重了，而且表现出了对我的极端不信任（客体关系功能缺陷），以至于不再能维持门诊的心理治疗方式了。

许多精神科医师使用抗抑郁剂来治疗有自杀行为的患者，而且每隔几周或几个月才能见到患者一面。一些有抑郁情绪的人也可能需要每周

---

[76] 附带地说说，我也在女性中看到了这种特征，这种女性经常认为她们的这些特征非常合理，并且更能意识到她们的评判性。她们倾向于认为自己是不具有危险性的，因此经常会否认她们的摧毁－攻击性愿望和愤怒情感的强度。

一次或两次的支持性心理治疗，这种治疗可以由社会工作者或心理学家提供。我非常地尊敬做这些工作的同行们，因为他们愿意冒着很大的风险来为那些严重的患者提供心理服务。

关于伴有自杀行为的抑郁情绪患者的一个反讽是，即使他们符合许多自杀危险因素而很有可能尝试自杀行为，但大多数人可能并不去真正杀死自己。在许多年以前，治疗师尽管对抑郁情绪的人进行了各种形式的治疗，但还是有些人确实是自杀成功了。这种现象总是一种悲剧，而且通常会令人吃惊。通常情况下，自杀危险因素甚至不会表现出来——但接受心理治疗的来访者，一直采用一种"好像"（as if）的方式来进行他们的社会生活[77]，这种虚假的生活方式掩盖了那些随时想杀死自己的迹象和表现。

即使当你已经解释了意义、、来访者被高频率会见、已经签订了安全协议，以及服用抗抑郁剂，自杀未遂或自杀仍然可能发生。

就像我在我写的前几本书中提到的那样[78]，治疗师应该重视来访者的自杀未遂，不管自杀未遂多么轻和多么不重要。即使是青春期少男少女，由于他们所处的发展阶段特点，他们具有更强烈的冲动性，自杀未遂总是涉及他们以下各种功能的崩溃：

- 身体意象
- 自我保护
- 现实关系
- 导致暴怒和暴怒转向自己的自尊

---

[77] Deutsch (1942).

[78] *Get the Diagnosis Right and 101 Defenses.*

当单独使用 CBT 无效的时候

当特定的问题出现时，那些接受认知行为治疗的来访者也可能从合并的补充技术中获益。有些来访者在治疗中碰到了障碍，因为不能遵循他们的 CBT 治疗师所给出的临床指导。另一些来访者需要对导致他们功能不良性情绪或适应不良性行为（问题1）的各种内心冲突，进行深入的理解。治疗师该如何处理这个问题呢？

简 短 回 答

首先，稍微回顾一下 CBT 的知识：

那些遵循 Beck (1967) 的 CBT 原始构想和推荐方法的治疗师，一般都会聚焦于来访者的当下生活事件和被 Beck 称为的那些"负性认知三角"。这涉及了关于未来的各种悲观信念，关于情绪性问题不可变化的各种信念，以及这个世界充满了苦难的观点。在 CBT 当中，治疗师一般设法去识别出这些信念，去面质它们，以及通过认知性练习（包括家庭作业）来修正这些歪曲的信念。

后来的 CBT 理论变得非常复杂（1980s），并涉及 Beck 称之为 SAS 的工具（社会性依赖－自主性评估量表）。"社会性依赖类型"需要情绪性亲密、依赖满足和养育，没有这些能力，来访者就会出现抑郁情绪。为了处理这些问题，Beck 建议来访者需要与治疗师建立热情的、共情性联接。

Beck 把社会依赖人格类型从"自主性"人格类型中区分了出来。自主性的人所关心的是独立性和要完成的目标，而且如果他们不能完成目标，他们就会变得自我批评——"内源性"抑郁症。对此的治疗通常涉及鼓励患者朝向更加现实的目标而努力工作。

　　当行为技术被增加进来的时候，治疗师可能会建议来访者在某种程度上改变他们的行为，以至于更加具有适应性。有时候，"满贯"（让来访者想象他们处于最严重的恐惧中）或其他的脱敏技术也被使用，连同放松技术和正念冥想训练技术也一起被使用。

　　我督导过一些CBT治疗师，他们报告许多接受治疗的来访者不做治疗师要求的家庭作业。另外，当治疗师尝试去让来访者重新思考他们的理想时，有时候CBT将会失去功效。在这种情况下，当治疗师尝试去理解来访者是如何进行"阻抗"的时候，CBT可能会更有效。

　　也就是说，当来访者能够面对他们指向治疗师的反权威者的感受时，能够面对他们是如何激发来自治疗师的惩罚时，以及能够面对这些态度在自己童年和青春期的根源时，来访者往往会做得比较好。

详　细　回　答

　　当你进行CBT时，你应该考虑以下几点：

● 在各种现实知觉的问题被澄清之后，CBT能够激发出更加严重的抑郁情绪。当CBT治疗师阐明了来访者对现实的知觉歪曲模式时，这种作为一种技术的"现实检验"也可能是作为针对现实否认（一种防御机制）的一种面质（问题1）。当这种情况发生时，来访者其实并没有感觉抑郁情绪有所减轻，而可能会有一段时间感觉抑郁情绪严重了。这种现象并不意味着CBT的疗效是失败的。然而，如果患者在那个时候由于抑郁情绪加重而指责治疗师，治疗师必须要有所准备对他们指责治疗师的愿望进行解释，以便能够纠正他们的现实感，即结果是更加痛苦的现实（投射性指责）。

● 有些具有高度理想的来访者，如果不是因为以象征化为基础的抑制机制在运作，他们是可以达成那些理想目标的。因此，只有那些具有不现实的高度理想的来访者需要重新思考他们的理想目标（或者降低他们对自己的期望值）。那些有能力获得巨大成就的人应该设法去理解是什么在抑制着他们。

理论

Kohut (1971) 的理论认为，那些低自尊的人需要从治疗师那里吸收（内射）更加积极的意象。这种支持性（自体心理学）技术通常是被需要补充进入 CBT 的干预策略中的。

- CBT 是为了来访者他们自己的现实性评估而准备的，这些现实性评估可能被许多特征所歪曲。当自我意象的歪曲成为来访者问题一个部分时，其通常要求治疗师在恰当的时机对他们的自我力量进行肯定和确证（affirmation and validation）。
- 正如我提到的（问题 33）那样，治疗师与来访者建立一种温暖的、共情性联接，尽管有时候对于治疗来说这是一种有价值的资源，但当来访者发展出了色情性移情的时候，这种温暖的共情性联接可能就成为了问题。对来访者的心理能力有信心的 CBT 治疗师，需要对治疗中出现这种复杂的并发症的处理有所准备。

举例

Amber，一个 CBT 女性治疗师，来找我要求督导一个案例，这个案主的名字是 Joel，单身男性，36 岁，一所高中的英语教师，主诉情绪抑郁。Joel 体重超重，而且被许多女孩子拒绝约会。他的自尊水平比较低。

Amber 在对来访者进行 CBT 治疗中遇到了一些问题。她一直设法帮助 Joel 调整他要找到"完美女人"的理想，并给他留了家庭作业——把关于他自己的积极看法写下来，以此来缓解他的自尊问题。

经过几个月每周一次的治疗，Amber 怀孕的肚子变得越来越明显。这时 Joel 表达了对自己的贬低。他把自己的不利处境与 Amber 的丈夫作了比较——Joel 认为他永远也不会找到像 Amber 那样友善的女人结婚和抚养他的孩子。Amber 一直设法向他反复保证，他是一个有价值的人，但基本不起什么作用。

近来，Joel 一直在询问关于 Amber 怀孕的情况，而每当 Amber 很有礼貌地设法"反问"（redirect）他的时候，他感到更加沮丧了。

我很同意 Amber 的想法，她需要改变治疗技术。首先，我建议她更多地了解一下 Joel 原生家庭的情况。她告诉我，Joel 实际上已经告诉过她很多关于他童年的事情，但由于 CBT 不太强调这些早年成长内容，所以她没有关注他早年的事情。她所知道的是 Joel 有一个小他 2 岁的妹妹，还有一个小他 4 岁的弟弟。在弟弟出生后，Joel 的体重增加了很多。

Joel 描述他的母亲整天为孩子们操劳，是一个"伟大而紧张"的女人。Joel 一直帮助母亲照管他的弟弟和妹妹。在他 11 岁的时候，爸爸和妈妈分居了，而他的妈妈变得非常抑郁。于是他给了妈妈很多帮助。他的妈妈没有再结婚。他决定上本地大学，为了帮助妈妈，他住在家里走读上完了大学。

这里有太多的材料需要去理解。大概过了几个月，我帮助 Amber 去与 Joel 讨论他的问题，而且讨论很有成效。他们最终获得的理解包括以下一部分：

◆ Joel 对妈妈又生了两个孩子，并且剥夺了妈妈对他的关注这一事件是非常愤怒的，但 Joel 因此也感受了罪疚感。由于这个罪疚感，他一直表现得"好"（反向形成），而且关闭了他的愤怒情绪。他的罪疚感也使他变得抑郁了。

◆ 由于同辈手足之间的竞争，Joel 对 Amber 感到非常愤怒——他把自己针对母亲又怀孕两次的愤怒移转（移情）到了也怀孕的咨询师 Amber 身上。然而，由于 Amber 向他反复不断地保证和确认，所以他在治疗中感到了罪疚。因此，在无意识层面，他把他的愤怒转向了他自己，于是情绪变得非常抑郁。

◆ Joel 感受到了与 Amber 丈夫的竞争，这在很大程度上就是他感受到与自己父亲的竞争在治疗中的翻版。由于他的父亲在他 11 岁时离开了家庭，他的丧失感使他已经产生了的罪疚感变得复杂和严重，而他的罪疚感源自于他的母亲把他当作了一个丈夫代替者，以及把他当作了他弟弟和妹妹父亲的代替者。所以，Joel 也对他与 Amber 丈夫的竞争而感到罪疚，这导致他的情绪更加抑郁。

◆ 为了缓解他的抑郁感受，Joel 进食量变得很大。肥胖导致了许多女人拒绝与他约会，与女人建立关系的失败现象（无意识中）也减轻了他的许多罪疚感。

由于 Joel 理解了自己，他的感觉好多了，摄入热量减少了，体重也减轻了。于是，他在与女士约会时就可以成功了，这进一步增加了他的自尊水平。

那些与前任咨询师有过不好经历的来访者

在这一节中，我们会例数来访者与以前咨询师的一些不好感受，他们：(a) 在治疗中睡着了，(b) 治疗费收的不合理，(c) 忘记来访者很多事情，(d) 破坏惯常的治疗边界，(e) 不能胜任和 / 或在为来访者提出建议时出现错误判断，以及 (f) 公然地勾引来访者在治疗室中发生性活动。

简 短 回 答

简单地来说，曾经有过任何这些咨询经历的人都倾向于在与你的治疗中最小化他们的情感反应，而预期着你与他们以前经历过的咨询师是一样的。对于他们来说，最好的办法就是在治疗中能寻找到他们预期你是忽视他们的（或打瞌睡的）任何证据。我遇到一些这样的来访者，当我不能为他们提供治疗而取消约见时，他们期望我收取他们的费用（！），因为他们曾经看到过他们以前的咨询师这样干过。有些来访者曾经去看高龄治疗师，这些治疗师会忘记他们曾经讨论过的许多事情。

有些以前的治疗师可能是太爱"闲聊"或过多地自我暴露。在我的治疗室中，那些表现出沉默不语或小心谨慎的来访者，期望我把他们作为我的治疗师。[79] 还有些来访者，他们以前的治疗师是精神病人或精神变态者；这样的来访者可能一直被一种离奇的和不合法的方式对待和操控着。最后，如果他们与以前的治疗师有过性交经历，他们很有可能极度恐惧在治疗中表达对你的性幻想，因为他们很害怕再次出现过去的经历。

当来访者隐瞒他们的信息时，治疗谈话就会变得困难，经常会迟到、

---

[79] Searles (1965).

爽约，或者甚至在治疗中说话太多，你应该能看到他们预期你与他们以前治疗师一样的"质疑线索"。你可以去探索这种可能性。如果来访者确认了这一点，这就可以净化治疗氛围，以便获得更加有成效的治疗性工作。

举例

Bradley，男性，36岁，正处在与妻子离婚的过程中。他对此感到非常心烦，不断地指责他的妻子，并害怕自己将会孤独地生活。

当他打电话预约咨询的时候，他就问如何才能到达我的办公室。我告诉了他几种办法。然而，当我去等候室叫他时，他却没有出现在那里。过了几分钟后，他打电话给我说他迷路了。那天他把我告诉他的地址和来的路线都记下来了，但是他忘记把记录放在哪里了，并试着看看能不能找到我这里。他电话里面又让我为他指路，我又告诉他如何走才能到达我这里。大约15分钟后，他到了。

当他进入我的助理所在的办公区时，他对自己的迷路表达了不满意和自责，并说他非常地不确定为什么他会这样。我开玩笑地对他说，"哦，你差一点就不必今天来见我了。"他的回应是放声大笑，他承认他同意我的说法。

他在我办公室坐下来之后，他想起了过去与一位女性治疗师的治疗经历，那位女性治疗师在治疗中睡着了，即使他们彼此面对面，而那时候他正在说话。当他把治疗师叫醒时，她告诉他说，他的交流方式太枯燥，以至于她睡着了。他感觉到治疗师在指责他，但又认为确实是这样的。他与这个治疗师做了一年治疗。另外，她似乎总是记不住他说的事情。他也设法去弥补治疗师的记忆问题。最后，他告诉我他忘记了以前那个治疗师的名字。我表达了对他这个遗忘感兴趣。几分钟之后，他又一次笑了起来，并说，"是 Cutler，Cutler 女士。"[80]

我问他在笑什么，他说，"我想到她在小瞧我，或者什么。每当我见

---

[80] 这不是以前治疗师的真实名字。我已经把这个人在本次治疗中向我表达同类幻想的名字替换成了一个假名字。

到她时，我总是感到渺小和无能。"过了几分钟，我们就理解了为什么他会忘记来我办公室的路。他一直不想面对那些对 Cutler 的感受，于是由于这个原因，他预期我对他不感兴趣，会批评和指责他，或者贬低他。

详 细 回 答

诱惑的受害者（和迫害者）

有一种特殊的情况非常复杂，那就是以前的治疗师曾经性诱惑过某些来访者。我治疗过一些女性来访者，她们都被以前的治疗师性诱惑过。另外，我治疗过的两位女性治疗师在治疗中向我承认，她们都曾经性诱惑过接受她们治疗的男性来访者。这种在治疗中发生严重不正当的失职行为的意义是多种多样的。它们包括：(a)被动性，(b)变被动为主动性，(c)依赖愿望的性化，(d)触发惩罚，(e)无意识表达敌意和蔑视，(f)抵消通常对突破边界的超我禁忌，以及（g）各种儿童幻想的行动活现（enactment）。

为那些曾经被以前咨询师性诱惑过的来访者提供心理治疗是一件特别困难的工作，因为他们怀有非常大的暴怒（渴望），而这些强烈的情绪从来就没有在治疗中被检查和探索过；他们通过与他们的治疗师见诸行动所谓的爱（或者治疗师与来访者见诸行动）的方式，把强烈的暴怒（渴望）维持在无意识中。

我一直不能为那些曾经性诱惑过女性来访者的任何男性治疗师提供心理治疗。我对这些男性治疗师感到非常的不满和指责，就这个问题来说（问题66），我认为他们更像一个迫害者而不是一个治疗师。当这个问题成为了一个主诉，而且治疗师处于被他的行业许可委员会惩罚当中时，我会明确地谢绝为他们提供心理治疗。我认为这涉及了我能提供有效治疗的个人局限性。我不愿意为那些能激发出我强烈负性反应（问题71）的人提供治疗，如果我不能够尽力为他们提供服务，我想对这些人也是不公正的。

相比之下，Gutheil 和 Gabbard (1993) 写了很多关于为性诱惑来访者的治疗师提供治疗的文章。但是，除非你接受过处理那些滥用角色的治疗师的专业训练，否则我建议你不要试图为他们提供心理治疗，因为他们的超我可能存在缺陷。

那些曾经被他们的治疗师性诱惑过的来访者在很大程度上是可以被治疗的。但他们对你的期望（源自于前一个治疗师的"移情"）一定要在治疗工作中尽早被探索和讨论，否则他们通常将会退出治疗（移情性阻抗）。

不公正的收费

有些来访者遇到的情况是，当治疗师缺席时，他们仍然需要支付治疗费。在这种几乎是无法想象的情况中，他们会被动地允许他们自己被治疗师虐待和欺凌，而这种被动性应该作为一种防御性操作而得到检查和探索。另外，他们可能一直在使用着批评性判断的抑制机制（一种防御性操作），以至于他们不能把治疗师判断成为"坏的"，因为那样做会让他们体验到罪疚感。

被忘记的人

那些经历过被以前治疗师忘记所说事情的来访者，通常把他们的治疗师看作是母亲或祖母，因此会原谅他们"有些衰老"或"有点糊涂"。在你与他们的治疗工作中，这些问题也应该被讨论和阐明。

突破其他边界的受害者

打破一些不是很严重的其他边界，对于来访者仍然会产生一定的负性影响。我治疗过一些在各种心理健康学科中的受训者，他们都向我抱怨过有些督导师太过于侵入这些学员的个人生活。

在我接受训练的时候，一位新的督导师询问我治疗的来访者的名字，因为他认为他的女儿与我的这个来访者约会谈朋友。我表示反对，并停止了督导。

其他问题

我也见过一些来访者，他们以前的治疗师给过他们非常不合适的建议。这些建议包括，"不要谈你的妈妈""不要让你的丈夫侥幸逃脱惩罚"和"你应该对你的老板更坚定和更狠些"。对我来说，能给出这种建议的前任治疗师，很明显他们不是客观的，而且是基于一些预期的偏见过早下结论的后果。有时候，治疗师的行为更像是一个鼓动者、一个律师，或一个朋友，而不是一个客观的心理健康专业人员。

通常情况下，在治疗中的来访者会理想化他们的前任治疗师，他们是被动的，并且把前任治疗师体验为比较好的父母。当你会见他们的时候，正如我前面提到的那样，去探索他们这样的期望是否是指向你的，最好的办法是向他们解释他们的这些反应形式。

问你问题的人

治疗师如何处理这个困难问题取决于来访者所提问题的性质和在治疗进程中问题出现的时机。

> **警示：**
>
> 治疗师说什么话取决于你是否知道来访者所提问题的答案！

我可以把来访者经常提出的典型问题划分为三个类型：问题是关于：(a) 治疗师的，(b) 他们自己的，或者 (c) 其他内容的。

简 短 回 答

你可以回答绝大多数关于治疗师的问题，答案基本上是公开知道的，或者不是太具有侵入性的。否则，他们可能会感受到你在与他们玩游戏，以及你在侮辱他们的智力。同样，你也可以回答绝大多数你知道答案的问题，基本上你对答案有把握的问题。

治疗师不要去回答关于你自己的且太有侵入性的问题；而是要在治疗中面质来访者提出问题的侵入性，并且寻找和探索以下内容：

- 来访者在与具有侵入性的父母认同（与攻击者认同）；
- 来访者在幻想你和你的家庭（从他们的原生家庭转移出来）。

不要去猜想你没有把握或不能确定的答案，无论这个问题是关于什么内容的。最后要记住，许多来访者是通过问你问题，来回避思考或揭示关于他们自己的问题（性格防御）。[81]

详 细 回 答

第一类：关于咨询师及其受训背景的问题

在治疗开始的初期，来访者询问你的职业训练情况是有现实基础的，而且你应该回答他们的问题。那些关于你的公开信息，即来访者可以从你的网站、商务人际网站、微博或脸书，或社区中熟悉你的人那里都能够获取的关于你的信息，你都应该承认。例如，如果有来访者问我，"你是 Susan Blackman 的丈夫吗？"我会简单地回答，"是的。"依据情况的不同，我可能会补充道，"关于这点，你有什么想法吗？"或"你认识我妻子吗？"在过去的几年中，我也会被问道，"你是 Ted Blackman 的父亲吗？"我也同样会回答。

接受我治疗的有些来访者，他们接受过医学或精神卫生学科的训练，经常会在治疗的开始初期询问我的临床训练情况。我通常都会实事求是地回答他们的提问，当然是作简单的回答。我有时候会增加一点幽默性，这取决于接受我治疗的来访者的人格情况。

第二类：关于他们自己的问题

我怎么了？我什么时候能好？

那些关于诊断和预后的问题是对抗性游戏，你应该尽你最大的能力去回答这类问题。但是，你回答这类问题的时候，注意不要让来访者产生你有可能无法满足的预期。

如果你的来访者在人际共情、信任和亲密关系方面存在问题（ETC——

---

[81] Robert B. Parker（2009）在他写的《黑夜与白天》一书中呈现了其中少有的对解释性治疗方法的现实主义性描述，这种技术是在虚构的工作中表现出来的。主人公是一个警察局局长，他每周一次去看精神科医生。那位精神科医生反复地面质局长关于他的性格防御方式，他通过不断地问精神科医生问题来回避讨论他自己的问题。于是警察局局长学会了这种方法，并把这种技术运用在他审问别人的时候。

表明存在客体关系问题），那么当他们问我治疗需要多长时间时，我会解释说，你的问题尽管是能治疗的，但确实也是非常困难的问题——但很有可能需要好几个月。

通常来说，我不能够确定某个人的治疗时间会有多长；我承认这是不能被确定的事情。我习惯在初始协商治疗期间设法向来访者澄清这个重要的内心冲突，如果我能觉察到了它，以及如果来访者处在一种澄清这个冲突对他们是有帮助的情绪状态中。这个冲突的澄清会让来访者知道心理治疗是如何进行工作的，我们有可能获得什么样的领悟。

我应该去看医生（关于一些躯体疾病）吗？

举例1

Leo，男性，65岁，房地产总经理，一直与我进行每周一次的心理治疗已经有几年了，我们一起理解了他对工作的被动性，对妻子的被动，以及批评和挑剔的性情。有一天，他告诉我，几天以前，他从家里的楼梯上摔了下来，而且跌伤了肩膀。他去了社区医院的急症室，那里的骨科医生给他做了检查。他没有带来X光片，他感觉肩膀还在疼痛。他说他只能抬起他的手臂到肩部水平，并且演示给我看。他询问我作为一个大夫的意见是什么，并笑着说，他把我放在了另一个角色上（！）

我提醒他我不是骨科医生，但是我认为他应该得到我的第二个建议；我怀疑他的肩关节囊的肌腱套出了问题。我把他转介给了一位我熟悉和信任的骨科医师。那天Leo去见了那位骨科大夫，而且几天后做了肌腱套的手术。手术之后，他又进行了几个月的物理性治疗，他的手臂的运动功能又恢复了。我们从未讨论他问我那个问题的意义，然而，我给出他的肩关节肌腱套损伤的正确诊断，很简单地就导致了他对我的理想化。

我应该辞职或控告我的老板吗？

举例2

　　Selford，男性，32岁，一位剧场经理，主诉自己很"偏执"。他描述了他工作的剧场中发生的事情。很显然，有两个女演员给剧场的拥有者Carla发邮件告他的状。他们把大部分邮件复制给他看了，但Carle给他看了另外一些Selford认为根本就是虚构的信息，这些内容损害了他的名声，而且有可能会作为被解雇的依据。

　　他给我举几个例子，以说明他曾经与这两个女演员交流的过程。他认为这两个女人是倔强和对抗的，因此说话时他的声音稍微提高了"一点点"；她们控诉他说话大声喊叫和违反了职业道德行为标准。在另一份记录中，她们说他总是很早就离开剧场。他给我描述了很多记录片段，并让我看了一些她们写的东西。她们非常尖酸刻薄。

　　他很害怕这些女人"结伙"来对付他，也很害怕Carle偏向她们并相信她们说的话；那样他就可能被解雇了。他想知道他是不是有"偏执"特征，并问我有什么想法。我的问题是：我应该分析他的"偏执"吗？或者我应该建议他采取行动保护自己吗？

　　我们都同意，存在一种方式使他引发了他所担心的女人针对他的对抗和敌意；然而，似乎对我来说这是一个无法回答的法律问题。我解释说，我不知道他的权利是什么，的确是这样，或者他应该采取的程序是什么。我的理解是职业律师知道这些事情。他对我说是不是他需要去咨询一下律师。我澄清道，他的这些问题的现实层面让我感到很困惑，无疑需要法律的介入。

　　在接下来的咨询中，他说他咨询过律师了，而且他打算起诉剧场。那一段时间内他可能会入不敷出，而且就支付不起我的治疗费了。我祝愿他有最好的结果。我在默默地问我自己，他把钱花在律师身上是否可能是对治疗的一种阻抗，但即使是这样的话，他确实存在着明显威胁职业生涯的问题。

　　大约过了2年，在出席一个盛大的公共集会上，Selford靠近我，并感谢我当年给他的"建议"。在律师的帮助下，他摆平了剧场发生的问题，并且辞掉了剧场的工作，在一所当地的私立学校谋到了一份教师的位置，他说这是他热爱的工作。

　　在治疗的初期阶段，特别是初次访谈咨询之后，来访者向你提出的问题通常是你很难回答的问题。有些来访者就他们所面临的某些困难决定向你要建议，所提出的问题如下：

- 我应该向我青春期的孩子承认我在年轻时吸过大麻烟吗？
- 我该离婚或离开我的配偶吗？
- 我应该去拿个学位，还是在职业中发展？
- 我应该告诉我的配偶我有婚外情吗？
- 我应该向我的配偶谈我以前的性伴侣和性体验吗？

有一些方法来处理这些（显然是）非常复杂的决定：

- 指出这个问题意味着什么。邀请来访者与你一起思考（探索加上鼓励心智化）这个问题。[82]
- 指出这是一个"负载"问题和／或来访者正在通过向治疗师提问题来回避揭示他们自己的关于复杂主题的各种想法。
- 把问题与治疗中的其他材料做联接。（比如，"你刚刚向我抱怨完你的老板像个暴君，你就问我对希特勒有什么看法。这可能在某种程度上你希望我向你保证，我已经理解了你是如何感觉和看待像你父亲那样的非理性权威人物的。"）
- 发现和探索来访者希望你成为他理想化父母的愿望（移情）；例如，"当你问我是否也扇过我自己孩子的耳光时，我想你是在担心我可

---

[82] Volkan (2009) 所推荐的方法。

能会批评（因此会你感到被指责和口头上伤害）你；你对我的害怕似乎是由于害怕被惩罚（以便减轻你的罪疚感），这惩罚源自于你对妈妈扇你哥哥耳光时你的反应，你特别憎恨你妈妈那样做。"[83]

● 直接回答来访者所提的问题。[84]

---

[83] S. Freud (1919).

[84] Sheldon Bach (2006) 评论说，当来访者问你打算去哪里度假的问题时，你最好是直接回答。如果来访者问这个问题是有一些意义的，而不仅仅是因为人类的好奇心，那么你稍后就会知道。他认为治疗师不给出简单的回答是虚伪的表现，这会给治疗带来麻烦。

第五部分

治疗师对来访者的各种反应

概述

　　S.Freud 最早的一篇关于治疗技术的论文[1]主张治疗师应该保持中立，类似一面镜子，不能对治疗中的来访者透露个人信息。一百多年之后，针对这一观点出现了许多相互矛盾的态度。依恋理论家[2]、人际间理论家[3]、主体间性理论家[4]，以及关系学派理论家[5]都主张不应该太僵化。Freud 在自己的个案历史中就曾报告过，他与许多接受他治疗的人之间存在不那么中立的活动。

　　从整个对情感问题进行治疗的历史发展来看，我们发现关于个体治疗师应该如何与接受他们治疗的人们相处这一问题存在着争论。

小技巧

> 　　如果治疗师对来访者的态度过于中立，那么治疗师最终会错失很多机会并会激惹来访者。然而，如果治疗师对来访者太过于互动和"开放"，那么治疗师也会错失很多机会，也会最终激惹来访者。我经常告诉我的学生要从常识开始；也就是说，不要做那些具有性或操纵意义的事情，不要否认成年人都有性驱力。不要

---

[1]　S. Freud (1913).

[2]　Bretherton (1992).

[3]　Bonovitz (2011).

[4]　Renik (1998).

[5]　Mitchell (1990).

向来访者建议你不了解的事情，也不要以为来访者告诉你的事情完全都是真实的。治疗师谦恭有礼是好的，但讨好是不可取的。在应对任何人和处理任何情况时，这将是你所使用的相同类型的评判方式。

我的研究和经验都表明，在100年前，好的治疗师在治疗室中对待来访者是有人性的（和不冰冷的），而在今日他们也不冰冷。事实上，无论你所做的是哪一类型的治疗，患者能否感受到治疗师的共情性体验（empathic experiences）是非常重要的。（很多人会抱怨他们从外科医生和放射科医生那里得不到足够的理解。）

但什么是共情呢？简单来讲，就是你感受到了另外一个人所感受到的东西（更详细的说明见问题66）；更技术一些说，你所感受到的东西促使你愿意付出努力去帮助来访者理解他们自己。假如你对来访者的情感反应妨碍了他们自己的理解和改善，那么你的各种反应就被定义为"反移情"。

从荣格（Jung）开始（可见于电影《危险方法》以及后来的费伦齐（Ferenszi），都有治疗师与来访者发生性关系的事情。如今在美国，这种行为被看作是一种反治疗性以及严重违反伦理的行为。正如本书其他部分所谈到的，Celenza、Gutheil和Gabbard都曾经在关于某些治疗师身上发现的不同类型的精神病理进行过广泛地论述，这些治疗师可能很容易接受治疗中的来访者的一种抱怨，即"假如你真的理解我和关心我，你就会与我发生性关系！"

除了性以外，当治疗师变得对接受治疗的某些人"过分卷入（overinvolved）"的时候，他们之间经常会有象征性的互动—基于某种程度上设法解决他们的自身问题，而不是在治疗室中设法解决来访者的问题。敏感的治疗师要对这种类型的干扰保持警觉。

我知悉除了治疗师的情感性干扰之外，他们的技术错误经常与他们的经验不足、缺乏足够的训练、错误的干预时机，以及在给出解释或建议时出现了不恰当的措辞有很大的关系。甚至在那些情形下，尽管治疗师可能相对意识不到，但他们的各种感受仍然是形成技术性困难的部分原因。

什么是反移情？与共情有何不同？

当治疗师自身并不拥有与来访者相同的问题时（！），这部分的内容会相当有用。许多治疗师选择自己接受个人治疗而从中获益，以避免在来访者身上看到自己。

通过这部分的内容，治疗师将认识到反移情（countertransference）这一术语。这一术语一直被用来指代很多事情。我使用的是由 Irwin Marcus（1980）[6] 所主张的定义，他认为反移情是这样的一种现象：

- 是治疗师对接受你治疗的人或其所说的话产生的一种反应，
- 是源自于治疗师的思考或经历（治疗师或多或少能意识到），并且
- 它妨碍或者扰乱了治疗。

这种反移情的定义让我们能够把反移情与治疗师对来访者在治疗中所产生的许多其他反应区分开来。特别是与治疗师对来访者的共情区分开来。我们产生了与其他人相关的各种感受和想法可能表明是一种共情（empathy）——在这里我们想起了自己的平行体验、想象着他们的体验、构想着他们的冲突，或者与他们的感受"共鸣"和体验着他们的感受。[7]

---

[6] 我稍微修改了一点他的定义。

[7] Buie (1981).

对不忠诚之人的反移情

那些不忠诚的来访者会在治疗中唤起其治疗师的各种反应。

理论
男孩们的男性主控幻想出现在第一生殖器期（阳具自恋）。女孩们的女性主控幻想（"王妃"）也出现在第一生殖器期。这类成年人中的夸大幻想会影响治疗师并干扰他们对不忠实的来访者正在体验的象征性防御和严重抑郁情绪的共情。[8] 　　治疗师希望保护"受害"方配偶的愿望，会忽视被欺骗受害者的成年执行功能。一个遭遇丈夫欺骗的女性能够唤起男性治疗师对自己母亲和（或）者姐妹的保护性情感，或者在一个女性治疗师那里激起她自身体验的投射。 　　治疗师过分关注不忠诚行为的虐待性方面，有可能干扰你对治疗对象痛苦的理解。 　　（我在假设你没有错误地试图去治疗一个不能感受到罪疚的人；见问题 101B）

简 短 回 答

治疗师要小心提防对你们的来访者产生嫉羡、批评和挑剔，或者过分认同，同时也要提防对配偶或伴侣中被欺骗的受害一方可能表现出的保护。

---

[8] Marcus (2004).

详 细 回 答

要知道，有多少个治疗师就会有多少种反移情反应，要概括它们太难了，但我还是试一试。

当你治疗一个受罪疚感所困饶的欺骗者时，你要当心那些典型的反移情反应。异性恋的男性治疗师可能会发现，他们自己在嫉羡一位看上去比自己拥有更多性爱的异性恋风流男性来访者。嫉羡的反移情会发生在某些男性治疗师身上，他们没有像风流男人一样拥有那么多性体验，或者他们在个人情感关系方面感受到挫败。

同性恋男性治疗师可能会被一些同性恋男性来访者所进行的不安全性活动的狂热举动所吓到。

除了体验到嫉羡，男性和女性治疗师都会发现他们自己对男性欺骗者的批判和指责。欺骗者描述其故事的方式可能会唤起治疗师的批判反应。事实上，欺骗者可能在不经意地引诱治疗师去指责他们，以此来减轻他们自己的罪疚感（激起惩罚和外在化的防御）。假如你看出了这一点，你就要让此欺骗者看到他们是如何努力地去回避罪疚感。而女性治疗师会有一种认同受委屈妻子的倾向。

举 例

Joan，是接受我督导的一位女性心理学家，她报告了关于 Eddy 的个案。Eddy 是一位情绪抑郁的花花公子，他表达了对一段风流韵事的罪疚感，和不知如何是好的绝望和困惑。Joan 回应道，"你知道做什么事情是对的，你应该去做这些事情：对你的妻子忠诚，然后我们再来讨论你的矛盾情绪。"

Joan 感到很担心，因为 Eddy 同意了他的说法，但再也没有回来做治疗。我告诉 Joan，她可能已经不经意地认同了 Eddy 的妻子（"互补性"认同）[9]。Joan 立刻就明白了怎么回事，然后她意识到这与她认为忠诚非常重要的价值观有关——她能够想象到在这种事情上，妈妈曾经对她所说的话，就如同她对 Eddy 所说的话。

对欺骗丈夫的女性来访者所产生的反移情有一些典型的变异（我将再次赘述这一观点，即每一位治疗师的反移情都具有其特异性）。男性治疗师可能发现他们自己会幻想这些女人在性方面很容易上手。（异性恋男人最为常见的性唤起幻想就是关于那种在性方面"万种风情"[omniavailable][10] 的女人）。

如果你发现自己有这样的幻象，你可能还存在一些严重的问题没有被修通，这些问题涉及亲密情感、人际信任，以及对渴望母亲关注的罪疚感[11]（各种客体关系冲突），这些元素构成了你对这种女人的想象中性活动内容的基础。

女性治疗师在治疗情感上有不忠诚行为的妻子或者在身体上有虐待行为的丈夫，都会在安全感方面感到害怕（通过认同或由于母性的感受）；女性治疗师也会变得过分"理解"女人们的（口欲和依恋）"需要"，并因此在治疗这类女性来访者时体验到干扰，这些女性来访者怀有对男人的罪疚感与施虐/敌意之间的各种内心冲突。她们常常用表面上似乎是"爱"（loving）的性行为去阻隔和回避她们的施虐和受虐的性格特征（反向形成：意识层面感受到爱，而潜意识中憎恨着某人）。[12]

---

[9] Racker (1953).

[10] Person (1986).

[11] Goldberger (1988).

[12] Raphling (1989) and Blackman (2003a).

顺从的谈话者

一些来访者在治疗中的反应是自由谈话。他们能够很快建立信任感，知道你希望他们说话，并且对你谈出他们故事的许多许多细节。当治疗师在努力地理解他们时，由于他们谈得太多，治疗师可能会很难看到他们思想中的线索。

尽管一些自由联想通常是很有帮助的，但这些来访者的谈话似乎缺乏中心思想和焦点，虽然他们也满足了治疗师愿意倾听他们问题的愿望。有时候，来访者在重复之前他们已经反复谈过的事情，或许通过有点机械地再说一遍那些事情而试图掌控它们。

治疗师对此应该做点什么呢？

简 短 回 答

与那些跟治疗师谈话的来访者一起工作是一件宽慰的事情，而治疗师很难去打断他们冗长的言语表达。因此，一般来说，当来访者表现出顺从，而且与我谈话，我就不去面质他们这种性格防御。这是一种促进治疗的现象，如果你去说他们重复诉说、谈得太多，以及用琐碎小事充盈整个治疗时段，那对治疗是没有好处的。此外，当他们在"努力"配合工作，而治疗师却这么说，他们可能会感受到被批评了。

我的解决之道是倾听他们所呈现出来的诸多事实，不时地打断他们去澄清特定的问题，以及寻找和发现他们想法中的线索，以便帮助我阐明他们的内心冲突。当我能够这样做的时候，来访者就能体验到一种成就感，因为他们在叙述中能有所认识，而言语化也对他们自己有所帮助。

只有当来访者每周至少见我三次，而他们的顺从性谈话已经持续了一段时间，我才有可能会冒险去评论说，他们对每件事情的详细叙述似乎像是一种对不信任的防御，或者可能是掌控治疗时段的方法。当然，这种干预方法邀请来访者去讨论他们对你的反应，他们的反应基本上是基于他们对曾经没有关注过自己的父母的感受（移情）。

在对你说话的过程中，他们希望你以一种有帮助的方式来回应，他们想要你和他们的父母有所不同。大体上来讲，治疗师满足他们这种愿望是挺好的事情。

详 细 回 答

有时候，顺从的谈话者在其生活中顺从太多，那么这种性格特质必须要被面质和讨论。[13]

举 例

Alice，女性，47岁，离异，竭力想要克服她的焦虑发作（惊恐发作）和轻微的广场恐惧症。特别是，她害怕与男人约会。尽管她确实不喜欢他的前夫，但她感到很孤独，而且很怀念离婚前的状态。

当她详细告诉我她在童年和青春期与男性相处的经验时，我能够帮助她看到各种各样的线索，这些线索提示她交替不断地感受到的竞争、罪疚、被动和被惩罚的事情。时常，由于她的执行功能和判断能力受到抑制而导致了她的精神上的伤害，有时候是身体伤害。

她成长的家庭氛围期望她服从父母，偶尔违背父母意愿时她就会被打耳光。她学会了"乖"，而且呈现出一个顺从和乐于助人的表面现象。这种特别的性格特质与她许多女性朋友的人格相一致，她们总是试图互相帮助，表现出"友善"形象，而且不喜欢生活中、电影，或表演中有任何攻击性或暴力的表现。

---

[13] B. Wolfe (1985).

经过一年的密集心理治疗之后，我们检查和探索了大量的情况，她在许多本该说些什么的情境中却表现得非常顺从和被动。事实上，她意识到了人际关系中她不喜欢某些特定的情景，但没有采取任何行动。她保持被动和"做我被要求去做的事情"。

在这个案例中，我引领她关注一种可能性，即她也在用同样的方式对待我。她回应说她实际上的确也意识到了这一点。她其实不喜欢支付治疗费，并且认为这种治疗频率其实给她带来了很多麻烦，但她羞于告诉我这些想法。她更喜欢和朋友一起去打网球、修理指甲，或者任何其他令人满意的活动。她因为我在帮助她而心存感激，所以总是抑制住自己去说她的这些想法和不快情绪，因为她害怕冒犯我。

一旦我看到了这些冲突，我们将其追溯到过去这一年中出现这种情况的各个日期，那时候她既没有质疑与她正在约会的男人可能有的负性特质，也被动接受这个男人让她参加一些她非常不喜欢活动的建议。一成不变地，她总在一种令人不快的心境中感到紧张不安，而那些人际关系也毫无进展。

我们澄清她的这些性格特质，并将这些特质与她的童年经历紧密联接之后，她就能够以非常不同的方式来重新整合与处理这些事情了。

想弄明白你的人

接受心理治疗中的来访者会揭示出许多他们的思考。或迟或早，他们都会对能与他们分享私人秘密的那个人（治疗师）感到好奇，这些私人秘密包括他们的仇恨、手淫幻想，以及反复的自杀想法。他们的好奇心是可预测性的，而且有助于找出源自于童年期的各种内心冲突（移情）。

然而，有些来访者会花相当多的时间设法去"弄明白"治疗师的个人冲突、实际问题、经济状况，甚至你的个人经历。

作为治疗师，你要如何处理这种情况呢？

简 短 回 答

这样的来访者，通常在其生活形成阶段有过情感创伤，从而发展出一种对他人对他们反应的警惕性策略。从技术上来说，通常最好的方法是治疗师要诚实地回答他们的一些问题，以至于他们会相信你不像之前的其他人那样撒谎、刚愎自用、危险和自恋。

举例 1

Ira，他酗酒的母亲经常为难他，他问我是否喝酒；就在我犹豫如何回答的时候，他说"我能看得出来，你不是一个聚会狂。"我回答说他是对的。我承认我很少喝酒。他嘲笑我不懂得如何过得快乐。我说这回他猜错了。

Ira 还记得他在年轻时曾是一个豪饮之徒，并且他仍然认为，为了"狂欢"和性爱的愉悦喝醉是有必要的。我不赞同他的这个人生哲学，他说我的观点引发他去开始重新思考这个问题，如果不把自己变成一个"醉醺醺的傻瓜"，他是否可以获得真正的快乐。然后，我们讨论了他是如何变得像他那酗酒的母亲（与母亲认同），以便回避对母亲的强烈愤怒，以及他如何通过激起别人对自己的羞辱而去掌控他对羞辱的恐惧（掌控时机——所谓的"变被动为主动"）。

详 细 回 答

有时候，那些想要弄明白你的来访者会在强烈的好奇心、嫉羡和／或竞争方面见诸行动。要对那些已经"弄明白"一些关于你的事情的来访者暴露多少信息，然后才能达成一种微妙的平衡呢？一方面，他们似乎好像"了解"你，但是另一方面，他们其实并不真正了解你。

有可能的话，你可以偶尔让他们知道，他们所知和所想的内容只是一种幻想，其实反映了一些属于他们自己的东西（投射），或者反映了一些关于他们家庭成员的东西（移情）。

举例2

Jackie，女性，46岁，离异，无子女。她刚刚再次结婚，并且遗憾一直没有孩子。她从一个了解我家庭情况的女性朋友那里听说了一些我儿子的成功之举。她大声对我说："你一定非常骄傲！"

我礼貌地表达我对此的理解，尽管我能看得出来她为我高兴，但我也怀疑，是不是对她来说很难去面对她因为没有孩子而感受到的痛苦。她回应道，"哦，我当然很嫉羡。"然后她很详细地探索她第一次婚姻的那段惨痛历史，以及为何即使过得很艰难她还是坚持待在那段婚姻中那么久。

问题 70

对夫妻争吵的反移情

反移情（一种妨碍治疗的反应）在任何时候出现都是一种不利因素，但当你为夫妻争吵的人提供个别治疗时，反移情出现的可能性特别大。

治疗师应该如何处理这种情况呢？

理论

反移情[14]源自于治疗师的潜意识或者前意识的运作，反移情是治疗师对工作对象的材料某些方面的一种响应，并且打断或者扰乱治疗性进程。

治疗师的一些评论促进了治疗性关系（"共情性"），然而，有一些评论确实破坏了治疗（反移情）。在21世纪，有些作者将治疗师的所有反应都指称为反移情，但是这种观点削弱了对治疗师的反应是促进治疗的还是干扰治疗的研究。

这种破坏治疗的重要源头包括当治疗师（无意识地）承担了治疗对象的态度时的反应（"一致性认同"），或者是承担了治疗对象生活中某个人的态度时的反应（"互补性认同"）。

简 短 回 答

大部分夫妻争吵都是基于各种投射机制。也就是说，夫妻一方因为某些事情而指责对方，而所指责的那些事情也会出现在指责一方的身上。当你听到有人抱怨其配偶时，你必须要考虑：（a）他们可能是对的，（b）他们可能在投射，或者（c）他们可能会将本来针对某一个家庭成员的感受转嫁到配偶身上（移情性反应）。

例如，假如一位妇女抱怨说，"我丈夫不听我说话，"治疗师可能以一

---

[14] Marcus (1980).

种共情的方式说，"那听起来很痛苦。"但是这样一个想当然的共情性评论可能是你对那个妇女的一致性认同（见理论方框中内容），而没有考虑她的投射和她的移情。

另一方面，假如一位女性抱怨她的丈夫不听她说话，治疗师回应道，"你做的某些事情是不是让你丈夫很烦恼？"而这一简单的提问可能表明治疗师对那个丈夫的互补性认同，于是这位女性会感受到你站在她丈夫一边而在指责她。[15]

有一个避免这种困境的好办法，就是当来访者在抱怨夫妻争执时，你要努力避免去问太多问题。[16] 你可以关注来访者的防御，诸如来访者为了度过困难时刻而：(a)讲太多的细节，(b)被批评和指责——特别是当来访者因为夫妻争吵而太过于自我批判时，以及(c)承担指责。

假如治疗师不去问问题，或者只是"表达共情"，那么你就能够更好地保持中立。进一步说，假如治疗师已经结婚，你无疑解决过你与配偶的争执。假如治疗师离异了，治疗师会对未解决的问题很熟悉。所以，在你做任何个案时，你都可能很容易对你所治疗的人们进行投射——而想让他们以你的方式来解决婚姻问题。

详 细 回 答

生活是很复杂的，夫妻争执常常双方各自都有道理。你对争吵中的人们所做的任何评论，一定会动摇他们对其婚姻的看法。对于治疗师来说，这是一个非常重大的责任。

我听到过男人和女人抱怨他们以前的个体治疗师或婚姻治疗师，说他们只会站在夫妻双方其中的"一边"。我不知道这些抱怨有多真实，但是它们频繁出现。

为数不多的几次我尝试去做婚姻治疗，我发现保持中立极其困难。所

---

[15] Racker (1953).

[16] 参见问题77。

以我非常尊重那些做婚姻治疗的治疗师们。技术娴熟的婚姻治疗师会避开反移情陷阱，并且澄清夫妻各自的内心冲突。需要接受婚姻治疗的夫妻通常也需要个体治疗，以便在配偶不在场的情况下解决他们的问题。

婚姻治疗中有一个长期存在的问题，就是绝大部分夫妻只有在婚姻几近瓦解的时候才会寻求婚姻治疗。婚姻中已经出现了太多被污染而无法挽回的事情，以至于几乎不可能去解决那些冲突，所以两个相互憎恨的人已经不可能再重新开始彼此之间的互助和相爱。

在个体心理治疗中，我设法与婚姻中抱怨的一方一起去澄清他们夫妻双方争执的起源为何。

举例

Skip，男性，46岁，一位出色的木匠和承包商，他向我主诉自己情绪抑郁。他49岁的妻子Tiffany认为他们的婚姻问题是因为他的抑郁情绪所引起的。他同意她的说法，并且申请服药。

我首先探索他们婚姻中正发生着什么。Skip不想谈自己的婚姻，并且告诉我他从不喜欢向任何人坦言他的困难。他与母亲从未亲近过，而他的父亲始终在工作。Skip强壮、身材匀称而且喜欢滑雪。

他的妻子更热衷于到酒吧去跳舞和喝酒，有时还会和陌生人一起。Skip不喜欢酒吧，但是可以配合Tiffany的要求。她为一个轮船经销机构做销售工作，收入比他高得多。他们没有孩子。

Skip的妻子和她的女朋友们进行了一次滑雪旅行。由于他喜欢滑雪，所以他很勉强地承认妻子不带着他一起去滑雪这件事让他感到很挫败。尽管他认为她是忠诚的，但她在计划度假时是不会询问他的意见的。

Skip不去面对夫妻间情感上的疏远，而是将妻子的行为正常化，他告诉我，他有时也会花一周或是更长时间和男性朋友一起去驾船航行和进行高尔夫旅行，他也不带着妻子。

理论

抑郁症可以由两类典型的内心冲突所引发，这些冲突都涉及人们不能实现他们的（自我）理想：

◆ 考虑到人们实际的能力，他们的目标是不合理的，所以他们不能够实现他们的理想目标。这里，使用 CBT 的技术去澄清人的局限性这一现实，并帮助人们去重新调整理想目标。

◆ 人们的理想目标是合理的，但是他们因为情感冲突或者情感抑制而无法实现目标。这里，设法去理解正在引发抑制他们实现目标的能力的内心冲突是什么，以便解除情感抑制，释放实现目标的能力。

既然现实与理想之间的冲突（见理论框）常常引发抑郁，我问 Skip 他想在婚姻中得到什么。他开始哭泣，但是很快就停了下来。他想要一个可以携手并进并且爱他的妻子。

尽管他和 Tiffany 的身体都很健康，但他们一个月才有一次性生活。一部分原因是他没有兴趣。他爱她并且没有欺骗过她，他也拒绝过很多女人给他的机会。

基于 Skip 与我谈话困难的情况，我在思考，他在与妻子讨论日程安排和性活动方面是否也受到了抑制。他基本上回避了这些谈话。当他提出了一个不满意的事情时，她便控诉他的抑郁情绪和他总是要求事情按照他所想的发展。之后，她列举了她 10 年婚姻生活冗长而枯燥的痛苦。他则为自己的无辜与健忘而辩护。

Skip 在多年的痛苦之后才前来求助，这是婚姻问题蛮常见的普遍情况。纠缠不休的婚姻冲突看上去已经不可能解决了。我决定询问 Tiffany 抱怨丈夫对她不够重视和不与她充分交流的那些问题。

Tiffany 的那些抱怨与 Skip 所呈现给我的内容相一致。他似乎是一个身体化的男人而谈话很少。由于他希望继续保持与 Tiffany 的婚姻关系（他的目标），我建议我们讨论他的交流抑制现象及其起源。

Skip 一直渴望父亲的关注，并且因为得不到关注而暴怒。Skip 变得像他父亲一样冷漠和遥远（与丧失客体认同），也像父亲一样挑剔和指责（与攻击者认同）。Skip 也努力不那么挑剔（与他的父亲去认同）。

当他理解了这些防御机制，他报告说他向妻子说出了他们之间的分歧。妻子建议他们两人一起去旅行。他鼓励妻子与自己交谈，并且在下班后妻子带他一起去度过一些快乐时光。

经过10次治疗之后，Skip认为他取得了很大的进步，这正是他想要的进步，而且对自己没有吃抗抑郁药感到非常高兴。他也继续和他妻子主动交流，而且很感谢我对他的帮助。

关于Skip治疗得出的一个必然结论就是，治疗师常常只能为来访者做到他们允许我们做到的程度。很多时候，人们是在一种情境下向我们咨询，这种情境就是他们只能取得有限的进步。

Skip和他妻子双方在自恋方面的改进是有限的；而他们在婚姻中实际能够建立的亲密关系程度似乎也是有限的。我对我的工作很满意，我能够帮助他足够地理解自己的问题，使他不再被严重的抑郁情绪所困扰。

你不喜欢的人和不喜欢你的人

你不喜欢的人

所有的治疗师都会喜欢或者不喜欢别人身上的一些性格特质。在心理治疗中，来访者会揭露许多不会向别人诉说的个人细节。他们相信治疗师能理解、共情和澄清他们的适应不良的行为、情绪和态度。对于来找我们做心理咨询和治疗的这些人来说，他们必须要从我们这里感受到温暖、理解和关怀。

时不时，治疗师会不喜欢来找我们做咨询的人。这该怎么办呢？

简 短 回 答

治疗师不喜欢某些来访者的原因通常与反移情有关（参见问题70）。反移情意味着某些来访者所说的话触发了你一些无意识的、象征性的反应，这些反应干扰了治疗的正常进行。[17]因此，对于你不喜欢某些来访者这个问题的一个解决办法就是你自己去接受个人治疗，以便发现你为什么不喜欢这类人。

有一个更简单的方法是，在初期评估来访者期间，治疗师要检查你对来访者的共情性调谐（empathic attunement）的情况。如果你不喜欢某些来访者，那就把他们转介给你的一位同事。我有两次尝试去治疗我非常不喜欢的人；但他们的治疗都是失败的。

---

[17] Marcus (1980).

详 细 回 答

Akhtar[18]曾经指出，那些有抑郁情绪的来访者会令治疗师不喜欢他们。通过特定的行为和言语模式，他们在你心里激发出其实是属于他们自己的愤怒或自我苛责的感受（"痛苦喜欢伙伴"）。假如你采择了这些负面感受（或者假如你感受到了被挑剔），你会使用你的这些反应来形成一个干预，就像雨晴表一样。例如，你可能会说，"我想你正在努力避免感到非常痛苦，或许你对自己有批判的态度。"

通常而言，我们会很快展开治疗，来访者可以在治疗中与我们一起表达他们的敌意、指责，或者失望。我们常常很快将来访者的这些感受与他们在童年养育过程中所产生的感受联接起来。而他们的负性反应可能起因于获得成长改善而带来的罪疚感（负性治疗反应）。或者我们可能不得不去面对一个艰难的事实，即我们其实不是在帮助来访者，以及我们不得不准备将他们转介给另一位同行。

不喜欢你的人

几次治疗之后，来访者会说"这个治疗没有用"，治疗师听到这句话往往会感到很沮丧和灰心。假如我一直在做我认为是适当的工作，包括：(a)给出来访者一个初步的治疗构想，和 (b)指出来访者的一些防御和阻抗，而他们的反应不是有所整合和改善，那我就会担心他们的整合能力。甚至，我会担心他们对我人格特质的反应。

在治疗的早期，我听到来访者的这些抱怨时，我会解释说在本地还有其他胜任的治疗师，以及我认为如果来访者感到没有什么帮助，而治疗还继续进行的话，这是不正确的事情。他们中许多人接受了转介。他们从

---

[18] 见 Blackman（2003a），第 8 章。

未对我说不喜欢我的人格特点。但他们会告诉他们的下一任治疗师说，他们其实不喜欢我。

举例

Tom，男性，65 岁，退休海军上尉，他由 Portsmouth 海军医疗中心的一位同行转介而来见我。Tom 的问题是，只有当他的妻子允许他进行肛交时，他才能有性功能。这持续了几年之久，并且他们双方都同意应该试图从这种固定的性行为中解脱出来。他想和我做个体心理治疗。他的妻子已经在接受治疗。

每周两次的治疗频率，四个月之后，Tom 发现了他一直在压制着对自己非常崇拜的母亲的愤怒。尽管在他童年和青春期时期他与母亲一直显得很"亲密"，母亲在为他通大便时会责骂他，而且母亲在穿她的内衣和丝袜时会让他来帮忙。

他回想起这些儿时的活动让他感到性刺激和罪疚感。在我们理解了这些之后，Tom 的抑郁情绪加重了，而看起来我说理解这些对他是有帮助的也是无济于事。因为他把我看作"一个坚强而成功的男人，我这样的人从来也不会成为妈妈的奴仆"，所以他对我说了有关他与其母亲的这些事情而让他感到很羞耻。我的同行曾经告诉过他精神病学教学奖是以我的名字命名的，Tom 将他自己消极地与我作对比。

我尝试着将他对我的理想化与移情联系起来，他与自己的父亲相比感到很渺小，而且也经常被自己的母亲挫败。但这个尝试失败了。我指出了他在海军的成功，这一尝试也失败了；他对于自己成为了海军将领这一事实也置之不理。

在 Tom 抱怨说治疗没有一点帮助几周之后，我建议他或许应该换一位女性治疗师帮助他。他接受了转介，并且因为对新的女性治疗师一无所知而感到一些轻松。

几年之后，Tom 的妻子在一家超市里走向我。她主动说 Tom 与新的治疗师治疗进展很不错，并且她很高兴我把 Tom 转介给那位女性治疗师。

或者说，那些抱怨"治疗无效"的来访者有可能会忘记（压抑）你与他们所做的大量工作。治疗师要指出他们似乎忘记了他们在治疗中所学到的东西，以及他们可能已经意识到了基于与他们父母既往经验而指向治疗师的竞争和反叛的感受（负性移情）。

在我的职业生涯早期，我花了 10 年时间去做路易斯安那州儿童保护中心的心理咨询师。在那段时间里，我评估了超过 5000 个极其邪恶的儿童虐待案例（强奸、谋杀、性虐待，以及严重忽视情境的加害者和受害者）。一段时间后，我意识到儿童保护中心一直转介给我最为困难的个案，于是我目睹了严重的精神病理现象。我意识到在我评估的这些"被发现的"极其邪恶的儿童虐待案例中，我不喜欢参与这些事件的大部分成人。他们对我撒谎，或者对于参与了非常非常严重的儿童虐待事实毫无羞耻感。

一开始我对我不喜欢他们而感到罪疚，但是最终我看到了，其实我真正不喜欢的是他们所具有的无法治疗的精神病理——这才是该为孩子们遭受的巨大伤害而负责的罪魁祸首。这些精神病理严重地破坏了这些成年施虐者：

● 他们的共情能力

● 他们与现实的关系（以及有时候是很差的现实检验能力）

● 他们的超我（没有罪疚感、羞耻感，或者公正感）

不幸的是，这些心智功能损伤的领域通常是任何精神康复技术都无法触及和治疗的。

我也发现我们不可能治疗那些沉溺于与其帮助的来访者发生性关系的专业人员。确实有一些对这类执业者治疗成功的报告。[19] 然而，不同的情况是，经过对这些治疗师的评估，我老套地认为他们应该被吊销执照，而去找其他的工作。我如此讨厌他们，以至于我无法为他们提供心理治疗。有些从业者向颁发专业执照的机构承认他们突破了治疗边界而卷入

---

[19] Gutheil 和 Gabbard（1993）。

了与来访者的性关系，但即使他们声称对此有罪疚感，我现在也不会接受把这类人转介给我。

　　有一个最终的想法：大部分心理治疗师（包括我）不想与涉及恶性自恋和反社会特质人格的病人周旋。一级谋杀犯、重型强奸犯，以及重型盗窃犯都会令大部分治疗师不想去帮他们。尽管美国矫治系统的治疗师们在试图做修复罪犯的工作，但我还是觉得这些工作收效甚微，因而我拒绝与罪犯工作。

　　用一句话说，我不喜欢他们；我对治疗他们客体－关联缺陷和超我缺陷抱以悲观的态度，一旦他们进入青春期的特定阶段，我认为这些缺陷就无法被治疗了。然而，我很高兴我的一些同行有兴趣和愿意去治疗一些选择出来有望复原的重犯，这对于某些特定的罪犯会是件好事，而且可能有益于社会。

对问题的解释不作回应的人

治疗师找出了来访者的问题，并把问题展现给他们看，然后他们全盘拒绝或完全遗忘，这种体验很奇特。在这种情况下，治疗师首先要做的事情就是克服你的自恋性伤害（对你的自尊有所伤害），因为你能很好地理解到：（a）你没有能帮到他们，（b）致使他们迟到或错过下一节治疗，或者（c）导致他们忘记了你们所讨论过的内容。

治疗师是一个很好的陪伴者。Freud 在 20 世纪 90 年代早期治疗 Dora 的时候，他偶然碰到了这个主题，即是谁构想出了许多智慧的结论（真的，这是一个伟大的理解）。[20] Freud 与 Dora 分享了这些智慧的想法，并且似乎是有帮助的，然而 Dora 突然退出了治疗。他通过把这个案例治疗过程写出来，以便来处理因为自己明显的技术错误而导致他产生的抑郁情绪。从那时开始，就有了很多关于 Dora 案例的内容写了出来，包括移情（当你试图帮助来访者时，他们对你产生的无意识反应）和自主性。

"负性治疗反应"[21]指的是来访者因为自己的情况有所改善而产生了罪疚感，以至于不能表现出进步和成长的反应。他们通过不允许自己被他们已经发现的领悟而影响来惩罚自己（由此来缓解他们的罪疚感）。[22]

简单地讲，假如来访者对你干预的反应不佳，治疗师该如何是好？

---

[20] S. Freud (1905).

[21] M. Cohen (1993).

[22] 关于这类受虐功能的完整的专题论文见 Novick 和 Novick（1996）。

简 短 回 答

来访者对你的帮助尝试不产生回应时，最有可能的原因包括：

1. 你做的案例构想（个案概念化）不正确；

2. 你聚焦了材料中的错误部分；

3. 你做干预的时机不对；

4. 他们转移到了更加适应不良的功能上了；

5. 他们转移到了移情上。

首先，治疗师要去探索你是否犯了1－3中的错误。有些错误是由于反移情而引发的（见第五部分的"概述"）。

当你不能给出问题的构想，或者不能掌握正确的干预时机时，你可能想要去咨询一位你尊敬的同行、查阅文献，或加入一个学习小组。

治疗师对反移情的感受通常情况下[23]是不清晰的；当来访者对你所说的话产生了一个坏反应时，你才会注意到反移情的存在。最简单的坏反应就是来访者不理解你努力向他们做出的解释。治疗师要检查一下你是否感到被他们激怒、对他们感到抱歉、对他们有所批判，或者甚至某种程度上受到了他们的诱惑。假如你能将你的这些感受与自己的青春期联系，甚或与你现在的生活联系，[24]你就有可能在治疗中犯下一个错误之前，警醒自己并作出正确选择。

治疗师也要去关注和查看正在接受你治疗的来访者发生了什么。或许你所给出的解释正中他们的靶心，但这让他们太痛苦了，因此他们遗忘了这些解释。当你面质来访者对痛苦现实的否认时，他们的这种防御现象很常见。

---

[23] 若使用Marcus（1980）的定义，直到治疗师犯了干扰治疗的错误时，你才能意识到反移情的存在。

[24] Dewald（1982）.

当来访者有所遗忘时，治疗师就要对压抑进行一些评论："我注意到今天当你告诉我这些事情的时候，你似乎已经忘记了我们上次曾讨论过的事情。"

假如来访者同意说他们确实忘记了，并且要求你提醒的话，治疗师首先要去讨论他们的头脑是如何关闭掉那些痛苦记忆的。假如他们能够意识到他们的大脑是如何阻止他们体验到某些感受的话，他们就有可能把领悟拓展到他们的生活中。

详 细 回 答

在治疗师解释了来访者的问题性防御之后，他们会在行为上经历一个变化。然而，他们也可能转换防御而去产生不同的，但是一样病理性的行为。[25]

理论

当治疗师向来访者展示他们正在否认、投射，和遗忘一些事情时，或者他们表现出像他们的母亲曾经对待他们的方式时，你其实正在打破一种已然存在的心理平衡，即使这种平衡是适应不良的。[26]当这些平衡被治疗师的干预打破之后，来访者可能还不能整合新的材料；这样他们不得不走回到老路上去。当他们这么做时，治疗师可以：

- ◆ 指出他们返回了旧有的防御机制；
- ◆ 再次解释他们所忘记的那些内容。

来访者展示了他们如何使用适应不良的应对机制（防御）之后，他们可能：(a)理解了，(b)赞同了，(c)意识到了新的情感，(d)开始运用更好的判断，以及 (e)改变防御机制！

---

[25] Fine et al (1995).

[26] Schlesinger (1995).

举例

　　Rod，男性，38 岁，一个大型公司的中层管理人员，他在工作中拖延、婚姻中不愉快，而且不能给其秘书委派职责——他过于抑制了，以至于不能对秘书说她的打字错误。

　　现在我从 Rod 那里得知，他还没有意识到，他正在非常费力地试图表现得不要像他父亲那样，父亲独裁专横，并且经常对自己和他人进行身体虐待：父亲严重地殴打过 Rod 的姐姐。他姐姐最终从高中辍学，而且由于药物成瘾一直依靠社会救济生活。Rod 再也没有见过自己的姐姐。

　　当 Rod 回忆起这些事情时，他的情绪变得非常抑郁，他为姐姐感到伤心，并且认识到了自己其实对父亲的愤怒被压抑了很多年。每当 Rod 不得不去"训导"员工时，甚至只是要求他们改变一个口授内容，他就会感到自己变成父亲曾经对待姐姐的样子。他感到非常地罪疚，以至于他的大脑立即阻止了他的行动。在理解了他的抑制之后，Rod 开始对他的秘书及其他人提出要求了，他们当中某些人向他吐露了自身的经济问题，Rod 借了钱给他们。

　　他最糟糕的错误就是借给了一位女士 5000 美金，因为她没钱支付账单。这笔借款并不涉及性、贿赂，或者其他因素。Rod 主动提供钱给她，以及借给其他几个人小数目的钱。尽管 Rod 或许做了一些傻事，但他说感到对别人好是"如此美妙"的事情，他对此也很好奇。

　　尽管 Rod 现在可以要求秘书去改变一些事情（他不再由于源自于姐姐和父亲的移情而回避秘书），但他现在通过表现得过分友善来防御对父亲的悲伤、罪疚感和愤怒情绪。他仍然将对姐姐的关心转移到为他工作的女性身上。她们变成了他的"女儿"，而他变成了一个比自己的父亲好得多的父亲。

　　换句话说，Rod 改变了自己的防御方式。他不再使用抑制、被动、退缩，以及表现出不像他父亲的行为（去认同），现在 Rod 使用着过分给予他人（病理性的利他）、投射，以及继续对父亲去认同的防御机制。他也加入了一些对理想化父母的认同，以及一些"见诸行动"的防御方式（参见问题35）。

我们讨论了这些防御机制，而他最终也能够要回借出去的大部分钱。可是，后来发现那位从他这里借了5000美金的女同事是一名可卡因成瘾者，并且再次向他借钱，这次要求再借10000美金，估计是她欠了可卡因卖家的钱。他对此感到非常的悲伤，并对她解释他不能借给她钱做这种事情。最终她辞掉工作。Rod把这位女同事离开工作与姐姐离开家庭过多地联系起来，而且仍然有很强烈的罪疚感，因为自己不能为她做更多事情来帮助她。他一直也没有向那位女性去要回那5000美金，但这似乎也缓解了他的罪疚感。

想要办法和建议的人

我们努力帮助来访者理解他们自己，但是我们也会对来访者各种各样的事情给出建议。虽然我们只是列举出一些选项，但针对来访者的危险判断、想法组织（整合），以及现实检验等能力方面，我们经常会给出一些具有启发性的建议。

给来访者建议是很微妙和复杂的，因为治疗师很难知道他们生活兴衰变迁的历史，所以给来访者提出建议会因你缺乏足够的信息而充满了令人担忧的危险。你可能会对他们作出回应，似乎他们就是你个人生活中的一员。或者，他们可能唤起了你自己想要改变的某些部分。

基于这些告诫，几乎所有治疗师对正在接受治疗的来访者给出建议的典型类型，应该包括以下这些：

- 与你的配偶（或者重要他人）要更多一些沟通，告诉他们你对他们的感受，包括积极和消极的感受。
- 在别人真的攻击你的情境中，你要更多地自我保护。
- 不介入与你无关的争论。
- 你应该与我更多地谈论某些特定的主题。

许多治疗师有很好的生活常识，他们的建议是基于自己作为一个倾听他人问题的人而获得的多年经验。

所以，我们应该给来访者提出可靠的、常识性的建议吗？[27]

---

[27] 这对于全科医生和药理学精神病医生甚至是一个更大的问题，他们不断地给"非依从性"患者建议，以及不断地敦促他们。

简 短 回 答

给出建议的技术永远是一把双刃剑，因为人类从两岁就开始憎恨被别人告诉要做什么。这种态度随着年龄的增长而得以改进，这使得人类可以受到教育。然而，人类还是从自己的体验中学到很多事情。[28]也就是说，好的判断能力来自于犯错误的经历，而犯错源自于糟糕的判断力。青少年的父母们谙熟此道。

有些治疗师通过微妙地操控来访者得出治疗师喜欢的结论，以便绕开来访者对建议的自然阻抗。我发现这不是一个切实可行的解决方法。首先，这种做法有违我的本性，其次，既然我鼓励来访者要真诚，那么我认为我也应该如此。

那些来寻求心理治疗的人们期待我们是专家，期待我们拥有他们自己解决不了的问题的解决之道。有时候，我们的确有一个解决方法，并且能把它提供给来访者。我们必须要承认绝大部分问题都是复杂的，而且一个解决方法可能是不够的，最好的办法是我们要取得给出建议的资格。进而，我们要承认我们给出的办法可能是无效的，这非常有用。

详 细 回 答

我所给过来访者最有用的建议，涉及成年人的约会和来访者的孩子们不同发展阶段的困难因素（问题88）。

---

[28] Rothfuss (2009)，在《风的名字》(*The Name of the Wind*) 一书中描述了一个名为Kvothe的男孩从青少年早期到成年早期的整个发展过程。Kvothe必须通过难以置信的现实挑战、超现实的威胁，以及他自己对危险和后果的邪恶评价来思考自己的出路。他做出了大量错误的判断，但是每一次他都学到一些关于人和攻击的新知识，以及如何把握自己的方法。

当我在一个图书签名活动中见到 Rothfuss 先生，我问他在后来 Kvothe 是否发展出更好的判断能力，以及最终是否得到了他所爱的姑娘。Rothfuss 先生笑了笑，却不置可否。我将本书的结局—《智慧男人的恐惧》(2011) (*The Wise Man's Fear*) 一列入我的阅读清单。我妻子和儿子已经读完了。

当我想要给任何人提建议的时候，我通常的步骤是首先守住自己，然后去寻找是什么因素和动力促使来访者犯错误（这些错误让我想要去给他们提建议）。

在很大程度上，我仍然遵循这样的程序。假如某人正在犯一个可怕的错误，我会让他们注意到这个错误，但是我通常不会建议他们改变决定。他们所犯的错误有可能发生在工作中、爱情生活中，或者与孩子的关系中，但是它的确是一个醒目的错误，几乎必定给卷入其中的每一个人造成了痛苦。在那些情境下，我会指出有一个可怕的错误即将发生，并且建议来访者与我讨论有关他们自毁决定背后所蕴含的各种冲突。

举例 1

Zach，男性，30 岁，正在接受与治疗师 Lauren 的咨询。后来 Lauren 找我来督导这个个案。

Zach 正处在一次可怕的离婚过程当中。他那与他疏远的妻子已经搬去与一个职业色情文学作者同居了。Zach 怀疑妻子的新男友涉嫌儿童色情文学，但是他没有证据。他们的离婚还涉及了对五岁女儿监护权的争夺，Zach 担心女儿将会暴露在色情文学中或者可能被用于创作色情文学。

治疗师 Lauren 提到，Zach 有一个新女友，名字叫 Gabrielle，她正在"待业中，正在进入占星术领域"。Gabrielle 正在建立一个占星术中心来推销药和搞招魂术的降神会。

我评论说，Zach 似乎正在犯另一个错误。他正设法把自己和女儿从一个精神变态的女人身边脱离出来，可是他新交的女友听起来像是一个行骗高手，而且也是一个有精神病的人。

我不是很能理解是什么损害了 Zach 的判断能力。对他的鉴别诊断中应该包含精神分裂症，所以 Lauren 应该建议 Zach 摆脱新女友。假如他是一个受虐狂，无意识地邀请女人来伤害他（以减轻罪疚感），Lauren 可能要让他注意到他想要受苦的意图。或者，假如他因为被指责所产生的罪疚感而损害了判断力，Lauren 应该指出这一点。

Lauren 也怀疑过他的新女友 Gabrielle 是否有"反社会"的特征：Zack 在与 Gabrielle 约会三周以后，他就同意她的要求买了新冰箱和手提电脑。

我建议 Lauren 让 Zach 注意到自己的错误，并且观察一下他的反应。Lauren 认为 Zach 不是一个精神病人，但是她怀疑他的判断能力受损了。

当 Lauren 又回来找我督导时，她报告说她已经告诉 Zach，似乎他正在犯另外一个错误。Zach 回应道："谢谢你！我想我是的，但另一方面，我就可以继续责备我自己是个大浑蛋。"Zach 能够看出他一直在 (a) 抑制自己的评判性判断能力，以便减轻罪疚感；(b) 努力不再像他妈妈那样，她总是在批评他和让他感到恐惧；(c) 过于友善（反向形成）；(d) 表现得太被动；(e) 将他所看到的现实最小化。

在之后的一次督导会中，Lauren 报告说 Zach 与 Gabrielle 分手了，他向她要回了自己买的手提电脑，但还是把冰箱留给了她。

一些来访者不会像 Zach 一样，在治疗中不会响应治疗师对其冲突的解释。在这些案例中，有时候给出建议是有必要的。

举例2

Gwen，一位 38 岁迷人而情绪抑郁的离异女性，她经营一家女式服装店。她描述了贯穿一生的丧失经历，包括她的父亲、诸多男友、一位丈夫、一位同居爱人和青少年时期的一次堕胎。她充满感情地告诉我她的这些事情，我表达了理解她是如何撑过（防御）这些痛苦丧失的，她有所反应。

经过了几次每周一次的心理治疗，Gwen 报告了她在与男人约会方面的困难。男人们找到她，其中有些男人向她提出性的要求，但她开玩笑说"我可不是那么随便！"她因为没有伴侣而感到孤独，但尽管她意识到以她的年纪各方面可能有局限性，但她还是希望能结婚，并且能有孩子。

Gwen 问我，"我能在哪里找到一个还不错的男人呢？"她叙述了一连串冗长的抱怨，包括"所有好男人都结婚了"，等等。我回应说她的社交生活似乎还是足够的：她和对她说"来吧"的男人会面，但是我想知道她用于评估他们的标准是什么。她笑着说"什么标准？"我回答说大部分成年人在约会的时候都会评估对方的标准。她又一次笑了，并且冷嘲热讽地问，"是不是就像他们是否长得好看？他们有没有在欺骗妻子？他们有没有工作？这是你的意思吗？男人们想要的只是性而已！"

我首先指出，她显然是抑制有关批判性判断的能力。我说我认为有些事情阻碍了她对男性除了性兴趣、长相，以及工作之外的其他方面进行评估。她嘲弄地看着我，然后再问："比如什么？"我随后意识到，她根本不知道如何去评估男人，即使她曾经会约会，甚至还有过一次婚姻。

我告诉她，我无法确定她是在阻断她的判断能力，还是在思考功能方面存在发展性延迟。当她问我发展性延迟意味着什么时，我解释说那意味着她的思考功能仍然像是一个青少年，只是沉浸在对男人的外貌和他是否有一辆好车的关注上。她再次笑了，这次是开怀大笑，她说，"我是一个青少年！告诉我我该做什么！我真的不知道啊！"

我很惊讶，于是我决定给她提一些建议——假如她真的想要的话。她鼓励我讲讲，并且在我描述各种评估男人的要点时，她真的做了笔记。我没有劝阻她，但是我们俩一起对此笑了一会儿。

我告诉她，首先，她需要去评估此男人是否可靠：例如，他守时吗？除了这种良知功能以外，他的价值观是什么：他如何对待别人，他如何看待钱，以及他在关系中看重什么？

其次，他多么有组织和有条理？他是否能行为正直？他有多聪明？他能记得住对她来说是重要的事情吗？他的抽象能力能配得上她吗？以及与她颇佳的幽默感相匹配吗？

当我将这些列出来后，她又笑了起来，并且告诉我她从来没有想到过要去归纳这些因素。

我继续说，她应该检查男人的冲动控制水平。他是否会急切地与她进行性活动，是否过量饮酒，是否使用毒品，或者他有坏脾气吗？他有一些非常不理性的想法吗？[29]

最后，她需要知道这个男人是否热情（如同她一样），是否值得信任，以及能否与她维持一份亲密的联接，而不是逃掉。

于是她认识到了她因为发现前夫欺骗了她而逃离得远远的。她认为或许她可以接受那些表现出没有亲密关系能力的男人。这与她想要再次结婚的愿望是背道而驰的。

我解释说，客体恒常性的意思是说，男人能够一直保持对她的关注，并且能够相当快速地增加他们联系的频率。她开玩笑说，"你的意思是说我不应该故作矜持？"我回答说，"对！"但并不是指在性方面。她应该抑制住性欲望，一直到她可以确信这个男人：

1. 是可靠和诚实的。

2. 能证明他自己是值得信任的。

3. 对她是关切的。

4. 在社交方面与她相配。

5. 能参与她的幽默感。

6. 有不错的价值观体系。

7. 能理解她的感受。

8. 喜欢与她亲近，意思是说喜欢：

　　a. 与她交谈，

　　b. 倾听她，

　　c. 了解她，

　　d. 让她了解他，

　　e. 分享故事和生活事件，

　　f. 与他人交往。

9. 似乎能够与她维持亲密关系，通过：

　　a. 定期来看她，

---

[29] 太多意识层面的初级过程（Blackman，2010）。

b. 最终愿意停止去看其他女性。

10. 能与她一起解决问题。

假如这些选项回答都是正向的，她可以把性活动引入他们的生活情境中。然后，在计划过一个"意义重大之夜"之前，她应该要求与这个男人达成一个互相独占的共识。她讥笑说，这会扼杀了人类的自发性。我（支持性）反讽地辩解说，"你高估了自发性。"我讽刺的言语又让她笑了。她同意在她生活中因为自发性而遭受了太多的痛苦。关于交谈、玩笑和互动的自发性都还好，但关于性交的自发性在过去导致了很多情感上的烦恼，并且还可以预测在未来还将发生。

经过接下来几个月的治疗，当她与男人约会时，她真的把评价标准清单带在身边，并且在她来见我的时候笑呵呵地查阅这些内容。很显然，她在练习更好的判断能力。在她结束治疗大约一年以后，她选择了一个似乎拥有所有她想要品质的男人一起生活。他们的关系是排他的，生活愉快，并且假如发展顺利，他们将考虑结婚。

因为她在评判性判断功能上有一个发展性的延迟，Gwen 显然需要一些建议。我始终不太清楚为什么她这部分功能没有很好地发展起来。一个原因似乎是她经常和一些悲观的单身女人泡在一起，她们与不相称的男人进行短暂恋爱，就像电视剧《欲望都市》（*Sex and the City*）里的那些人一样。

她的一些朋友嘲笑她的男人评估标准清单，但还是有很多朋友从她这里抄走笔记。在 Gwen 的最后一次治疗中，她建议我写一本讲成年人约会方面的书。我正在考虑她的这个建议。

盘问你理论取向的人

一些富有经验的来访者已经在大学里、研究生院、《纽约时报》，或者《大西洋月刊》（*The Atlantic*）上面读过心理学理论。从理智的角度上，他们可能想要知道，他们正在进行着怎样的治疗，以及想询问你正在使用哪种理论取向来尝试帮助他们。从表面上来看，这似乎是一个合理的询问。

另一方面，你会见的每一个人都会在某些方面有所不同。来访者有着不同的故事，有着对父母和其他成长过程不同的体验，以及他们当前生活中有着不同的人。精神健康领域既吸引人而又令人挫败之处在于没有两个人是同样的，同一种规格也不适合相去甚远的个体治疗的要求。

有一些来访者不会用几次治疗来谈论这样一个问题，然而我回想起有一个个案的案主，在接受了许多年的心理治疗之后，才开始谈论这个问题。

对于这个复杂的问题，有好的答案吗？

简 短 回 答

有的。就像来找我们做咨询的人们有权利知道我们的受训情况一样，他们也可以知道我们使用什么样的理论去试图理解他们的问题。我看待心理问题的方法可见于我最早的两本书。在本书的问题2到问题101中，已经包含了我对心理功能障碍理解的总结。

假如问及我的理论取向，我会概括性地回答说，我首要关心的是人们在基本心理功能方面可有任何弱项？亲密关系方面可有问题？或者价值观和良心道德方面可有紊乱？我也关心人们的生命现实及其对他们的影响（常被称作"应激"），以及所呈现出的人们还没有意识到的任何冲突，及其可能正在造成的问题和困难。通常，这种简要的解释足矣。

在 Rothstein 反传统的一书中[30]，他描述了如何处理怀疑的来访者，他降低治疗费用为他们提供数月的心理治疗，以便向这类来访者证明心理治疗是"物有所值"的。假如他们自己发现了这一点，他们会同意应该按照常规价格支付治疗费。

我没有试过这种特别的方法。相反，假如我觉得我能够治疗某人，我建议我们先见几次面，看看情况如何。我需要与他们进行几次接下来的治疗，直到我在治疗中看到来访者对我最初尝试去帮助他们理解自己的阻抗和他们所呈现问题的一些意义如何作出反应时，我才去设定治疗计划。假如我们进展顺利，并且我认为预后良好，我就会与来访者进行开放性讨论，并建议我认为适合他们的治疗频率。

简而言之，我认为，治疗师最好不要对关于询问你理论取向的问题有所防御，而是用来访者能听懂的言语与他们分享这个问题。

我通常也会遵循一个明智的做法，即描述解决问题的其他治疗取向，包括认知治疗、行为治疗和精神生物学治疗。假如我感觉那些取向中的某一种方法是最适合来访者的，我会将来访者转介给合适的治疗师，因为我主要是做动力学心理治疗（帮助人们认识自己）和精神分析的（帮助人们真正理解自己）。

假如我认为一种方法对来访者理解他们的问题非常契合，我会推荐先试用一下。让来访者意识到有各种各样的方法取向可供选择，这有助于让他们对自己问题的解决不那么悲观。假如他们与我在这里的治疗尝试没有效果，那么他们还会有其他切实可行的选择。

---

[30] Rothstein (1998).

详 细 回 答

治疗师与来访者进入理论性讨论的主要并发症在于，你有可能把理智化的防御引入了治疗中。来访者盘问你理论取向的问题往往是由不信任所产生的。我有时候会直接回答问题而犯错误，而不是与来访者讨论他们是如何通过要求我做一个理论性演讲来防御他们对我的不信任。

此外，理论取向不会像任何理论家所认为的那样是确定的，包括我自己认为的也如此。接下来将介绍我多年前与一位男性来访者之间的经历。

举 例

John，男性，55岁，已婚，主诉了他与自己85岁的母亲之间波及一生的问题，现在母亲住在离他大约有3小时路程的地方。与母亲的问题已经困扰了他30年，他最终决定去寻求咨询来解决问题。他的家庭是美国独立宣言签署者的后裔，而且属于弗吉尼亚第一代移民（FFV）。

John诉苦说，他妈妈作为美国奠基者的后裔，过分讲究、贵族气派、高冷、挑剔，以及着迷于社交细节。尽管如此，他还是爱她。然而，自从他二十多岁开始自己的生意时起，她妈妈就一直批评：(a) 他当父亲的方式（尽管他的成年子女都表现良好）；(b) 他妻子的衣着；(c) 她当儿子的方式；(d) 他的举止礼貌；(e) 他的态度；以及 (f) 他表达自己的方式。

在Jonh向我描述了这些问题之后，我说我能看出他在控制着自己与他的恼怒有关的内心冲突。他回答说："我知道这个。我不是来这里寻求分析的，我来这里是因为我想要你告诉我一个解决我与妈妈之间问题的方法。我不想做多年的心理治疗。我只是想知道我对此能做些什么！"

我很惊讶，而Jonh看出了这一点。他开始说更多的外交辞令，他说如果我不能给他建议，他能理解，并且愿意为我的时间付费。基于他的态度，我想他不会做长程治疗，所以我决定试着去给他一些建议（问题1，9，73）来（"支持性地"）帮助他。

我说如果我是他，我下次去探望母亲的时候，我会告诉她我已经厌倦了她荒谬的批评。我建议 Jonh 告诉母亲他已经55岁了，他们有成功经营的生意、成功的婚姻和孩子，以及唯一困扰他的事情就是母亲持续不断地挑剔他和批评他，似乎他只是个5岁的孩子，他对此感到很愤恨。

我也建议他告诉母亲，他抑制了很多年才说出这些话，只是因为他不想伤害她的情感，但是他不能够再忍受她的批评了，并且希望母亲停止批评他。他也应该告诉母亲停止指责他，因为他爱着母亲，他不想因此而不来看望她；他已经考虑过不再来看望她，因为他对于母亲这些没必要且令人恼怒的批评是如此的反感。

John 对我这段讲课的反应是："真是好主意。我会去做，谢谢你。这本应该是我父亲要告诉我去做的事情。他永远是个懦夫！他总是向我母亲屈服和投降，他总是让她得逞，而且他全盘接收她所有的废话！我不必如此，我不能这样，没有理由让我再继续接受她的欺凌。谢谢你为我所花的时间。"

John 对我建议（支持性技术）的反应提出了自己的解释！即使他告诉我他不想被"分析"，但我的建议实际上起到了对他向被动的父亲认同这个防御的面质作用。当 John 意识到这一点时，他便重新整合和再度思考了他对待妈妈的行为方式。

换句话说，我所考虑的"支持性"技术最后变成了对 John 认同父亲这个防御的一次面质，从而导致出现了一个解释性结果：John 思考的重新整合，以及对自我表达和自我保护机制的解放。他现在可以尝试建立起与母亲联接的安全客体，尽管他们好多年来一直在启动这个任务。

当心理治疗师要转介来访者，或者为他们开药的时候，另一个理论取向的交汇就会发生。治疗师经常把领悟理论与情感调节的生物学理论联合起来使用。[31]

---

[31] Roose 和 Stern（1995），Roose 和 Johannet（1998）

在我的文章（Blackman，2003b）中，曾报告过一位精神科住院医师如何迫于患者的压力而改变她的一位男性患者的抗抑郁药。这位男性患者欺骗了他的妻子，并为此有很深的罪疚感。在接受督导期间，这位女精神科医师与我一起发现，当她为患者开抗抑郁药时，她表现得过于友善了，其动机是在缓解医师自己对这位欺骗并欺负妻子的男性产生的报复性愿望所带来的罪疚感。

也就是说，没有任何技术是真正"纯粹"的技术。

读过你专业文章或书的人

精神卫生领域的人来找你做心理治疗时，很可能已经在网络上至少搜索过你的信息了。如果你曾经写过文章或书籍，他们可能读过其中的一些。

那么，对于那些将你的书或者文章带入治疗室，并想要与你谈论其中章节内容的来访者，治疗师该如何处理呢？

简 短 回 答

尽管在过去很多年，我听到很多治疗师其实并不鼓励来访者去阅读他们的理论文章，或其他发表的资料，但在我的经验中，来访者读一些我写的东西其实也没有什么坏处。

如果有些来访者对我写的一些东西感兴趣，并且他们自己找来阅读（很容易在网络上发现），我很乐意与他们讨论这些内容，至少是讨论一会儿。非常常见的是，来访者将我写的一些东西运用于他们自身。我对于他们这样做的准确度很惊讶。无论如何，当他们这么做的时候，我将承认他们的自我解释，而这常常成为更深入探索和更深入理解他们问题的刺激因素。

详 细 回 答

迄今为止，还没有一个我治疗过的人不同意我所写的东西（《101种防御机制》和《正确做诊断》）；我有种感受，人们对于现在这本书的反应可能会有所不同……（无疑这就是为什么技术方面的书倾向于更加模糊）。

　　不像有些治疗师那样，我不会向我的来访者广泛推荐任何书籍（除了
Kliman 和 Rosenfeld 在1983年写的有关儿童养育的书）。凡是试图在书籍
中找到解决问题答案的人都有一种观点，常常认为他们能够不依靠治疗
师而从书籍中自己解决问题。其他一些时候，来访者对治疗师的怀疑和
不信任可以通过对其他理论想象上的兴趣来掩盖。

　　Stein（1988）对他处理想要讨论他作品的来访者的技术进行过详细的
描述。他的发现支持了我的观察结果，即阅读你写的东西的来访者并不
总是会造成任何特定的问题。

　　具有讽刺意义的是，我的前两本书包括了关于防御机制的内容。大部
分我发表的文章和出版书的章节也是关于防御机制的内容。因此当来访
者从这些书中带来一些材料，这也常常和他们自己的防御运作有关。因
此与这些来访者讨论其中一本书或者一篇文章，也有助于他们继续深入
认识更多的内心冲突，而不是绕过他们的防御，这似乎也不会干扰治疗。

　　另一方面，当那些正在接受我治疗的人对我生气的时候，他们可能会
责怪我只把他们看作我写下一本书的材料。这些指责普遍源自于母亲或
者父亲的移情，他们的父母从没有把他们看作是重要的人类。一位感到
被妈妈"虐待"的女性来访者，她的妈妈曾经逼迫她和她姐姐去清理房子，
同时允许家里的男人们成功逃避了家务责任。

对任何干预都当作侵入而反应的人

如果治疗师不是在做"比昂式"（Bion-ic）的心理治疗（参见问题 13），你就要设法让来访者看到关于他们自身各种各样的事情。你可能问他们问题，对他们的判断作评论，面质他们的防御，表达你的理解，给他们一些建议，以及做其他的干预（参见见问题1）。然而，无论你有什么样的良好意愿，有很多来访者会对你说的任何话给予消极的反应。

尽管他们不是精神病，但这类来访者对任何人控制他们的思想都很敏感。他们通常有十分控制的父母，或者有过被权威人物或导师操控的体验。他们曾经可能遭受过虐待。

治疗师该如何接近那些对任何类型的干预都很敏感的来访者呢？

简 短 回 答

这一组来访者需要一种"规则之外的对抗提问"（exception to the rule against questions.)[32]。绝大部分时间里，我设法寻找引发来访者困难的问题行为和态度，然后，去解释导致这些问题行为和态度的内心冲突。如果治疗师去问问题，效果可能会适得其反，因为提问干扰到了来访者思考的连贯性，并且让他们的准确构想变得更加困难。然而，当来访者对被别人告知他们正在思考什么非常敏感的时候，对他们解释他们的构想就会适得其反。

当我在治疗这些敏感的来访者时，我会向他们提问（通常直接针对"心智化"，例如：请自己来想一想）。但所提问题通常比较宽泛，诸如，"对

---

[32] Blackman (2010), p.216.

于你丈夫的态度，你有什么想法？"我也可能就他们的过去经历提出问题，"你觉得你和父亲的关系是怎么影响哥哥的？"用这种方法，我试着帮助来访者发展与我的治疗联盟——以及尽量让他们不觉得我是一个能够给他们无上权威之言的人物。尽管不是那么完美，但这种接近来访者的方法有助于避免一些他们被侵入的敏感感受。

详 细 回 答

接近侵入感来访者整体困难的一个比较复杂的方法，是治疗师要观察来访者防御和保护他们自己的方式。首先，我会做一个与来访者内心冲突的意义相关的陈述。稍后，当这类来访者对被侵入产生愤怒反应时，我将会促使他们对他们的敏感性、愤怒，以及对我"侵入"的防御进行理解。

举例

Jeff，男性，47岁，一家医疗器械公司的销售经理，他来找我咨询的原因是，他对妻子缺乏吸引力，妻子和他不断地争吵。他对这此感到情绪抑郁。近几年来，他下决心通过"武装起来"来"应付"自己不好的感觉，但是后来，他发现自己变得越来越易怒和不快乐，并且睡眠也不好了。

Jeff 在青少年时期，他的妈妈经常会烦扰他。他很紧张地把色情读物藏在他壁橱的高格子里，因为如果他把这些读物放在书桌的抽屉里，妈妈就会找到，并且统统扔掉。妈妈也因为他有这些东西而痛斥他。

此外，只要他一生病，哪怕只是轻微生病，妈妈都会带他去看医生，并且要求医生为他做各种各样的侵入性检查。

在 Jeff 与我开始进行治疗的初期，有一次他描述了妻子的晚间日常生活程序：晚上9：00洗漱，晚上9:15上床，然后早上5:00醒来后去做一个小时瑜伽和冥想，之后叫醒他们的孩子。她的习惯干扰了他们的性生活长达6个月时间。

我向 Jeff 指出，他对向妻子说出他受挫败的事情方面有些功能抑制；

从我对他的了解来看，我怀疑他是不想去伤害妻子，以及他对说那些事情感到极度地罪疚。他生气地回应道，"或许是那样，但为什么你总是对我说些马后炮的话？我们必须要分析每一件事情吗？我不需要你告诉我去和我妻子谈谈！我知道怎么去谈！对不起，我只是对此有一点敏感。"

然后，我评论说：我同意 Jeff 的说法，他的确很敏感。他显然对我展现的任何观察都反应得似乎我在控制他。我澄清我一直努力在寻找是什么因素引发了他的感受抑制，但是我确定我不会设法去告诉他对妻子做些什么。

他能看到这一点，然后再次对他的"反应过度"向我致歉。因为我们正在密切地讨论这个问题，我告诉他我认为他的高度敏感性与他忍受了很多年妈妈对他的侵入行为有关系。

他对我的解释表示了肯定，而且补充说他认为他避免对妻子说任何事情，可能也是因为他不想像他的妈妈一样。（他正在对妈妈去认同，如果他做了任何形式的侵入性评论，他都会有很强烈的罪疚感。）换句话说，我们最终达到了一种理解，他朝我贡献出来了他的愤怒情绪，但绝对不是针对我的愤怒（移情），很幸运的是，这些都可以被说明和解释。

当你发现自己提问太多时

在教学（和督导）中，我花了很多时间劝告受训者们不要问太多的问题。Dorpat（2000）提出了一个学术争论反对在心理治疗中提问题。他的书名可以说是对此观点的最好概括：《煤气灯、双重打击、审讯，以及心理治疗和分析中其他隐蔽控制的方法》（*Gaslighting, the Double-Whammy, Interrogation, and Other Methods of Covert Control in Psychotherapy and Analysis*）。Dorpat 指出任何时候治疗师只要提问题，来访者就会感到：(a) 被压制，(b) 被敦促去表现，(c) 被侵入，(d) 不被尊重，以及 (e) 注意力被从他们正要告诉我们的内容上转移开。

尽管有"否决提问规则之例外"（"exceptions to the rule against questions"）[33]，但我们通常还是允许来访者给我们讲他们的"故事"。[34] 我们仔细倾听那些故事，以便理解引发他们问题的多重因素。然后我们设法解释什么将会帮助到他们。

考虑到我们不是在审讯来访者，也不是根据我们自己的"议程"试图将他们"引导"到某一个方向上。当我们注意到我们在一次治疗中提问了一连串问题的时候，我们该怎么做？

简 短 回 答

治疗师因为各种各样的原因倾向于提问来访者太多的问题。这里我描述最常见的提问原因。

1. 来访者在运用防御性操作。他们所使用的防御，诸如，沉默寡

---

[33] Blackman (2010).

[34] Volkan (2009).

言（保持安静）、说话时犹豫不决、最小化事情，以及遗忘重要信息，都能够引发治疗师想要知道更多的信息。当我们想要知道得更多时，我们就会提问（！）。每天我们都在与相识的人之间、各种事务中，以及我们的个人生活中不断地提问着。

在心理治疗当中，我们可以利用我们想提问题的冲动作为一种危险信号，来警告我们来访者正在使用防御机制。然后，我们在思考中查究并找出来访者所使用的是哪个防御机制，我们的任务是要解释（"面质"）这个防御，而不是提问题。

详　细　回　答

在一种反治疗的风尚中，治疗师倾向于提问题的其他原因有：

2. 治疗师们对他们所治疗的人发生了什么而感到很困惑。

我陷于这种情形之中有很多次了：我不理解谁在对谁做什么，谁忘记了去做什么，谁对谁说了仇恨的话，谁在哭，或者谁跑出了家门。来访者的成长经历很不清楚。

向来访者袒露我的困惑可以作为一次澄清。[35] 换句话说，我可能会对来访者说我不理解，即："我感到很困惑。我还不能理解你刚才给我的描述中谁是参与者。"既然是真实的，那么我声称有所不知比我提一连串的问题对来访者的侵入性要小得多。

小技巧

如果你发现你在治疗中提出了太多的问题，那么你需要思考：来访者很难被理解吗？他们在防御？或者他们在组织能力上有缺陷吗？

有时候我会提问，但是如果我不提问，反倒是记得去告诉他们我有所不知（澄清），那么来访者将会整合得更好，而且阻抗更少。

---

[35] "Columbo" 风格，我在别的地方推荐过（Blackman，2003a，第6章）。

当治疗师在治疗中坦诚自己的困惑时，来访者就会设法去澄清他们的想法和感受。如果当来访者离开治疗室时依旧感到困惑，他们就有可能要求在那周增加另一次治疗。相反，当治疗师连续向来访者投掷问题时，来访者就会变得更加阻抗，可能会错过接下来的几次治疗，或者出现不付费的行为。

3. 治疗中严重紊乱（highly disorganized）的来访者。

如果我允许来访者在不被打断的状态下持续说5～10分钟，那么他们就会显现出非常松散的联想（组织紊乱的想法），这是一种精神病性征象。此时我会就妄想和幻觉行动的内容向来访者提出一个温和的问题，来访者一般都会很诚实地回答。我已经在出人意料的情境中发现了大量的精神分裂症案例。这些案例之前的治疗师提了很多问题，他们可能漏掉了来访者的整合性缺陷或者与现实联系断裂的证据或迹象。

我已经知道许多患有轻微精神分裂症疾病的来访者都会在治疗中保持沉默。只有他们被提问，他们才会回答，但是并不会表露出他们意识层面所拥有的那些古怪的、象征化[36]的想法。这种类型来访者的防御会引发治疗师提出很多问题，然后他们"回答"。这些治疗过程似乎在"顺利"进行，但是来访者的整合性缺陷就会被遗漏。

4. 在相对密集的心理治疗中，治疗师可能会对来访者所呈现的一些材料感到紧张或者抑郁。

在这些情境中，治疗师所提出的问题可能代表着他们对那些心烦意乱材料的一种无意识逃避方式（反移情）。

---

[36] 初级过程（S. Freud, 1900）

威胁治疗师的人

心理治疗实践的时间越长，治疗师就越有可能评估出对你有威胁的人。假如你在住院病房工作，或者与囚犯工作，这种事情会发生得更频繁。当然，那些环境都要求特别的安保措施。

我们来讨论一下治疗师在为某些来访者提供心理治疗时，他们受到来访者威胁的情境。关于法庭评估的情况，可参见"问题85"。

简 短 回 答

来访者给治疗师带来的威胁可以以不同的形式出现：(a)威胁到你的身体安全，(b)威胁到你的正直诚实，(c)威胁到你的声誉，(d)威胁到你的执业，以及(e)威胁到你的精神健康。

1. 作为一个规则，如果某人威胁到你的身体安全，你应该把他们转介给别的同行。一旦一个身体威胁已经形成了（在美国这是一种被称为"人身侵犯"的犯罪），你就要应对一个对你有严重攻击性移情反应的来访者，这种反应可能是没法工作的。此人很有可能不会改善，而你可能会招致伤害。

在我为路易斯安那州法院评估邪恶儿童虐待者的时候，有几个被评估者威胁了我。我决定承担风险去面对那些人指出他们想要控制我，因为他们可能对我将要给出的意见感到害怕。这种做法通常就能终止威胁，而且在那个年月里，实际上没有人真的会对我进行身体侵犯。

在我职业生涯早期，当我在医院之内和之外的地方治疗精神病人时，少有几次有人带着枪来我的办公室。当把他们身上的枪卸掉之后，我必须要说服他们去接受住院治疗。我很幸运，没有人对我开过枪。

详 细 回 答

2. 对治疗师正直诚实的威胁稍微更常见些。有"觅药行为"（Drug-seeking）的来访者可能会设法从你口中套出麻醉药的事情。另一些人试图操控你以"抑郁症"为名帮他们从工作中请假。绝大部分治疗师是不会向这些操控投降的；但是偶尔，这类人可能会使用可恶的手段去败坏你的名声。这时你要保持对所发生的事情和你对此的论证做精确的笔录。

3. 威胁你的声誉可能会更加微妙。当接受你治疗的人突然请求第二种、你之外专家的意见时，这可能表明他们正在计划起诉你的治疗不当，或者是向你的专业执照颁发委员会提起申诉。在这些情境下，要去探索他们为什么渴望第二种意见。

你可以让那些请求另外意见的来访者为你签署一个书面允许证明，供你去与提供新意见的专业人士进行讨论，这是一种自我保护的方式。通过这个方式，你可以向其他专业人士解释你是如何看待治疗中的问题的。你也要通过与其他评估者讨论，表明为了治疗的有效性你愿意与他们合作。

一个人请求另外专家的意见往往表明了他想要尝试接受其他人的治疗和帮助。通常情况下，你可以放他们走，而且如果来访者向你请求允许他们这样做时，你要提供给来访者一个与新治疗师谈话的机会。

我曾经有过一次害怕的经历，我允许了一个来访者退出治疗，而他不允许我向任何人说这个事情。在这种情境下，对你的态度、你对他们所说的话、或者你的意图，来访者都会产生歪曲的想法，他们将很可能与新治疗师来分享这些歪曲的内容。你只能希望那位新治疗师的态度是中立的。请记住，当你所见的来访者在向你抱怨其他治疗师时，你需要思考他们所抱怨的内容在多大程度上是被他们歪曲了的。

4. 关于对你执业的威胁。当来访者抱怨治疗没用，或者你所说的某些话造成了对他们的"伤害"时，你应该考虑将他们转介给别的同行。

如果我处在这种情况中，我就会去探索来访者是如何感知他们被"伤害了"，我经常发现他们在想象我没有倾听和关心他们。偶尔，我一时疏忽所提的问题可能伤害到了他们的自尊。

当来访者有较好的抽象能力和整合能力时，他们就能够理解他们自己的敏感性是基于自己人格中的偏执性的恐惧。有些来访者会说"哦，我又变得偏执了。"这里常有被投射的成分，这时他们正在责备你的事情，恰恰是他们很不喜欢的，但实际上是属于他们自己的事情。

5. 最后，你必须考虑要把那些对你自己心理健康有危害的来访者转介出去。这些来访者在某种程度上折磨你、反复盘问你、拒绝与你合作形成工作联盟，和／或持续地试图激怒你。

你可能想要向他们展示他们是如此的挑衅和刺激，很大程度上像是他们的父母一方（或者其他重要人物）在他们童年时期激怒他们一样。如果来访者坚持要激怒你，那他们的预后是很差的。

持续不断地威胁说要杀死自己的来访者应该归为这一类（问题62）。那些所谓的"严重边缘性"或"激情边缘性"来访者，会在两次治疗之间用刀割自己的身体，他们会让治疗师担心得要死，并引发出治疗师的躁动，这让治疗师很难在与其他来访者的治疗过程中保持共情和中立态度。

毫无疑问，一些专业人员应该努力去治疗那些具有破坏性的、好争辩的，以及具有威胁性的来访者；我们有各种各样的行为治疗和药物治疗程序为这类问题准备着（在这个时代，辩证行为疗法似乎能够治疗这些人）。在门诊的个体心理治疗中，这类来访者可能对你的精神健康是危险的。

6. 在更为复杂的情境中，某些来访者可能会抱怨你犯了一个错误，他们或许是对的，但一定是反应过度的。

举例1

Kerry，男性，27岁，有婚姻问题。他感觉妻子总是挫败他，也感到情绪抑郁，而且喝酒太多。他的工作日程安排很紧凑，但总是按时来做治疗。

有两次治疗，我分别迟到了15分钟，这对我来说不太寻常。这两次我都向他道歉，问他是否还能坚持45分钟的治疗，而他在第一次时给了肯定的回答。然后，第二次的时候，他指责我说"你在压抑你的敌意"。

我思考了他说的这种可能性，但意识到我的迟到不是因为反移情，而是因为"超出我控制"的环境因素所造成的。因此，我试着重新与他确认他对此的感觉其实是不正确的。我再一次对让他等我表达了歉意。然而，他继续感到愤怒。

尽管我理解他的恼火，但我还是认为他的愤怒可能有其他的根源。他马上说，"这源于我父亲！"Kerry的父亲曾是一位律师。Kerry上小学的时候，他的父亲在处理文书时总是让他坐在他的办公室里面等着。Kerry非常憎恨这种等待。

在他的父母离婚以后，在父亲每次来母亲这里接他时，也总是会让他等待数小时。Kerry能够理解他把针对父亲的愤怒置换到了治疗师身上；Kerry爱他的父亲，从未告诉父亲他很生父亲的气。他害怕他将会更多地失去父亲的爱。

这就很相似了，Kerry总是很不情愿去告诉妻子令他心烦的事情，但这样过了几周之后，当妻子批评他的时候，他的情绪就会爆发一次。

虽然Kerry从我们的这些讨论中有所收获，但他说我的两次迟到现象引发了他如此强烈的怒气，以至于他无法克服，而且他不想再见我了。在他的请求下，我将他转介给了另一位同行。Kerry在几个月后写了一封邮件给我，感谢了我，并告诉我他的新治疗师让他想起了他的祖母，而祖母一直对他都很关注。

举例2

Max，男性，41岁，在工作的时候发生了蛛网膜下腔出血。经过神经外科手术切除了血肿，Max的命算是保住了。

之后，Max开始主诉记忆力出现了问题。神经科专家找不到引起记忆问题的原因，于是认为 Max 的情绪抑郁了，因此将 Max 转介给我。

在我的办公室会见 Max 两次之后，他又主诉有婚姻问题。在我们第3次会见时，他的妻子来跟我说，Max 一直威胁说要自杀。

那时候我还在医院执业，所以我将 Max 收住院治疗，他是自愿住院的。我注意到，他总是坚持把他出现的所有问题都归咎于蛛网膜下腔出血的后遗症。我开始怀疑，Max 可能想要以声称自己患有精神病残疾而对他的公司提出法律诉讼。

在医院里 Max 经过几次治疗以后，我开始担心他是否在利用我。当我测试他的记忆力时，我看到他在停顿一会儿后能记得住事情。我很想知道，他的记忆问题在多大程度上是由蛛网膜下腔出血而导致，在多大程度上是由他那令人沮丧的婚姻问题所引发。

为了检查他的可治疗性，在他住院的第三天，我对他说，有些人出现记忆问题的原因并不是大脑有了病变。Max 的反应是，"你在越南待过吗，大夫？"我回答说，越南战争时期我就在军队工作，但我没有被派往海外。他说，"噢，你知道士兵蓄意射杀军官的事情吗？"我说我知道这事儿 (Fragging)。[37] 我很奇怪他为何问这个问题。他说："哦，大夫，我可是知道你住在哪里的啊。"

我怀疑 Max 有可能是在威胁我。他不想让我质疑他记忆问题的真正原因。我想我不能够再为他提供治疗了，因为我可能处于危险之中。于是，我就问 Max 他是否愿意找另一位精神科大夫为他治疗。他缓慢地回答说："是的，我觉得这是个好主意。"

几分钟之后，我告诉医院主管 Max 更想找一位新的精神科大夫治疗。我诚实地向主管报告了 Max 已经开始对我有所怀疑了。在这种情形下，我认为我无法继续为他提供治疗。Lewis 大夫正在值班。他愿意接管 Max 的治疗。我向 Lewis 大夫解释了我对 Max 的担忧，Max 有可能夸大

---

[37] "Fragging"美国俚语，指的是应征入伍的士兵射杀他们自己军官的行为。这样做的原因往往是那些没经验的、年轻的军官的无知和傲慢，他们不能与士兵合作，也不能保护士兵。

了他的症状，和他声称要自杀，以及隐含的要杀害我的威胁。Lewis 大夫愿意接下这个案例，并且他也这么做了。

第六部分

治疗性"框架"的变动和调整

关于例外情况的概述

在大部分情况下，治疗师一定要设法维持住治疗性框架。这意味着我们要：

- 与来访者谈话；

- 不能触摸来访者；

- 不能过多自我暴露；

- 准时开始和准时结束治疗；

- 要求来访者为治疗付费。

同样，还有一些关于工作联盟的事情，具体内容见表1。

表1

警示

工作联盟意味着要求与你进行工作的来访者在治疗过程中：

- 出席他们的治疗；
- 准时到达和准时开始治疗；
- 按照治疗师的要求支付费用；
- 根据治疗师坚持的原则为错过（爽约）的治疗支付费用；
- 承认他们因某些特定的问题而需要治疗师的帮助；
- 只能用谈话方式（不用任何其他方式）与治疗师交流；
- 对于治疗师的评论和解释要给出自己的反馈。

相互地，也要求治疗师要：

➤ 完全聚焦于来访者的问题（而不是你自己的，或其他人的问题）；

➤ 设法搞清楚来访者出了什么问题；

➤ 做出评论或解释，目的在于帮助来访者应对或理解你和他们已经识别出的那些问题；

➤ 同样做到准时开始和结束治疗；

➤ 严肃且认真地对待来访者。

　　然而，总有些时候，不是我们自己就是我们的来访者会对治疗性框架的遵守留有了余地，或者出现了例外情况。

　　这样的话通常就会衍生出多种可能的主题。在本部分中，我会就这些主题与你们分享一些我的想法和经验。

在治疗之外偶遇来访者

在我以往的督导工作中，有治疗师向我问起过这个问题。一位同事告诉我，他会尽量避免参加社交集会，因为他担心，如果他与妻子同时出现在来访者面前，可能会引起来访者的焦虑。我也听说过其他男性或女性治疗师会有同样的担忧。

我的来访者曾经问过我，如果他们在治疗室之外遇到我时，他们应该怎么办。还有些来访者非常讨厌在治疗之外的时间见到我：因为在这种情况下，他们不得不把我当一个"人"来对待。

这真是一个非常微妙的问题。

小技巧（我妻子给其他治疗师的配偶提出的建议）：

假如我们正在参加一个聚会或一个晚宴，一个我不认识的人走过来，并开始和我丈夫谈话，我通常不会去问："你是怎么认识我丈夫的？"

如果这个人转向我，但是好像又不确定要说些什么，我可能就会提出一个安全话题，比如，"这个表演很精彩是不是？"或者"你尝过蟹肉了吗？味道真不错。"

有时候他们会因此松一口气，因为他们不用向我表明他们的身份。

简 短 回 答

长久以来，保密性的主动权一直掌握在来访者手中。在治疗室之外的任何场合，治疗师都没有权利说你认识他们，或知道他们的任何事情。无论如何，他们完全可以自主选择是否要在公共场合与你讲话，或者暴露他们在与你进行治疗的事情。当然，这并不能彻底解决问题，接下来，我再给出一些具体建议。

　　我的一般方式——有时我就这样告诉来访者——如果在治疗室之外他们遇到我，或者我看见他们，那么要不要和我打招呼或交谈这件事完全取决于他们。除非他们先跟我打招呼，否则我不会主动去招呼他们，或者主动尝试和他们谈话。

　　不过，如果他们愿意在社交场合与我闲聊几句，而且通常情况下我会和我妻子一同出席这样的场合，那么我也很乐意把他们介绍给我的妻子，并与他们简单聊聊。但是我绝对不会提及我是因为治疗关系而认识他们的这件事情。

　　在我结婚以后的几十年里，我曾在许多不同场合遇到过我的来访者（或曾经的来访者），他们会主动过来与我妻子和我有一些社交性聊天。有时，他们也会向我妻子说起他们曾经接受过我的治疗。

　　通常，当我在治疗室之外遇到我的来访者时，他们都会避免和我接触（这也在情理之中）。不过，我从来没有因为知道我的来访者会参加某个活动，而去回避那个活动的情况。

　　对我而言，有一种特殊情况会周期性地出现，那就是一个受训者来找我做咨询——比较有代表性的是社工系学生、精神科住院医生、心理学实习生或是精神分析师候选人。如果受训者想要接受我的治疗，我就必须要回避那些需要我评价其表现或评估其能力的场合。在这些特殊情况下，通常受训者也不得不向其培训中心的某个教职员暴露他们与我的治疗关系，这样他们就不用来参加我的课程了。

　　通常的处理方式是，接受我治疗的受训者可以换上另一个老师的课程，或者干脆换另一门课程来加以避讳，而且有时候只有培训项目的主管需要知道这些情况。主管会保护受训来访者的隐私，他们会找其他的理由和借口让受训来访者不必参加我的课程，比如借口说他有别的项目或安排。

详 细 回 答

我也曾有过因为与来访者身处同一情景中而感到遗憾的经历，至少有一次是这样的。这个情景发生在二十多年以前，当时我还在精神病医院里做普通精神科的工作。

举例 1

我曾经为 Shana 进行过短暂的治疗，她是一名紧张型分裂症患者。她的紧张症状已经有所好转，但仍在服用抗精神病药物。她被允许出院而进行门诊治疗，虽然仍存在着妄想症状，但恢复了很多。

后来，我受邀去做一次公众讲座，这也是医院社区教育服务活动的一部分。我做讲座（主题是抑郁症）的那个晚上，Shana 也是听众之一。在问答环节，她的妄想发作并开始咒骂医院，尽管她说她把我比作"神"。

服务员不得不把她请离了会场。一百多位听众有些喃喃自语地抱怨。当然，我被禁止对此做出任何回应，并继续我的讲座。讲座结束后，有几个人表达了他们的好奇或同情。我解释道，我对此实在无可奉告；他们似乎也接受了这一点。

也有一些时候，当我在社交场合偶遇来访者时，我们的接触是在象征性层面展开的。例如，我在音乐会、歌剧表演，或体育赛事等现场见到了来访者，之后，如果他们在下一次治疗中不提及我们的相遇，我就会以评论的方式提到：我注意到他们没有说起我们的相遇。

有时他们会认为这种事无关紧要，而且如果追溯整件事没有任何好处的话，我也可能会作罢。不过，来访者可能对遇见我和我妻子，还有／或我儿子在一起时会有各种各样的反应。一旦他们告诉我他们对此的想法，我就能更好地构想出这种相遇对他们的象征性意义。

举例2

Chet是一名29岁的物理系研究生，他在完成毕业论文时遇到了困难。他总是注意力不能集中，要么带女孩去卡拉OK唱歌，要么就是读些别的东西而不去准备论文。实际上，离上交论文的截止期限还有几年，但是他这种轻率闲散的生活方式却成为了其挫折感的慢性应激源。

那段时间，我和妻子会定期参与一些弗吉尼亚歌剧院的工作，我们与歌剧团有社交性往来。在一次治疗中，Chet告诉我："我在歌剧院看到你和你妻子了！"我承认我们与歌剧院有交往，并且问他对此怎么看。他说："你非常善于交际。不过我认为你对那个年轻姑娘而言也太老了！"Chet认为我妻子更接近于他自己的年纪。很快，他就为取笑我的年龄而道歉；实际上是他发现我妻子很有吸引力。然后他沉默了一分钟。

我向他解释说，他的沉默让我想起了他在学习上的抑制。他似乎在为与我竞争这件事而感到罪疚，所以他停止了与我的讲话。

Chet笑了起来，并开始对我妻子发表了更多带有性意味的评论，然后再次感到罪疚。他想到了他如何"吊儿郎当"，带女孩子去卡拉ok，或者和她们发生性关系，但就是不写论文的情境。接着他回想起了我们在另外讨论中曾经提到过他和他父亲（一个成功的律师）的竞争关系。

Chet的父亲认为成为一个物理学家赚不到钱，并且曾试图劝说Chet放弃理学学位。Chet因此感到被贬低，同时也怀疑父亲其实并不想让自己成功。他内化了来自于父亲（不管这是否属实）的这种感觉，开始为自己有可能比父亲更聪明而怪罪自己。他的罪疚感阻碍了他完成他的博士论文。

在这个案例中，Chet在歌剧院偶遇我和我妻子这件事激起了他的竞争性情感。他的种种反应促进了我们去理解导致他学习抑制的那些因素。

治疗师降低治疗费

　　讨论费用问题总是能引发争议而又充满各种情绪。即使治疗师向同行提起你的治疗费用，都有可能会被认为是不恰当的。尽管如此，关于如何收费，以及收多少费用的问题依然会在我的督导中被咨询师反复问到。因此，我将尝试着尽量在伦理规范之内婉转地谈一谈这个问题。

　　在我写这一段的时候，我所说过的最高治疗费用是一次45分钟的心理治疗收费700美金（约合每小时933美金）——这是2010年纽约市的一位治疗师的收费标准。在我所居住的美国弗吉尼亚州汉普顿路地区，一些专家级社工职位每年薪水则少于4万美金，约合每小时20美金。测定其他人的收费，并选择设定一项社会保障体系以外的费用（如果你没有签订保险合约的话）是很困难的。

　　不管你如何设定你的"常规治疗费"，但还是有一些因素会促使你偶尔降低你的治疗费。你可能会愿意提供公益性服务，也可能很想帮助一个无法负担常规费用的人。

　　这时治疗师应该怎么办？

简 短 回 答

　　我会根据我设置的治疗费直接给来访者开出账单，也会出于多种原因降低我的治疗费。大约在25年前发生过一种情况，那时我还没有太多的执业经验，所以我下调了我的治疗费，希望以此能增加转介的人数。回想起来，我觉得这种方式还是有一些效果的。

　　第二种情况是，我愿意为某些无法负担常规费用的人提供治疗，所以我降低了治疗费。

第三种情况是，在我接受培训时，我会降低我的治疗费用，以便让一些人可以接受我一周四次的精神分析。最近，我还用 Skype 软件为一些中国的来访者提供了公益性网络治疗（这是通过中美精神分析联盟实现的）。

大多数情况下，来访者会感激你为他们降低了治疗费，你也不会遇到太多的困难。1958 年，纽约精神分析学会进行过一项研究，研究对象是那些接受精神分析但不支付费用的人。[1] 研究结果发现那也是有效果的。

不过，某些来访者可能会因为治疗费减少了而感到罪疚，如果是这样，你通常可以告诉他们其实你并不介意降低费用，这样可以消除他们的顾虑，并减轻他们的罪疚感。对于那些还在受训的学生咨询师或者刚刚开始执业的咨询师，我们可以允许他们在培训结束后，或者收入提高之后再提高他们所支付的治疗费。

详 细 回 答

尽管治疗师降低治疗费用通常是件"友善的"事情，但有些情况下我认为会适得其反：

- 费用的降幅太大。降低治疗费是要有限度的，治疗师也需要负担你的开支，所以你要知道自己的收支情况并加以平衡。如果来访者依然不能承担我降低后的费用，我可能就会推荐他们去看精神科住院医师的门诊，或是去接受东弗吉尼亚医学院的心理学实习医师计划的帮助，因为他们的收费可以说是微不足道的。这样，这些来访者就不必再为保险的受理范围而斤斤计较，不必再让治疗师每做几次治疗就发送一份报告。同样，他们的隐私也会受到完全的保护。

- 来访者隐瞒支付能力。我在事后会发现有的来访者明明有一大笔信托基金，也可以轻松支付我的常规治疗费用，但却不这样做。当

---

[1] Lorand 和 Console (1958).

我知道他们其实有支付能力时，我难免也会因为他们"剥削我"而感到生气，但我不会马上对此小题大做，也不会试图追讨损失的收入。一年一度，在我按惯例小幅上涨我的费用时，我才会与这一类来访者讨论这件事，重新协商收费问题，并尝试搞清楚他们最初的欺骗背后的意义何在。

- 高频密集性治疗。每周接受两到四次高频密集性治疗的来访者，会因为治疗费的降低而开始感到冲突，这与他们能不能负担得起治疗费无关。通常他们是负担不起不降价费用的，但是他们会因费用降价而感到十分罪疚。

- 具有强迫观念与行为特征的来访者会沉浸在关于降低治疗费用这件事的强迫想法当中不能自拔。

- 其他情况还有：（a）来访者担心我会生他们的气；（b）来访者想象我会感到被他们剥削了，就像他们童年时感觉到的那样；（c）来访者认为他们在做一件有害于我的事，因而有罪疚感；（d）来访者在直接向我表达愤怒这一点上变得很抑制（这种抑制发生在他们的意识之外，是一种应对指向其他人敌意而产生的罪疚感反应，而这部分罪疚感在治疗中又会移情到我身上）；（f）来访者变得被动、消极、顺从，甚至很卑微地道歉，等等。

如果那些享受了降低付费标准的来访者错过了一次治疗，情况就会很微妙了。话又说回来，如果所有这些情况都能通过以下这些方式来处理的话：理解他们对于金钱的内心冲突，理解金钱对于他们的意义，以及理解治疗师为他们降低费用的意义，等，那么通常来访者能够对他们的问题获得更深入的领悟。

问题 81

关于电子邮件和视频软件的使用

电子邮件真是一项神奇的发明。它可以使远隔重洋的人们实现即时交流，可以发送图片，可以打招呼，也可以核实预约，等等。众所周知，电子邮件也有一些缺点，比如邮件会永久保存（你没办法把它扔掉），邮件所包含的情感色彩极其难以判断，文字之外的细微差异几乎完全丢失了，还有就是使用电子邮件的人容易冲动，他们很少在发送之前仔细检查他们所写的内容。另一个常见问题是，"回复所有"按钮虽然很方便，但你也许因此把某封邮件发给了许多你并不想发送给的人。

尽管有上述种种问题，不可否认的是我们就生活在 21 世纪这个电子通讯的时代，而且世界各地绝大多数人都在使用这种方式进行沟通和交流。

假如你公开了一个电子邮件地址或是一个手机号码，来访者有时就会给你发邮件或是发短信来预约咨询时间。这也许是一种调整日程的便捷手段。然而，来访者同样可以给你发邮件询问治疗性问题，表达他们的担忧，甚至谈论他们对你的情感。

在这种情况下，你应该怎么处理呢？

简 短 回 答

为了能更好地触及来访者情绪问题背后的真实要素，我不鼓励来访者使用电子通讯形式，我会要求他们与我电话联系。

我有一份记载来访者电话号码和电子邮件地址的通讯录。当我突然要外出，不得不改变日程安排时，我首先会电话联系来访者。如果电话联系不上，我也会先在语音信箱中给他们留言，然后再发一封电子邮件作为备份。

我曾经也收到过自我转介的邮件：寄件人向我描述他们的问题，并问我能否为他们提供治疗；他们通过邮件向我预约治疗时间。一般情况下，我回应这类邮件的方式是：回复一封确认邮件，并在回复中要求他们提供他们的电话号码和一个方便我晚上给他们打电话的时间。这样的话我就能听到对方讲话，以此评估他们的综合（整合性）功能，并判断他们的症状表现。所以你看，我并不会直接阻止人们使用电子邮件，而是通过要电话的方式，来表明我们的框架，并且引入言语表达形式作为交流和解决问题的主要手段。

如果正在接受我治疗的来访者向我发送邮件来咨询他们的困扰，我是不会通过邮件对这些困扰做出实质性回应的。我依然会回复一封邮件以确认我收到了他们的邮件，然后电话联系他们，谈谈是什么事让他们沮丧。我的考虑是，他们的邮件也属于我们治疗工作的一部分，因此我认为他们发邮件是对治疗框架的一种突破，试图在咨询室之外还能与我建立实质性联系。在下一次治疗中，我会把打印出来的邮件放到我们之间的桌面上，这样我们就能对照邮件内容讨论他们对那些问题的想法。

详 细 回 答

《电子化心智：电子邮件和互联网时代中的发展性、病理性和治疗性问题》（Akhtar, 2011）一书中有几个章节的内容是关于电子媒体是如何被青少年以及成年人滥用的。这几个章节涉及了孤独症性退缩（autistic withdrawal），即当青少年沉溺于诸如"第二生命"这样的网站时，有可能表现出来的一种精神现象。网络视频（Skype）治疗出现的问题也值得研讨，其包括情感性疏远和对治疗的阻抗。有一点需要注意的是，互联网教学和治疗能够助长人类的冲动性。冲动性在互联网上是一个很大的问题：35亿个色情网页对于青少年来说是一种巨大的诱惑，而且能够导致他们：(a)回避发展出升华能力；(b)在青春期回避与异性建立客体关联；(c)不能把敌意导向竞争性和有雄心的活动。

通过互联网为其他人提供心理咨询也会造成许多法律问题。截止到写作本书时，在美国的许多州法律规定，治疗师必须持有来访者居住地所在州的执业许可证，心理治疗行为才是合法的。当然，你应该去咨询一下律师，这样的法律是不是对于不涉及医学干预，只是进行"谈话治疗"的情形是适用的或是例外的。治疗师去向你的执业责任保险提供者确认一下他们是不是把这种治疗形式排除在理赔范围之外也是比较明智的。

我尝试了通过网络视频（skype 或电话）来为来访者提供一点心理治疗，我遇到的第二大主要困难是关于时间的问题。如果来访者或我出现网络延迟现象，其中的另一个人就会很紧张地坐在电脑前，紧张地等待着，紧张地想知道对方是不是"在那里"。第三个困难问题是治疗师会关注来访者究竟在什么地方做咨询。我曾经用电话为一个经常旅行的人做过咨询，这个人经常在工地的房子里面与我通话做咨询。尽管房子的门是关着的，但他还是非常担心其他人会听到他说话的内容；在这种情形下做咨询就会影响来访者的开放性。当他回到城里，来到我办公室与我做咨询时，他注意到了在他的信任和开放性方面是有差异的，因为在我的咨询室中他能感受到稳定性和绝对的保密性。

对于那些存在客体关系问题的来访者，治疗师使用互联网软件针对他们的亲密和疏远问题进行工作是困难的。因为来访者和治疗师不能同时处在一个空间，所以情感疏远在某种程度上已经形成了。另外，引起注意力分散的事情也很多，诸如孩子的哭闹和电话铃声。

在美国的治疗师通过互联网为中国来访者提供心理治疗[2]还涉及12或13小时时差的困难。另外，1万多公里之远的距离可以使互联网连接的沟通和交流发生中断现象。通常情况下，来访者对这种中断现象的任何反应的意义是不太可能被理解的，因为这种中断现象是治疗设备的现实情况。互联网上的治疗性"框架"是更加脆弱的，而且心理障碍比较严重一点的来访者在互联网治疗中，他们的所有问题将会表现得更加困难。

---

[2]　Fishkin and Fishkin (2011).

写给治疗师的实质性邮件可能是来访者的一种防御，他们用这种方式来应对与治疗师进行私人谈话时感受到的焦虑。尽管如此，我很少与来访者讨论这个问题。我会把邮件内容打印出来作为一种需要带入治疗的材料。在少有的情况下，片面的沟通（电子邮件）象征着来访者想与我建立治疗外联系的愿望。这是一种跨越边界的现象，有时候我会在治疗中讨论这种现象。

另一方面，当来访者处于危机中和想要额外约定治疗时，我感觉写电子邮件或发短信特别方便。他们可以给我手机上发短信，而我也能在我方便时给他们回短信。这种方式对于那些正在参加会议的来访者非常方便，因为那时他们不能使用电话；他们可以静静地发出和接受短信而不打扰周围的人。我一般也不去探索来访者发短信的任何意义，尽管将来我可能会这样做。

问题 82

那些让助理联系你的老板们

　　我时不时地会为这样一些人提供心理治疗，他们在医疗行业、法律实务界、会计行业，或者商界拥有权威地位。无论他们有什么样的问题，当这类来访者派他们的助理（秘书）打电话给我改变治疗预约时间时，我有时会对此很好奇，有时会陷入某种微妙的困难之中。

　　这种节省时间的方法似乎像一种行政事务，但当这种现象发生时，我感觉受到了侮辱。几年前，这种事情第一次发生时，我曾经责备过自己有点太敏感了，因为我非常乐意为任何人提供心理治疗。随着我职业生涯的不断发展，我认识到当来访者让他们的助理打电话给我时，这通常意味着这些权威来访者的人格存在某种问题。所以我决定在治疗中设法以各种各样的方式去处理这种现象。

简　短　回　答

　　首先当这类来访者的助理打来电话时，我没有采取拒绝接待他们的方式。还有就是我没有向助理坚持一定要他的老板来与我通话，因为这样做会把助理夹在中间，而且会在治疗之外引发冲突——这样的冲突应该发生在治疗之内。

　　鉴于这些原因，当一位秘书打电话来改变治疗预约时间时，我会查看我的治疗预约记录本，看看是否有可能改动时间（假设我有足够的证据判断来电者真是来访者的秘书，而且被来访者授权过）。依据我们治疗协议中改变治疗时间的原则，只要是在预约时间之前提出变更请求，并且我就能够在接下来的工作周内重新安排预约，那我就会提供给秘书一个可选时间。在助理与老板沟通之后再给我反馈，通常这个时间选择是可行的。

如果时间选择不合适，我就建议让老板直接给我打电话。

假如治疗预约变更了，下一次在治疗室见这位老板时，如果他没有主动提及上次这种变更时间行为（常常是不被提及的，因为这是一种自我协调性行为，意味着这是一种自然行为）那么我就会指出我们还没有讨论他是如何与我进行变更治疗预约时间的。

提出这样的问题时，这类来访者通常会有点吃惊（这取决于他们的性格）。作为老板的人常常是防御的，他们会说那天他们很繁忙，而且他们知道不得不改时间。有些时候，我不能抓住足够大的"抓手"来帮助他们理解这种"现实性合理化"机制。也有些时候，我能够成功地向他们展现出值得讨论的部分，因为：(a)他们意识不到这些部分，并且(b)这些部分与他们的困难有很大的关系。

如果我们一致认为这种行为是有意义的，我们就能够理解让秘书打电话的常见意义是：(a)通过第三方介入关系的方式来制造情感疏远，(b)回避对有求于人这个需要带来的羞愧感（一种依赖的满足），(c)回避对我敌意性操纵带来的罪疚感，以及(d)展示他们自己的重要性，以便缓解自体价值冲突带来的焦虑。[3]

---

[3] 贯穿于本书始终，我时不时会提到我如何可能或不可能发现对来访者问题或行为的解释。Edward H. Knight 是我接受精神分析训练时的一位督导师，他曾经告诉我，"精神分析的其中一个经验教训就是，你不可能分析所有的人和事情。"

在相关的语气情景中，有些来访者曾经问过我一些类似的问题，"我们必须要分析所有的事情吗？"我一般的回答是，我们尝试着去理解我们能够理解到什么程度。来见我的人都体验着相当大的痛苦，我们能够从他们的想法、行为、言语表达，或者其他来源中获得的线索越多，我们就越能准确地理解导致他们各种困难的原因和根源。

我的感想是，即使治疗师尽了最大的努力也是不够的——而且有些本来可以被理解的东西是被封锁在觉察之外的。那些能够最大程度有效使用心理治疗的来访者，是那些善于接纳新思路的人，是那些能够使用抽象能力的人，以及那些能够与关于他们自己的各种概念进行"游戏"而又不会变得被淹没、侮辱或激惹的人。通常情况下，来访者都有一些困难，因此会来寻求治疗；这是我决定写这本书的原因之一。

详 细 回 答

当这类来访者因为任何原因让其秘书联系我时，有可能是讨论付费、预约治疗时间，或者其他事情，治疗师最好先设法去适应这种请求，然后在接下来的治疗中把这种现象作为治疗的材料与来访者进行工作。

举 例

53岁的Kirk是一本地方杂志的发行经理，他因为处于两难境地来找我寻求咨询。他不知道如何对待他22年的婚姻了。他17岁的儿子在学校表现良好，但被他们宠坏了。他的妻子Melinda是一位收入颇丰的皮肤科医师，她已经和Kirk十年没有过性生活了。她在生了儿子之后就对性不感兴趣了，而在几年前其父亲去世后变得更加严重了。

Kirk无论如何都认为自己是阳痿，所以他没有去和Melinda为性的事情吵，或者向她施加任何压力。非常令他惊讶的是，他的销售经理Tina（女性）在他见我之前大约一年的时间里开始给予他安慰和友谊。在他找我咨询之前，他和Tina已经持续发生性关系好几个月了。有一天在午饭时，Tina邀请他去了汽车旅馆。他们第一次尝试性交，Kirk出现了阳痿，但是在Tina的安慰和嬉闹之后，Kirk又能够进行性交了，而且感觉很棒。

Tina的丈夫即将死于肌萎缩性脊髓侧索硬化症（棒球运动员Lou Gehrig得的那种病）。她提到一种可能性，即在她丈夫去世之后，或许Kirk应该离开他的妻子而与她结婚。从此，Kirk便开始纠结和矛盾。

Kirk从3岁开始一直被他的姨妈和姨夫抚养长大。他父亲是一位政府官员，被派往沙特阿拉伯工作；他的父母不想把他带到国外去。他从未感受到与父母亲近过，尽管父母在8年后重新把他带回身边，那时他已经11岁了。多年来他一直不曾想过那段历史；他记得曾一个人孤独和恐惧地度过了很多个夜晚，每次都哭着喊妈妈。这种压抑一直持续到高中，直到他"得到"了一个女朋友才算好点。

Kirk 和我探索并发现，由于丧失和拒绝所导致的焦虑感，使他一直害怕与他忙碌的妻子去讨论亲密关系。那种焦虑的根源在于他童年时期丧失了父母养育的经历——尤其是失去了母亲。

经过五周的治疗之后，Kirk 让其秘书打电话给我，提出要更改下一次治疗预约时间。我找了一个时间给他，秘书回电说那个时间可行。

在下一次治疗中，Kirk 没有提到变更预约时间的事情。他一开始就进入了他关于很难要求妻子分居的讨论。他提问说究竟他们婚姻关系的疏远有多少是他的错。

在这个时刻，我说到，他让秘书给我打电话这一举动有可能是回答他这一问题的线索。Kirk 很怀疑，但非常好奇，问我什么意思？我告诉他我知道他认为让秘书打电话只是管理流程上的一个便利。他马上说，"这并不意味着有任何负面意义。这只是更方便些。她一直都为我处理这些事务。"我认为他在过度防御。

我向他解释说，除了依靠秘书做事情的便利这个理由之外，Kirk 其实是在防御，因为这种做法有点在居高临下地对待治疗师；而且这样做必定是没人情味的——也就是说，他将他与我的关系放在了一个疏远的位置上，并且在我们之间介入了第三者。Kirk 很快理解了，马上问道，"你的意思是说我也是这样对待 Melinda 吗？你认为我正在利用 Tina 使我和 Melinda 关系疏远吗？"

我向 Kirk 承认我认为事情就是像这样的。他停顿了一下，然后认为这是有可能的。他一直回避 Melinda，并且承认他至少五年没有尝试过与她发生性关系。她经常去出席一些医疗会议而不带着他；他担心她是否有任何的婚外性活动。

一周以后，Kirk 报告说他已经告诉了 Melinda，说恐怕他们的婚姻不能维持下去了。他没有提到 Tina。Melinda 抓起一把刀子，当着他的面切开了她的手腕。他变得惊恐万状，急忙包扎她的手腕，带她去了一家当地医院的急诊室，医师缝合了她的手腕，并把她转介给一位心理治疗师进行门诊心理治疗。

在那次事件之后，Melinda 在 Kirk 面前变成了一个十足的性感女神。她诱惑和挑逗 Kirk 进行性交，她为他口交，并邀请他与她肛交。她也开始为他们做样式众多和可口美味的饭菜。她与儿子的关系也变得更加密切。所有这一切都发生在我上一次见他之后的一周当中。他还没有与 Tina 讨论这一情形。

Kirk 和 Melinda 决定继续在一起生活，最终 Kirk 认识到他把 Tina 视作了他童年时期的姨妈（那个设法从孤独和被抛弃的情境中挽救过他的人，那是他不想伤害和离开的人）。他和 Tina 谈了这些情况；他们决定怀着巨大的悲伤终结他们的关系。

Kirk 从未告诉 Melinda 有关 Tina 的事情，尽管 Melinda 已经有所怀疑。在接下来的几个月治疗中，Kirk 的内心纠结和矛盾减轻了，而且 Melinda 重新找回的性兴趣也没有再消失。

Tina 在瑞士的另一家公司找到了一份工作，她的丈夫去世了。在 Kirk 和他妻子恢复关系之后，他与我协商决定结束治疗——他开玩笑，"办法总比困难多"。

现在看来，似乎 Kirk 理解了让秘书给我打电话变更预约时间这一举动的意义，他的这个理解让我们进一步理解了他的人际疏远、居高临下的态度，以及对冲突的回避。这种理解帮助他重新整合和重新思考他一直对待妻子的回避方式。

想成为你朋友的来访者——直接称呼你的名字

一般来说，最好是保持住作为一个治疗师的权威位置，不要亲密无间地对待你的来访者。治疗师这样做有助于维持"治疗性界限"[4]，并且防止突破边界。你应该以你的头衔来介绍自己：某大夫、某先生或女士。我通常欢迎来访者以他们和我自己的头衔前来进行心理评估。[5]

一般来说，我只对大学以外和 / 或者已经工作了的人使用这一规则。在大学里面我直接称呼大学生和青少年的名字。

我不鼓励来访者直接称呼我的名字或昵称。来访者是为了寻求治疗性帮助而来会见我的，他们不是来进行熟人社交的。

考虑到这种一般原则，如果某来访者想要（或确实就这么做了）对你直呼其名，或者在治疗中直接叫你的名字，治疗师应该怎么办？或者甚至他们要求与你交朋友，你该如何处理？

过去二十年中，我们的文化礼仪变得不那么正规了。处于权威位置的人们随口直呼其名的现象已经很常见了，即使是在专业环境中。然而，在专业领域，我喜欢遵循更加传统的做法。

简 短 回 答

在每周一次或两次的心理治疗中，如果成人要求我叫他们的名字或者昵称，我通常会这么做。大多数时候，他们仍然坚持称呼我为布莱克曼医生，我也接受这种做法。我知道这里面会有一些移情，但是我通常不会

---

[4] Tarachow (1963).

[5] 在本书中，我在案例举例中使用了来访者的第一个名字以避免通常教科书中习惯的老套称呼"A 先生"或"Z 小姐"。

去面质这一点，除非有必要这么做。一位当地的大学教授（他有博士学位）被他做内科医生的父亲推荐而来找我做咨询。当我去候诊室找他时，我说"史密斯博士（Doctor），我是布莱克曼医生。"他回应道，"我是盖瑞，史密斯医生（Doctor）是我的父亲。"一开始我接受这个说法，但是最后，正如你们所预料的那样，结果证明盖瑞的问题与他对其父亲的感受和他是一个成人的自我认同方面存在困难是有关系的。

有很多著述描述了"关系"[6]技术、"主体间性"[7]技术，以及修正客体关系技术。所有这些技术程序，如果针对自恋性和边缘性来访者使用，就会带来严重的副作用和并发症。治疗过程中使用这些技术的时候，治疗师需要在某种程度上暴露自己的人格、背景、观点和情感，用这样的方法试图与来访者形成一种"安全－组织的依恋关系"。有些来访者能够领会治疗师的这种做法，并感到与治疗师的关系更加亲密了。另外一些来访者则会因为各种各样的原因而变得焦虑，而且会退出治疗。还有一些来访者把"友善和亲密"赋予了性的意义，并发展出无法解决的色情性移情。

对于大多数治疗师来说，保持善良、共情，以及小心谨慎的方式对待来访者是最为安全的方法。这并不意味着是冷淡或疏远的，而是治疗师暴露个人材料（"自我暴露"）常常是一种有问题的行为。

详 细 回 答

头衔这个主题经常在长程心理治疗中出现，尤其是对于治疗频率超过每周一次的治疗。精神分析季刊（*Psychoanalytic Quarterly*，Renik，1996）专门讨论了关于治疗师的"权威性"这一主题。

在一些实例中，作为医生的"权威主义者"特质已经证明在治疗来访者过程中会有困难，有时候，我会调整我的位置，并仔细观察，看看我在治疗中对来访者亲密是否会引发他们消极或积极的反应，或者是对我的

---

[6]　Mitchell (2000).

[7]　Stolorow and Atwood (1989).

防御或移情的反应。

在对自恋性、边缘性和分裂样的来访者提供的心理治疗中，治疗师可能需要自我暴露技术。自恋的来访者会对你有所猜测，投射你和理想化或贬低你。有时候，只是去解释这些防御显然是不够的；治疗师还不得不先让他们注意到关于你自己的现实（真实情况）。然后你才能向他们呈现他们的投射和理想化（或贬低）。

举 例

Peggy，一位50岁的离异女性，无子女、已绝经。她因一个特殊的问题向我求助。她最近由一个医学实验室诊断为一只乳房的纤维组织结构异常。另外一个实验室从活检片子中看到了具有扩散性的原位癌。针对这两个不同的诊断各自所采取的治疗方法迥异，而且不同的医生也有着不同的观点。

一方面，她想询问我认为她该怎么办。我考虑到这是她正在对我进行理想化防御，因为我并非普外科医师、乳腺外科专家，或肿瘤外科医师。当我没有直接回答她的问题，而是询问了更多她的担心时，她立刻回应说，"哦，我猜你也不知道。你只是一个精神科医生。"此时此刻，她在贬低我。

我决定不去面质 Peggy 这些防御中的任何一个机制（理想化和贬低），相反，我与她分享了我对她所处情境的一些想法（有一点点自我暴露）。我告诉她，假如我处于她的这种情形下，我可能会听取癌症治疗中心的某位专家的意见，而且我可能会听取不止一位乳腺专家的意见。她认为她对我的意见很感兴趣。此时此刻，我直接提到了她之前其实是在回避我说的这种选择。（我没有面质她的自恋特质和行为，而是面质了她对自己执行功能方面的抑制。）

她对我的回应是开始哭泣。她回想起她的妈妈总是指责她是疑病症病人。Peggy 觉得她配不上去专业的癌症治疗中心，因为这会让她觉得自己像是一个"特殊的病人"，正努力得到妈妈的关注，她对此感到罪疚。

我能理解母亲对待 Peggy 的态度导致了她强烈的羞耻感和罪疚感，而且这些负性情感又导致了她对自己判断能力的抑制。她处在不知所措的境地，继续着她的苦难（以减轻她的罪疚感）。

在几次治疗之后，Peggy 预约了两所不同的专业肿瘤外科治疗中心，并且在几周内从不同外科医生那里获得了咨询信息。她对比了他们基于她诊断的治疗方法和观点。于是她就能够自己做出一个很有见地的决定了。[8]

这里的关键是，在涉及一个诊断问题的时候，我决定暴露我自己对于严重疾病的一些想法。当一个人患了严重疾病时，"拖延和敷衍"（"等等和看看"）的态度总是让我害怕；我倾向于相当迅速地去做点什么。这是我对待自己和我的家庭多年来的方式，而在我与她的讨论中我让我的这种态度变得更加清晰和明了。令我意外的是，这个自我暴露使我们讨论了她的部分心理功能的抑制；那些功能抑制的解除让她能够使用她的执行功能去做出更好的选择和决定。

当来访者想要直呼我的名字时，我通常要探索这个现象。Henry Kissinger 在 Richard Nixon 总统手下担任国务卿的时候，曾经有一次被一位记者问到他希望别人如何称呼他。那位记者问了一些诸如，"应该是 Kissinger 教授，Kissinger 博士，Kissinger 国务卿，还是 Kissinger 先生"一类的问题。根据我的记忆，Kissinger 回答说（大意如此），"我喜欢被称呼为'殿下'"。我会和来访者开玩笑地讨论称谓问题，目的是让他们去思考他们关于权威的冲突。

在长程心理治疗中（时间超过一年），治疗师对来访者了解甚多。当我治疗一些人超过十年时，无论治疗频率如何（介于每周一次到四次之间），对我们来说最终互相直呼其名已经是很平常的事情了。

然而，回顾过去，当我为精神卫生同行或接受精神分析训练的人提供

---

[8] Peggy 最后决定做手术。结果，她的情绪大大地缓解了，并打电话与我讨论她的情况。她并不认为她需要做进一步的心理咨询，并表达了对我帮助她思考她的问题感到非常满意。

心理治疗时，我看到了更多的这种事情。我认为其中一些专业人员，因为他们已经解决了与权威相关的竞争性冲突，而感到与我很亲近。我们变成了同行以后更喜欢互相以名字相称呼。

那些作为受训的一部分任务而接受我分析或者督导的专业人员，在他们的治疗或督导完成后（并且他们已经完成了分析性友情），与我发展出了一种职业性友谊。在这些情况下，甚至当社交友谊尚未建立时，在诚恳的、职业的关系中我们也会直呼其名。

其他我会直呼其名的人包括那些通过机构董事会见过的人、我的邻居，或我教学地方的教职人员。在这些情境中，尽管我们不是亲近的朋友（我通常不会为他们提供心理治疗），但我们基本上还是互相称呼名字，即使过去他们曾在专业上向我寻求过咨询。因此，在心理评估和／或心理治疗当中，原来直呼其名的人突然改称更加正式的称呼是非常别扭的事情，而我也不会去尝试这么做。

那些想要立刻成为你"朋友"的来访者可能患有比较严重的精神疾病。他们可能在防御他们内心指向权威人物的敌意，或者可能对任何种类的支持都感到比较绝望。

因此，当来访者提出要成为治疗师"朋友"的想法时，通常最好的做法是治疗师要维持一定的职业性疏远，并向他们解释治疗关系确实有温暖、理解的特征，但这与朋友关系是不一样的。治疗关系中更多的是一种单边服务情景，在这个关系情景中来访者会告诉治疗师许多问题和秘密，而治疗师将设法去帮助来访者深入地思考这些问题。心理治疗关系不是一种像大多数友谊关系中那种相互分享的情境。对这种特定观念的例外情况，请参见 Mitchell（2000）和 Renik（1999）的文献。

問題 84

必须乘电梯到达你办公室的电梯恐惧症者

　　恐惧症涉及对不是"真正的"危险的恐惧。然而，要诊断恐惧症这一类疾病，治疗师必须先确认来访者没有现实检验能力的缺陷；没有整合能力的缺陷；没有抽象能力的缺陷；没有温暖热情、共情、信任和亲密能力的缺陷；没有冲动控制或者包容怪异幻想能力的严重缺陷。如果来访者的这些功能存在着缺陷，诊断就会从恐惧症滑向边缘性精神病或明显的偏执性精神病。

　　尽管有着相当良好的现实检验能力，患有（神经症性）电梯恐惧症（他们的投射和幻想对象就是一部电梯）的人还是不能进入电梯。他们在电梯中体验的焦虑太强烈了（由于一种无意识的象征），以至于他们必须要回避电梯。在心理治疗中，治疗师要帮助他们探索和发现不愉快的象征作用（通常因为他们只是稍微意识到了一点点他们感到下流且肮脏的愿望而受到的超我惩罚），之后恐惧症的症状应该有所减轻，然后消失。与此同时，治疗师还能做什么呢？

简　短　回　答

　　我曾经有过两次面对这个问题了。在这两个情形中，治疗师需要花一段时间来进行适应。

　　当患有恐惧症的人们感到害怕的时候，他们倾向于变成像一个需要妈妈的宝宝那样去看待问题（退行到口欲期）[9]。他们对孤独地置身于恐惧情境中感到非常害怕。另一个（信任的）人（象征着好妈妈，就像

---

[9]　也就是说，他们发生了力比多的退行（Blackman，2010）。

Glenda——电影《绿野仙踪》里面的北方好女巫）的出现将会暂时减轻恐惧感。有时候，没有什么办法可以减轻他们的恐惧情绪，而他们必须自己在四周找到应急办法；而治疗师暂时也必须这样做。他们必须能够暂时不乘电梯而到达你的办公室。

详 细 回 答

许多年以来，我的治疗室是在一座3层办公楼的2层，此楼有一部电梯和一个楼梯井。一位电梯恐惧症的男性来访者，他在市中心一座20层的办公楼里工作（办公室也在20层），在初始电话联系时他询问我所在的楼是否有楼梯，以及我的办公室在几层。他选择走楼梯。

还有一位电梯恐惧症的女性在早晨楼梯门锁着的时候遇到了问题。于是我不得不去查看楼梯门并让值班人员开锁，以便于她能步行上来。经过了6个月的治疗，有一次她和我同时进入大楼，当我上电梯时，她决定与我一起搭乘电梯。治疗进行了一年之后，她就可以独自一人搭乘电梯了。在她的治疗早期，我为她开着楼梯门的做法是非常有必要的"疗效因素"（Parameter）。

在这两个个案中，我做了一些事情使来治疗的人感到安心。然而，我这样做的副作用就是我被理解为是一个提供关怀的、妈妈类型的人物，帮助他们保护和维持了他们指向母亲的敌意和关于性的各种冲突。

上面那位男性案主，因为妈妈对其患病兄弟的疼爱而一直对妈妈感到愤怒，他对此深感罪疚。（后来她因为妻子对孩子们的照料也感到气愤，对此他也体验到罪疚感。）而那位女性案主因丈夫的妒忌和控制而一直对丈夫怀有敌意，她对此也深感罪疚。（后来，她认识到了她的罪疚感源自于自己长期对有偷窥嗜好父亲的敌意。）这两个来访者都渴望有一个能给人抚慰的妈妈，部分原因是为了弥补被剥夺的感受，而部分原因是为了缓解他们对性和攻击相关冲突的恐惧感。

这两个治疗故事的（道德）寓意就在于，一种支持性的治疗方法（适

应）可能是必要的，至少这种支持性技术在开始的时候提供了心理治疗的
可能性。

想要看心理评估报告的律师与要征求律师建议的来访者

如果一个治疗师对在法律场合提供专家意见的工作不感兴趣，你会觉得这个问题可能与你的实务工作没什么关系。然后会有一些来访者，他们是在律师的催促下来见你，这就有可能把你暴露在法庭传唤的面前。

问题是，在这种环境中，你要做什么？

简 短 回 答

首先，在首次电话联系和简单评估的过程中（假如你在办公室里面见他们之前，有机会与他们有一个电话交谈），如果是一些婚姻问题，你最好询问一下是否或可能会有孩子监护权的纷争。处在离婚当中的人们，父母出现一些心理问题，并且担心他们孩子的未来，这可能让他们会想得到建议，或者希望让孩子接受咨询。我从来不接受这类案例。

在刑事案件中作证通常需要专门的训练。当来访者卷入民事诉讼时，如果已经造成人身伤害或者个人婚姻问题，其中一位律师最终会要求治疗师提供其意见和观点。儿童监护权的案例最为复杂（对你的健康威胁也最大）。

如果你同意为民事案件中的一个原告进行心理评估，我建议你与涉案的律师签署一个协议，详细说明你所提供的服务和收费。

详 细 回 答

假如你接到一个卷入民事诉讼的人打来的电话，告诉他们请他们的律师与你联系。假使一个法律案件要求我提供专家意见，我会首先和律师谈。然后我再发电子邮件给律师一份已经写好的合同，写明我在案件中能做的事情、我的收费，以及他们如何付费。律师必须在合同上签名并且返回一份给我，之后我才会介入案件。

从伦理上来讲，在大多数美国的州，不允许律师为他们当事人的治疗付费；然而伦理上允许律师为专家评估和意见付费。只要我与律师签订了书面合同，对我来说很少遇到支付酬金方面的问题。而那些有困难的案件也会很快就得以解决。许多年前，我在与卷入诉讼的个人签署协议时犯过错误，使情况变得很麻烦，有时候我做了大量艰苦的工作，却收不到该得的报酬。

正在进行离婚的来访者需要帮助。如果他们不卷入儿童监护权的争夺中，他们尚能互相保守秘密。然而，如果离婚过程不那么"友善"，标准的取证程序，诸如要求获准或要求提供文件，都将可能要求你的来访者把你列入正在为他们提供治疗的治疗师名单中。然后，你可能会受到出庭作证的传票（让你带上所有案例记录到法庭的传票），而且你的来访者是不可能拥有"特权"（意思是说，不可能不在法庭上暴露隐私的治疗记录）。[10]

对于大部分治疗师来说（他们不想让咨询记录被传唤，也不想出庭作证），如果有人打电话给你寻求治疗，而对方正在涉足一个诉讼案件，最好的选择就是避免去治疗他们。我偶尔决定为某个正在经历离婚的人提供治疗，但我一定要非常确认此人没有卷入监护权争夺之中。尽管如此，我甚或已经在冒险，我可能要去评估这个人，因为监护权的问题（或者其他离婚当中的法律问题）会随时被提出。

专家证词必须是中立的。专家不能偏袒任何一边；治疗师需要评估有着各种各样诉求（公民的民事侵权诉讼）的人，并需要你提出不偏不倚的观点，这与谁付钱没有任何关系。但是，请你做好准备，对方的一位律师

---

[10] 除非是联邦法院的案例，美国最高法院Jaffee V. Redmond (1996)授予了一个绝对的"治疗师－患者优先特权。"在大多数美国州法院案例中，特权是留给审判法官的，法官要复习所有的材料，并决定哪些材料可以被诉讼使用。

将毫无疑问地攻击你说你在偏袒这一方，并且将不遗余力地用法律手段去诋毁你的名誉。这不是那么特别舒坦的事情，所以除非你觉得你在这类诊断工作中、在支持你自己的观点中，以及在你的观点被法庭拷问当中有能力体验到满足感，否则治疗师最好不要做这一类工作。

在过去的35年中，我一开始有很多给那些在邪恶的儿童虐待案件中涉嫌行凶的施害者和受害者做心理评估的工作，尽管我已经回避了在犯罪案件中提供专家证词的机会，但我还是卷入了各种各样的民事案件中。在民事案件中，我可以为他们做心理评估，但是通常我不会为处在诉讼中的人提供心理治疗。

想要你给出意见但正在接受其他人治疗的人

各式各样的代理机构，诸如工伤赔偿一类，当他们质疑已经受伤和处在赔偿范围内的人的精神健康问题的时候，他们会要求治疗师出具独立的心理评估报告。这些第二方专家观点对工伤补偿系统来说是很重要的：要从没有为索赔者提供心理治疗的某些治疗师那里获取一种不冲突的观点，这些观点是关于索赔者进行的治疗是否合适，和是否有关联的效果。

这些例子像是私下里民事案件中的专家证词，同样会给专家证人带来风险，包括损害到他们的声誉，增加暴露于渎职诉讼以及各种各样的职业性投诉的机会。

在其他案例中，接受其他治疗师治疗的来访者（或者是他们的配偶或孩子）可能感到不满意，所以请求你对他们进行评估，以便从你这里获得"第二个观点"。你应该怎么做？

简 短 回 答

尽管健康专业领域中的大多数专业委员会更愿意看到第二个专业意见，但这些意见很难提呈，并且原来的治疗师普遍对于他们的来访者去获得第二个人的专业意见这种事很敏感。大部分时候当我被要求提供第二意见，我会在电话里和提出要求的人谈谈以查明问题所在。如果我听到来找我评估的人们对他们的治疗师有负面的感受，我会建议他们把这些感受告诉他们的治疗师，特别是他们也会对他们的治疗师有正面感受的时候。我一般不会在我的办公室里面会见他们。

如果有人在电话里向你表达他们对自己当前的治疗不满意，并询问我是否接受转介，我会问他们是否已经结束了之前的治疗。如果他们的治疗已经结束了，而且想找一位新的治疗师，我会考虑为他们安排一个评估性会谈，而并非治疗性会谈。当我评估了他们之后，我给出我的建议，告诉他们需要什么样的治疗，以及我是否能为他们提供这个治疗。

有时候，在做心理评估的时候，我发现他们患有严重的精神疾病，而他们需要药物治疗。由于我不做精神病药物治疗工作，我会将他们转介给从事此工作的同行。另有一些时候，我发现这个人与以前的治疗师不太匹配，这可能因为两人的人格不协调，或者未解决的移情。在这些情况下，我可能会接受此人来做治疗。

详　细　回　答

有过许多次，我被想要获得指导的治疗师要求给他们的来访者第二人意见。这些人可能由接受我督导的人介绍而来，或者有些治疗师想要从我这里获得关于诊断和治疗方法选择的一个"可靠的"意见。我发现这些被推荐过来接受评估的人都很有意思和很值得评估。通常我会给这些人做一次心理评估，口述一份诊断报告，然后发送给他们的治疗师。我经常在评估来访者之前和之后都会与他们的治疗师谈一谈。发给他们要签名的协议表格。谈话中我会设法找到一个主题，让治疗师可以针对这个主题关于个案解析和干预措施进行聚焦和提供建议。

那些对以前治疗师非常不满意的人们会给你带来严重的困难。有些人不想让你与他们的前治疗师进行交流，但是他们可能会有自杀行为、容易激惹，或者婚姻出现了危机。面对这类个案，我会非常仔细地挑选，就像是我有"一张怀疑的索引表"那样，他们那些对前治疗师的负面感受也可能会很容易就转移到我身上。

少有的几次，来访者把自己解释的足够清楚，而且以前治疗中的问题听起来也足够清楚了，以至于我想我可以冒险开始为他们做心理评估。如果这些人许可我去与他们的前治疗师进行一些交流，我想在任何个案中这样做都是最好的选择。然而，当存在有大量的困难时，而且他们与以前治疗师相处的非常不愉快，他们常常不想让我去和他们以前的治疗师进行沟通。

在这类个案中，电话分类（治疗师同意评估某人之前，先在电话里简短评估一下他们的可治疗性）是极其重要的。在这种情境中，我可能会在电话里花上半个小时或者40分钟与他们交流。

举例1

在电话里，Gilda 听起来似乎对自己批评他的前治疗师而感到罪疚。然后，她开始表达对所有治疗师的不信任，而且也没有告诉我她的姓名，她猜测我不会见她，因为她认为"所有治疗师之间都相互交谈"。

听到这种偏执性的病理现象，以及这种具象化的想法，在我听起来，好像 Gilda 病得非常重，而且将不会从以理解冲突为目标的心理治疗中获益。我告诉了她做精神药物治疗同行的名字。她立刻变得很生气，而且警告我说如果我把她打过电话给我这事儿透露出去的话，我会有麻烦。我向她保证我不会与任何人说她的事情，特别是我都不知道她的名字，也对她了解甚少。

举例2

一位女性 Jane，在一次创伤性意外事故中失去了父亲，她与一位给她开抗抑郁药物的精神科医生进行了短暂的治疗。这些药对她没有帮助，Jane 很抵制服用些药，而且她和丈夫经常争论她是否需要服药。

Jane 在电话里很有逻辑地解释道，她还没有度过对父亲去世的哀伤，在她还是一个青少年的时候，她与父亲曾经有很多困难，她形容她自己对丈夫"过分挑剔"。基于她对自己人格和未解决哀伤的自我观察能力，我认为无论如何这都表明她需要做心理治疗，而且精神药物治疗是相对不恰当的治疗方法。

我问她，我能否与她的精神科医生沟通一下，她允许我这么做。当我与她的精神科医生谈话时，那位精神科医生如释负重地同意让 Jane 来见我。精神科医生已经厌烦了与 Jane 的斗争。她也给了我 Jane 的个人历史和婚姻问题的细节信息。

当我见到 Jane 时，她表现出了完整的心理功能（我在问题2和问题101[B] 中罗列的各种心理功能维度）。我认为她需要一种帮助她理解她内心冲突的治疗方法，她的病是可被治疗的。我接受她来做治疗，并且在接下来的四年中，我们进行了密集性心理治疗，并获得了相当大量的成就。

因第三方施压来做咨询的人

工作联盟的概念要求来访者同意与你达成一个共识，即他们有问题，并需要治疗师帮助解决问题；如果来访者来做咨询是为了讨好其他人，那么工作联盟就不存在。

所以当某个人是由其配偶、专业伦理委员会、法庭、公司，或者医院推荐给治疗师时，治疗师该怎么处理。

简　短　回　答

总体而言，当任何这样的实体或单位给治疗师推荐某人来做咨询时，治疗师能做的最好选择就是先对他们进行详细的心理评估。在这种情形下，医院请求我去评估一位有问题的医生，或者州律师协会要求我去评估一位有问题的律师，我通常只是提供对这个人的心理评估，并针对他们的可治疗性给出一些意见。

我之所以这样做，是因为通常机构或医院会使用我的心理评估结果来裁定被评估者的胜任资格。为了避免任何利益冲突，我不把自己作为他们可选择的治疗资源，即使被评估者接受治疗是必要的。在心理治疗看起来能有所保障的情况下，我会推荐其他治疗师，并建议该机构不要去获取关于心理治疗的任何信息。过了一段时间之后，会有一位公正的专业人员为了获得其他意见而会对我所评估过的那个人进行第二次评估。

在我认为一位医生或者律师是精神变态者（在医疗或法律伦理上缺乏正直和诚实品质）的情况下，我就会建议执照许可权威机构对他们进行训诫指导，而不考虑情感因素——只凭事实说话。

当一个成年人由法庭推荐而来，问题就更大了。假如被推荐人在犯罪审讯当中使用了精神紊乱来作为减刑的因素，那么此人会在"逃避刑事责任"中有既得利益。尤其是如果你的评估记录会被法庭查看，那么此人将很难告诉你一些让你知道了就可能会导致破坏性结果的事情。

详 细 回 答

大部分时候，为了安抚和讨好第三方（包括配偶）而来寻求咨询的人们，将不能形成工作联盟；但是也有例外情况。有些人可能是"可改变的"——他们寻求帮助的第一原因是取悦第三方；但他们在评估过程中有可能会在你的帮助下发现，其实他们有一个严重问题很希望得到治疗。尽管这种来访者不多见，但在我的职业生涯中还是治疗过至少两个这样的人，在第一次治疗中，他们最初的投射性指责是可以被理解的。然后，他们承认他们也感到很痛苦，而不单单是机构或者配偶感到头疼。

这种转变是如何发生的呢？

● 你可以对这个人说些类似这样的话："你的配偶（医院董事会、发证机构、律师）认为你需要帮助。你是怎么想的？"然后，他们的回答会使你确信这个人正在感到罪疚和内心冲突。

● 你可以对他们指出，他们在"投射性"指责：尽管他们的配偶（医院董事会、发证机构、律师）认为他们需要帮助，而你却看到了他们的个人问题，即希望把责任推给第三方。这些人有可能会整合你的这些解释，但也有可能"为了离开而赞同"你的解释。治疗师要警惕他们给出"你可能是对的"这种回应，这通常意味着没有建立工作联盟。[11]

● 这些人们有强烈的罪疚感；他们已经惹得"所有人反对"自己来惩罚他们自己。他们可能是"因罪疚感而犯罪"[12]，即他们以不良行为来招致对自己的惩罚，至少部分原因如此。在我四十多岁的时

---

[11] Abend (1975).

[12] S. Freud (1916).

候，我只成功地治疗过六个"因罪疚感而犯罪"的人。其中三个是律师，三个是内科医生。有四个人犯的是轻罪，不涉及受害人，他们之前明明知道那样做会招来麻烦，但偏偏麻烦就是发生了。另外两个人轻微地违反了职业伦理标准。他们在受到惩罚以后而全都自我指证。他们全都有感受力去理解他们破坏规则和被抓的犯罪动机。[13]

▲ 在来访者向你承认，他们仅仅是为了安抚第三方而来见你之后，你可以探索他们是如何同意这样做的。有时候，你能够澄清他们的被动性、去分化（努力变成另一个人想要的样子）、或者"移走他们的失败"（通过见治疗师）。如果这类来访者把这些当作是问题，此刻你可以澄清一个"主诉"，并且你可以与他们一起做些事情来搞清楚这些问题。在治疗变得过于乐观之前，治疗师先设法与他们预约下一次治疗的时间。

---

[13] 我也曾经评估过几位精神变态的男女律师和医生，他（她）们全部是不可治疗的人。（我评估的绝大多数有犯罪行为的人都没有良心和道德，他们都设法操纵我做事，而且是无法治疗的。）我在美国路易斯安那州儿童保护中心作为咨询师工作的十年期间，评估过两千多个所谓穷凶极恶的儿童虐待者。在这一组儿童虐待者中，我只见过一个人我认为是可以治疗的（我没有为他提供治疗）。

以儿童为中心的咨询

以儿童为中心的咨询是父母会见治疗师以获得关于他们孩子建议的治疗程序。在收集了孩子的发展史和家庭当前行为的发展史之后，治疗师将针对如何与孩子一起处理各种各样情境方面给出建议。

Anton Kris (1981) 鼓励治疗师在治疗中为父母们提供关于儿童发展阶段的信息，并建议一些管理技巧。他觉得这种扰动治疗进程的危险是非常非常小的。

这会如何发生？以及你如何能做到正确无误？

简 短 回 答

一位有着3个月大孩子的妈妈一直在读时下流行的育儿读物。她的宝宝在夜里会大哭着醒来两或三次。她问道，"我应该把宝宝抱起来，还是任由他哭出来？"回答是，"把宝宝抱起来！"

另一位两岁孩子的妈妈，正在因为微不足道的"错误"而打孩子的屁股。回答是："不要这样做！"有必要的话，对孩子要温和地劝说和奖赏。

有学龄前孩子的父母正光着身子走来走去。回答是："不要这样做，你们正在过度刺激孩子。"

学龄期女孩的一对父母，因为孩子没有完成家庭作业，便不允许她与其最好的朋友一起度过周五的晚上来惩罚她。女孩儿变得非常地对抗。建议："不要通过剥夺孩子表达攻击和社会化的通道（升华）来惩罚她们。父母让一个孩子逃走或者尝试自杀行为可能是最容易的事情。"

详 细 回 答

人类婴儿需要搂抱和喂养[14]。没有被足够抱持的宝宝会拒绝喂养，并处于"情感依赖性抑郁"的状态中。接下来，他们会变得无法被安抚，并对乳房或者奶瓶失去反应。最后，他们进入了一个不可逆的情感休克位置，停止吸吮，也可能死于成长的失败（failure to thrive）。[15]

有些行为主义者认为母亲不应该抱起一个正在大哭的婴儿，他们其中一人告诉过我，因为这样做"你就会强化婴儿大哭这个行为。然后，宝宝将会哭得更多。"但是婴儿的基本信任（basic trust）[16]恰恰是建立在他们哭时，妈妈以喂食和抚慰进行回应的时候。"基本质疑"（Basic mistrust）是现实检验能力发展的关键，随着宝宝逐渐意识到妈妈并不能即刻到达时候，"基本质疑"便发展出来了。然而，母亲故意不去安抚宝宝的行为为孩子打下了害怕依赖任何人安慰的基础，这种恐惧感受会贯穿其一生。

害怕信任另一个人给予安慰经常是成年人严重酗酒的心理病理基础，这些人在选择向人求助之前就选择了求助"酒瓶子"。匿名戒酒协会（AA）已经直觉性地理解到了这一点；他们为所有新加入者都提供一名"支援者"，鼓励新成员向支援者求助而不是求助于"酒瓶子"。

给妈妈们关于如厕训练的建议也相当有用。许多人不知道在孩子18个月以前不应该进行如厕训练，因为直到孩子发展到18个月大时，他们控制排泄的括约肌及其神经支配功能才发育完成。[17]另一方面，等到孩子三四岁的时候，妈妈爸爸们才开始如厕训练可能会有些困难，因为自主性

---

[14] Spitz and Wolf (1946).

[15] 最近我遇到一个很难回答的提问，在分析过程中，一位妈妈来访者问我，每当她的四个月的宝宝哭泣时，她是否每次都要把宝宝抱起来哄。我把这个问题说给GilbertKliman 和 Robert Emde，他们两都是研究儿童早期发展的专家，我现在遇到了技术上的冲突，我是要探索来访者这个问题的意义，还是要首先建议来访者如何处理婴儿的这个情形。在我还没有告诉他们我是如何处理这个情况之前，他们两个都一致回应，"把宝宝抱起来！"（他们的意见与我做的相一致。）

[16] Erikson (1950).

[17] Brazelton et al. (1999).

与第一生殖器期冲突的敌意在此阶段存在一种合并（Blackman，2010）。换句话说，建议父母在幼儿18个月时开始如厕训练是有用的。你也可以帮助二到六岁孩子的父母注意孩子会进行手淫的游戏。因为这是正常发展现象，所以父母的态度需要有耐心，并要建议孩子将这种行为限制在卧室或者浴室，因为这些地方比较私密（帮助孩子进行社会性发展）。

当年龄在2～6岁期间的幼儿出现问题的时候，治疗师最好要至少询问以下这些问题：

1. 孩子睡在哪里？真的是这样睡的吗？（如果还是与父母一起睡，就会有性方面的过度刺激、永久性的共生性，以及难以解释的破坏性。）

2. 父母对他们自己的裸体做了如何的处理？
   a. 他们盖上吗，或者他们认为"没必要掩藏他们的身体"吗？（裸露是一种过度性刺激，可以引发类似ADD的症状。）
   b. 他们裸体和孩子一起淋浴或泡澡吗？（又是一个过度性刺激）

3. 当孩子有不当行为时，他们使用了什么纪律规则？（纪律越奇怪结果就越糟糕；但粗暴"终止"孩子的行为会让孩子处于没有支持的境地。）

我与一位父亲关于他无法约束他8岁儿子的问题进行过一系列简短的咨询，最终阐明了必须以儿童为中心咨询的价值。

举例

Erwin是一位39岁的律师，报告说他们的婚姻相当和谐，但是他们与8岁的儿子Jeremy之间存在问题。Jeremy经常用拳头击打自己4岁的妹妹，戏弄她、不让她参与游戏，偷她的玩具，以及与父母顶嘴。

在此期间，Jeremy在学校里面表现良好，而且有许多男性朋友。Erwin试着揍过Jeremy、哄他、贿赂他，以及对他大喊大叫，都没有用。

我告诉 Erwin，Jeremy 正处在个性发展的"潜伏期"。[18]他能完成家庭作业，以及能很好地参加体育团体；这本身表明 Jeremy 有道德和良心品质，但还没有成长到足以将其良心合并到对妹妹的观念中。我告诉 Erwin，他和妻子对儿子不良行为的惩罚方式很可能适得其反，因为他们对孩子的惩罚如此严厉，这实际上会导致减轻了 Jeremy 可能对自己不良行为所感受的罪疚感。Erwin 有些不知所措，他问："哦，那我们究竟该做什么？我们就该无能为力吗？"

对我来说，与其向他们讲述这个问题的动力（问题65），倒不如进行以儿童为中心的咨询。我对 Erwin 解释说，在儿童潜伏期，父母需要给孩子机会让他们对自己的不良行为产生一定的罪疚感：让孩子的道德心得以"内化"。为了做到这一点，Erwin 和妻子就不能对 Jeremy 施行那么严厉的惩罚。我解释说，Erwin 和妻子正在利用过度惩罚而把惩罚性父母树立为 Jeremy 的道德心，这就允许了 Jeremy 继续将其敌对破坏的冲动见诸行动，因为孩子有可能认同具有攻击性的父母。

为了修复他们与 Jeremy 的关系，我建议 Erwin 做一些事。我建议他与儿子私下长谈一次，在谈话过程中，他应该告诉 Jeremy 他对儿子的某些行为感到很不愉快。Erwin 感到非常惊讶。他问道，"你的意思是说，我应该对他好些？而且让他从这一切中逃脱？"

我告诉他那不是重点。父亲努力的目标应该是帮助儿子发展出像父亲一样的价值体系。Erwin 说，"我认为孩子应该发展出他自己的身份。"我解释说，你说的那是一个青春期的问题，在潜伏期期间是很少能发展出自己的身份的。Jeremy 首先需要向其父亲 Erwin 认同。去认同的过程要来得更晚些。Erwin 点头同意。

我建议 Erwin 去问 Jeremy 他是否想成为一个罪犯。我预计 Jeremy 会说不，而且会为他忍不住做发疯的事情进行合理化解释。我也怀疑 Jeremy 会使用投射性指责：责怪是妹妹先挑起的麻烦。Erwin 指出这些互

---

[18] Sarnoff (1975).

动内容都已经发生过了。

我建议 Erwin 告诉 Jeremy 这个借口一点都不男人。作为一个男人意味着他应该（a）当生气的时候要学会控制，而且（b）要保护他的妹妹——Jeremy 应该像 Erwin 对待他妻子那样对待他的妹妹。

Erwin 应该说他想让 Jeremy 成为一个真正的男人[19]，而不是一个懦弱的人：真正的男人会保护妹妹。我也建议 Erwin 进行一次不针对个人的、理智的讨论，内容是关于打人是怎么成为一种犯罪（人身攻击），而打人者是会坐监狱的。我提醒 Erwin 作为一名律师，他谈起法律会是很有分量的。

Erwin 记下了我的建议。在我们的会谈中他又复述了一遍，尽管他表达了对自己让儿子理解这些东西的能力有些悲观，我还是看到他已经理解了每一条建议。不过，他说他会尽力而为。

一周以后，我在随访咨询中见到了 Erwin。他很高兴。他和儿子讨论了所有事情。Jeremy 首先与爸爸争论了几分钟，之后他感到有些吃惊、沮丧，最后表达了道歉。Erwin 说他与儿子之前并没有对一件事情发生过争论，这是一个新的体验。他的印象是 Jeremy 更尊重他了，而且同意效仿爸爸的做事方式。

在他们长谈之后的几个小时，Erwin 偶然听到儿子和女儿之间的对话。Jeremy 在教妹妹，"你知道他们有关小孩的监狱吗？" Erwin 也留意到他的儿子转变了，变得对妹妹更加保护了。

Erwin 认识到问题并没有完全解决。从现在起他需要与儿子进行更多的讨论。我说如果他在处理与儿子的关系中陷入困境时，可以随时给我打电话。Erwin 很感激，说儿子已经表现良好大约有四五天了，如果在将来再出现这样的状况，他认为他有信心处理好。

---

[19] 对于学龄儿童来说，男子气的理念是非常关键的发展理念；价值系统正在发展。对于青少年来说，男子气的理念也非常重要。在过去的25年里，发展理念中很大的一个危险是认为男子气涉及冲动的释放和反叛。如果这种象征渗透进入成年期，那么男人就可能变成"性成瘾"者（Goodman, 1998）。

开始的时候，Erwin 很难说服妻子他们应该采取这样的办法。妻子更多地认为惩罚是需要的。在 Jeremy 的态度转变之后，甚至连她也开始接受并使用这样的技巧了。

最后要注意的是，当治疗师给来访者父母讲解有关孩子发展阶段的知识时（"儿童期的苦难"）[20]，治疗师同时也可以做一些其他事情。治疗师可以微妙地暗示父母们去思考一下，在他们自己成长过程中的那个发展阶段，父母们自己遭受过什么事情。我曾经治疗过许多父母，每当我们讨论到他们如何对待自己孩子的时候，他们就回忆起自己曾经遭受过度刺激的结果。

---

[20] Brenner (1982).

长途跋涉来做咨询的人

随着视频会议软件（Skype 或者其他）的出现，许多治疗师现在通过计算机网络治疗来访者。尽管来访者因此可以避免长途劳顿，但我还是注意到当来访者坐在我治疗室里面时，他们感到更加的放松和信任。我认为心理治疗若能"亲身"参与会稍微更有效些。[21]

如果某人到我治疗室的路程得超过45分钟，我会考虑做"远程"心理治疗。我通常每节治疗时长是45分钟，所以如果某人单程路途需要花费45分钟，他们会为每次治疗花上超过2小时的时间。如果他们频繁地见我，总体花在路上的时间是很吓人的。（在较大的城市里，例如纽约和洛杉矶，许多人上班的常规路程时间要花一两个小时。他们需要在靠近上班处，或者居住地的附近找到一位治疗师，除非他们可以想出门多久就多久。）

简 短 回 答

如果来访者必须从很远路途的地方来见我，我通常给他们每次治疗60分钟而不是45分钟。多年来我为很多人这样做，且相当成功。

每次时间变长的个体治疗，通常是一周一次，不同于常规45分钟一次的治疗。我们有很多的澄清，仔细检查他们生活中更多领域中的各种冲突。为了从这种方法中获益，来访者必须要有很好的整合能力和情感容受力。

通常情况下，如果你在一次治疗中提出一两个冲突（或许一个是关于此人的阻抗），这就足够了。当治疗师想要在45分钟时间里将多于三个或

---

[21] 虽然我通过Skype治疗的一位中国人在中国与我见面的时候评论说，"对她来说视频和面对面几乎是一样的效果。"然而，对我来说那是不一样的感觉。

者四个成分联系在一起，来访者会感到超负荷。他们可能会忘记其间的关联，或者体验到更多的阻抗（或许会在下次治疗中爽约）。

在60分钟的治疗中，幽默能够维持治疗关系。在治疗中，来访者（或者我）可能会对我们对他们的发现给出一些诙谐评论；这会支持他们在治疗中所做的大量治疗性工作。

我以这种方式治疗的来访者已经掌控了他们的日程安排。在烦恼加剧期间，他们会用 Skype 和我见面，但是通常他们更喜欢来到我的治疗室进行面对面的治疗工作。

详 细 回 答

我已经接触到一些个案，其中来访者发现了精巧的办法来管理治疗时间，哪怕是从离治疗师办公室很远的地方而来。

举例 1

Cao Lingyun[22]，一位我督导的中国上海的心理治疗师。她提呈了一个关于13岁男孩李勇的自杀行为问题的案例。这个男孩的家人来到上海向她咨询，尽管他们住在距离上海2小时飞机路程以外的地方，因为他们欣赏她在青少年个体化和认同形成方面的知识。[23]

这个家庭每个月来向她咨询建议一次，而那个男孩在他的家乡见另一位治疗师。她为这对父母提供了以儿童为中心的咨询。这是最近一次邮件报告中摘录的内容：

"我每天与整个家庭见面2小时……他们住在上海。这位十三岁的男性病人由一位精神科大夫诊断为抑郁症……在他的家乡……

---

[22] Cao Lingyun是接受CAPA项目训练的心理治疗师，她要求我在此使用她的真实名字，因为她很高兴为远距离的来访者提供治疗这个问题有所贡献。案例中家庭成员的名字是假的。

[23] Blos (1960) and Erikson (1968).

　　他通过过量服药尝试过几次自杀行为。他与其父母的关系非常糟糕。他（太）……与他的妈妈亲近了，而且经常和妈妈同睡一张床上。当爸爸不在城里的时候，他的妈妈不让他单独睡觉。

　　他与爸爸的关系很有敌意。他在我们第一次见面之前，已经没有去上学好一阵子了。

　　我建议妈妈不要与他同睡一张床……而且她要设法修复与自己丈夫的关系。一切进展顺利。去年九月男孩复学了。他……与学校里的一些女孩发展了关系。他和一个女孩互发信息……

　　（但是）他的父母把他与女孩互发的所有信息都打印出来……他感到……很羞辱，并且再次尝试自杀行为……他时常有一个想法，即想要杀了父母，然后自杀。"

　　我认为这是一个很好的例子，它说明为母子之间共生性联接仍占优势的家庭提供心理治疗是多么困难。众所周知"母子合睡"（Cosleeping）的副作用是，（a）共生性联接的永存化，最终导致自杀行为的尝试（自杀未遂是一种在向父母表达敌意和缓解罪疚感来实现青少年的个体化的手段），和（b）性的过度刺激，最终导致强烈的挫败感（这干扰了学业成就感和注意的专注能力）。

　　在亚洲的其他一些国家和美国的一些地方家庭合睡是很常见的现象。Cao Lingyun 继续建议这个家庭停止这种粘合性的控制性生活方式，并停止这种性过度刺激的生活方式，要允许孩子有更好的个体化发展机会（比如家庭以外的朋友）。

举例2

　　我第一次为长途跋涉而来的来访者提供心理治疗的经历是在几十年前。

　　Wilma，一位27岁的已婚女士，因为酗酒而接受住院治疗。我为她提供频率为每周七次，每天一次的心理治疗持续了数周。随着她脱毒治疗逐渐见效，她与我也逐渐建立了一种良好的工作关系，而且我能够帮助她理解那些导致她酒精滥用的许多内心冲突。

当 Wilma 获准出院时，我建议她在她居住的城市找一位治疗师，但是她有不同的想法。她决定继续与我进行治疗，因为她自己拥有一架双引擎发动的飞机，而且她也是一名飞行员。她想一周见我四次。因此，每周一下午，她花大约一个小时从她的城市飞到我的城市，我们预约的治疗时间是下午五点。第二天周二早晨八点一刻，我再会见她。然后，她飞回家。每次她都住在一位亲戚家。

Wilma 每周四再飞回来进行下午五点一刻的治疗，然后第二天周五上午 8:15 再进行一次治疗，然后再飞回家。我们以这种方式工作了两年，心理治疗的效果非常好。结束治疗后的 10 年，Wilma 打电话给我要求做一次随访评估。我很有兴趣见她。她再度从他的家乡飞来见我。

Wilma 现在是那个家族企业的总裁（CEO）。她已经与酗酒的丈夫离婚了，她的孩子表现良好，孩子也与父亲保持一定的联系。现在她 37 岁了，与一位男士约会有一年了，而且在考虑与他订婚。她想和我讨论这个问题。

我与她花了 60 分钟讨论她的情况，并且我们一起把她的担忧与她以前对于父母和前夫的内心冲突做了联接。正是那些冲突在一定程度上导致了她向前夫认同，并过度饮酒。

在这次治疗结束的时候，Wilma 告诉我她决定将要订婚。过段时间我接到了她的婚礼邀请函。

举例3

在 2004 年，Ann，女性，一位食品批发公司的高级副总裁，因为在工作中惊恐发作向我寻求治疗。她已经住院做过心脏病的各项检查，但她的身体没有发现异常，所以被诊断为焦虑症。

四十多岁的 Ann 是一位很有魅力的女性。她离过三次婚，与 Chip 约会已经有六个月了。她没有孩子。对此她感到有些惋惜，但因为没有一段婚姻是成功的，所以她也觉得没孩子最好。她喜欢自己的工作，而且似乎与 Chip 在一起也很开心。

她一直否认 Chip 人格中某些负面的东西，尤其是他与前女友们继续"保持友谊"，这些问题很快就变得清晰起来。Chip 声称是那些女人们主动联系他的。Ann 忍受了这些事情。Chip 并不掩藏他与那些"女性朋友"打电话，而 Ann 认为他没有在欺骗她。Ann 第一次惊恐发作之前，Chip 曾向她提到订婚的事情。

Ann 的焦虑部分起源于她对 Chip "女朋友们"的感受的否认。我解释说，她的否认减轻了她想离开 Chip 这个愤怒愿望所引发的罪疚感，这也是她离开前三位丈夫的方式。然后她坚持要 Chip 停止与前女友们的联系；他也同意了这么做。她很羞耻地承认，她其实很享受结束她的婚姻，她有一种"尽在掌控"的感受。尽管她一直喜欢结婚的状态，但她还是感到婚姻是一种"羁绊"，于是她就跟丈夫找茬，然后主动结束婚姻。她对 Chip 做的几乎就是同样的事情。

Ann 对婚姻的"羁绊"感觉与她在青春期因反叛父母太过强烈而引发的过分罪疚感有关。她从小与妈妈合睡一张床一直到十岁，后来在青春期，她与妈妈的抗争非常剧烈。Ann 在大学里面表现良好，但就是喝酒太多。她常常使用的说法是，"我对此并不感到自豪，但是……"

她在使用假性独立（不求任何人）的防御机制来回避对依赖的羞耻感，并且也在掩饰自己的依赖需要，于是人们都很照顾她；也就是说，她付诸行动了她的愿望：(a)希望被照顾，以及 (b)希望被惩罚和被羞辱。然后，她就又变得"独立"了，并忘记了所有关于自己依赖的需要。Ann 最终停止了喝酒，而且没有再惊恐发作。她变得对我很依赖，而且很高兴她不再对自己的依赖需要感到羞耻了，也没有了被羁绊的感觉，也不再需要逃离这些感觉了。

治疗了六个月之后，Ann 获得升职，需要去旅行。同时，她也在计划结婚了。因为她的工作，她几乎很少住在城里。应她的要求，我同意当她旅行的时候在电话里为她提供心理治疗。当她在城里的时候，我在治疗室会见她。我们这样做了两年心理治疗。她从来没有过自杀行为，因此与她在部分时间里进行电话治疗是相对安全的。另外，她的住所在弗吉尼亚，所以我也没有涉及法律许可方面的问题。

然而，她和我都意识到她不喜欢用电话进行心理治疗。可能她工作的房间隔墙有耳。她更愿意来我的治疗室见我。

问题 90

如果来访者退出了国家医保，治疗师怎么办？ 或者治疗师如何在"医保网络" 之外提供治疗？

在21世纪，尽管大多数人都使用私人或政府保险来支付治疗费，但偶尔你还是会碰到某些来访者喜欢直接现金付费给你。几年前，一位67岁的老人问我，他是否可以仅仅是付费给我，而不去申请联邦医疗保险救助金。我发现(而且这仍然适用)，美国的医生自动被纳入联邦医疗保险系统，而且必须使用联邦医疗卫生保险系统收费目录。因此，我无法答应这位老人的请求。

直接给国家医保受益人开支付现金账单的唯一方法，就是让他们"退出"国家医疗保险系统。这必须要书面申请才能完成，使用一种特定的表格，每两年一次申请机会。如果你与一个私有保险公司签了协议，同意费用和开账单的程序("赔付网络内的服务提供者")，通常你就无法"退出"了，除非你与保险公司撤销协议。当然，在人们当年购买的保险收益完全花光之后，你就可以用你喜欢的方式来支付心理治疗费用了——但是治疗师要核查你签了名的协议。

从1989年开始，我从所有的保险公司的支付协议中请辞，并自此直接给来访者开出账单。如果来访者希望的话，我仍然会把DSM系统的诊断编码和现行技术程序术语写在账单上。我的雇主ID、地址和电话号码也会写在每一分结算清单上面。所以，如果来访者想从他们购买的商业保险公司申请报销费用的话，他们是可以的(但是不能使用国家医疗保险系统和政府资助的医疗补助)。由于我没有与商业保险公司签署支付协议，所以保险公司的代表不能进入我的办公室，也不能要求我提供我所治疗来访者的记录。但我会向我的助理口述我对案例的总结并打印出来，我把打印稿交给我的来访者，让他们自己来编排他们选择的部分向保险公司申请报销费用，这样便不会干扰治疗了。这个程序我是不收费的。

回　　答

我不与商业保险公司签署支付协议有很多原因。除了对我的破坏性影响之外，我也认识到对我所治疗的来访者的隐私也有损害。要求提交治疗过程的叙述性总结是可以理解的，但很多保险公司要求治疗师每三到六次治疗就交一份总结，这对于我和我所治疗的人们来说都是一项太繁重的工作。

如果人们在首次"电话分类"期间，询问我是否接受保险付费，我会解释说我是直接开账单给来访者，然后请他们来做咨询时带来支票。如果他们希望向保险公司申请报销费用，我很乐意把诊断和现行技术程序术语编码写在费用清单上，并说明付款事宜。有些人要求这样，但很多人并非如此。

关于国家医疗保健体系，在2012年时，我作为医生要每两年签名一次申请退出这个支付系统。一旦我签名退出，找我做治疗的那些享受国家医保待遇的来访者就不能申请报销我的治疗费了。但他们依然可以找其他没有退出国家医保支付系统的医生和治疗师。

直接开账单的方式给了来访者决定是否要让保险公司知道他们诊断的自由。我相信在心理治疗中，来访者应该能够告诉我任何事情而不必害怕这些事情会在别处被提起。

精神卫生执业团队可能会要求其成员与保险公司"签协议"以促进转介来访者。当大型团队这样做时，他们会雇用收费员专门处理电子保险报销事务：当保险公司通知他们有关病人的可扣除款项、共同支付款项和此类数据时，收费专员需要再次申报遗漏数据和推迟递送表格，以及打电话和等着电话打来。我有一位同行，他在有很多保险公司的"网络中"签署支付协议，他雇用了一个账务公司来处理他所有的账单，他只需要提交他所治疗的每一个人的编码和日期即可。

第七部分

特殊问题

治疗期间某些罕见情景和行为的概述

这一章节主要涉及一些发生在心理治疗期间的罕见事情——来访者使用的口头语，穿着方式，他们与其他人的复杂关系等。

你可能会看这些问题，或者不看，但我希望你能从这里发现有用的信息，甚至是那些并不完全相同的情景。

反复说 "你知道吧" 的人

在 21 世纪这个时代，"你知道吧"（you know）[1]这句话说的很普遍，在美国英语中已经是一句习惯性口语标志了。尽管这个短语经常被用作表示停顿，但我有的来访者每说四五个词中间就要说一句"你知道吧"，这就使治疗师很难理解他们所说的话。另外，他们反复说"你知道吧"可能会让人讨厌。

当来访者不断地说"你知道吧"而打断他们自己的表达时，治疗师该怎么处理？

简 短 回 答

首先，一般情况下我不太理会这类事情，除非这种事表现得很突出。年轻的来访者在对任何提问作反应时都倾向于先说"所以……"（So…）。他们经常也会说"你知道吧"。本质上，这是处理焦虑（防御）的一种言语方式。当我看到这种情景时，我理解到来访者对某种事情正在感受着焦虑，而且是焦虑引发了他们说出这样的短语。然而，当这种言语方式表现得很频繁时，它就会干扰来访者表达内容的可理解性，我可能会让来访者注意到他们的这个言语方式。

当我这样做的时候，来访者可能会争辩说那只是一个口头习惯。他们的争辩恰恰是一个线索，这个线索说明他们的这种口语停顿现象在一定程度上表达了对我的敌意，或对类似于他们父母的任何权威人物的敌意。反复说"你知道吧"也可能是在缓解罪疚感。因此，当治疗师在评论这个

---

[1] 近来出现的一些其他的停顿性短语还有"我的意思是说，"（I mean）"老兄，"（Dude）以及"知道我的意思吗？"（Know what I mean?）等。

现象时，温和地表达是明智的，因为来访者所回避（防御）的东西通常是相当痛苦或恐惧的。

详　细　回　答

口部现象还包括"鼻子－手"姿势，这种现象首次被 Adatto（1970）描述。接受他分析的一个男性来访者每当说话时都习惯在他的面部正面区域（鼻子和嘴）擦一下。Adatto 医师让来访者注意这个现象，这让来访者出现了一系列的想法，这些想法涉及依赖、敌意、罪疚感、羞耻感、手淫幻想、防御，以及他与分析师的关系（移情）。这是一种迷人的杰作和伟大的理解。

Almansi（1960）发现了为什么那么多男人总是盯着女人乳房的原因。他的学术性文章中的材料来自分析个案、考古的图案，以及世界各地的艺术想象。他得出的结论是，男人对女人乳房的兴趣源自于对女性双眼性兴趣的向下移位。相应的，寻求眼神的接触则是从婴儿对妈妈的早期依恋的快乐中发展出来的（Beebe，2004）。随着男人的发展，他们早期发展出（口部）的对愉快的眼神接触和依恋的愿望成为一种与性刺激的无意识联接。如果你为一个人提供的治疗时间足够长，进入的足够深，你可能会发现来访者的口部现象，包括言语修辞和各种姿势，与依赖性冲突、亲密，以及关于性的想法都是有关系的。

一个最后的注释是：那些说"你知道吧"的男性来访者经常体验到身份（同一性）弥散性焦虑；因此，他们对自己所要表达的内容是不太清楚的。他们也担心治疗师不能理解他们，因此当他们重复说"你知道吧"的时候，他们是在向自己强调你已经理解他说的话了。年轻的成年人由于要向同伴朋友认同，所以经常也会说"你知道吧"。

大声清喉咙和癔症球

每当来访者说话的时候，他们需要定时地大声清理他们的喉咙。这是一种自动发生的生理活动。当这种现象偶尔发生时，可能并没有什么意义，也不需要在治疗中处理这种现象。另一方面，当你的来访者频繁地或大声地清理喉咙，或如果他们的清理喉咙活动持续很长时间的话，那么这个行为可能就潜藏着许多意义，意义随着不同的来访者而不同。

简 短 回 答

像许多症状一样，治疗师首先要考虑来访者的这个特别活动可能是一种防御。大多数大声清理喉咙的来访者并不能意识到（也就是，无意识阻塞了）某种情绪，通常可能是不舒服或愤怒的情绪。

当我向来访者指出他们的这个行为后，有一个男性来访者联想到了"咆哮的狮子"。他关于狮子咆哮的想法包含着以下这些意义：领地权、自我保护、男性的攻击、饥渴和恐吓跑与他竞争女朋友的其他人。事实上，他暴露了一个幻想，如果他告诉我太多关于他女朋友的事情，我就会让他离开他的女友，而他的父亲过去几年一直就是这样做的（移情）。

那些大声清理喉咙的来访者，也可能有一种把关注吸引到他们自己身上的愿望，但对这样做又感到很尴尬；由于这个冲突，他们在自己的喉咙中发展出一种阻塞物的感受，于是来时清理这种感觉。

治疗师可以与来访者讨论他们清理喉咙的活动。一旦他们看到了这是个问题行为，接下来就可以获得他们对这个行为的各种想法，并把这些想法放在一起来理解。考虑到对羞耻的象征和回避，治疗师有可能会在解决这个问题方面取得一些成功。

详 细 回 答

有时候，来访者清理喉咙行为与癔症球（梅核气）有关。Charcot 在 19 世纪 70 年代首先描述了这个症状，癔症球症状发生在女性中更普遍一些。[2] 这个症状有多重意义，但通常代表着有关怀孕和性的内心冲突。[3]

举 例

Wendy，一个 29 岁的呼吸科女性治疗师，被她的内分泌科医师转介给我。主诉是在例假前几天和例假中她感觉喉咙部位有堵塞感，而且不能吞咽。内分泌科的各种检查已经排除了激素或其他生理性病因。

Wendy 是一位身材苗条的女性，她总是穿着不时尚的毛外套，而且也不化妆。我第一次会见她时，她穿着一身长的西装裙套装和休闲鞋。她表现的很聪明，也很迷人。与转介医师向我介绍她的问题一样，我发现她在例假期间，以及有时是例假之前几天开始，就会感觉到"喉咙里面有团块"。

我向 Wendy 提及女性来例假是没有怀孕的明确征兆。她回应说她一直有结婚的愿望，而且希望至少生一两个孩子，但她一直非常害怕与男人建立关系。她曾经与两个男人发生过性关系，每一段关系都只维持了三年。其中有一段关系发生在大学，而另一段关系开始于与第一个男人关系结束之后一段时间。

两个男人都离开了她，离开的理由并不能令她满意。她大概有两年没有与男人约会，这让她感觉好一些。在治疗的后面一段时间里，我得知她其实一直在独自看色情（性交）描写，并且手淫。

---

[2]　大多数研究发现，罹患癔症球的患者中 62～75% 是女性。分别参见 Harar et al. (2004) 和 Moloy 和 Charter (1982)。

[3]　对于把口欲期力比多退行作为一种防御的完整描述，请参看 S. Freud (1926) 和 Blackman (2003a)，第 3-6 章节。有趣的是，Charcot (1877) 起初认为癔症球更多见于男性。

我为 Wendy 提供每周一次的治疗持续了 18 个月。首先，把她回避男人与回避对与她约会男人的愤怒作了联接。在她谈到他们时，她压制了对他们的愤怒，并指责她自己："愤怒是没有任何作用的。"

她的这种态度开始于她与自己父亲的关系，她的父亲是个酒鬼。她回忆起父亲曾经带她去过酒吧，那时候她正上小学；父亲把她留在一张桌子旁坐着，而他却去与别的女人搭讪。她憎恨这样的情景，但只能忍着。她永远也搞不清楚为什么她的妈妈允许这种事情发生；她认为她的妈妈是一个傻瓜。

Wendy 认为男人并不对她产生兴趣。当我很温和地向她问及她认为女人吸引男人的是什么时，她承认她在故意打扮的不让自己看起来像"迷人的"。她拒绝表现出与父亲在酒吧里面说话的那些"淫荡"女人的举止和行为；她也回避去酒吧里面与男人见面。

她认为化妆或表现出迷人那就是一个妓女了，这是她所鄙视的。她也抱怨说让自己变得迷人一些需要花太多的时间，而男人就不需要化妆，他们很快就完成穿着打扮。她也想成为"真正的 Wendy"，并不想打扮得"浓妆艳抹"（warpaint）去欺骗人。[4]

我们花了很多次咨询来讨论这个令人感兴趣的和有争议的主题。Wendy 认识到她正在建造一堵墙，也在否认她自己对男人的性愿望，以及她很难去与任何人相识，因为她几乎不去做任何能使自己变得"有魅力"的事情。

具有讽刺意义的是，她的工作在医院里面，那里有很多单身男性：住院医生、外科医生和胸科医生。然而，她回避去医院休息区的咖啡店，吃午饭的时候她会把自己隐藏在自助餐厅的一个角落里，回避掉任何与男人接触的机会。

在治疗中，我与她澄清了她回避男人的原因是：(a) 她对男人的愤怒

---

[4]　对于不是美国的读者来说，warpaint 是美国土著人在"追逐"敌人时涂在脸上的一种颜色。现在使用"warpaint"这一词汇来描述女人的化妆，Wendy 开了一个很普遍的美国式玩笑，但她对化妆是很蔑视的。

所引发的罪疚感，因为男人忽视和遗弃过她，以及（b）对再一次被拒绝的高度敏感性。她的手淫活动标志着她对男人和性还是感兴趣的，但她与男性间发生的经历导致了她对男人的回避。

经过几个月的治疗之后，Wendy 的穿着开始发生变化了。她留起了头发，并开始化妆，外貌很"有魅力"。在她工作的时候，有些男人就会接近她，而且她持续进行了三四个约会。

她的"咽喉中团块"的问题在某种程度上一直没有被解决，尽管这个团块阻塞感变弱了。我们开始讨论有关这个症状的事情，而且发现了几个意义。总的来说，她在来例假期间感到咽喉部阻塞，这是因为：（a）出现问题的时间恰恰是她想在自己生活中拥有一个男人的愿望最强烈的时刻，（b）她对自己不能怀孕感到情绪抑郁，和（c）她体验到了关于孩子的冲突，因为她对和他约会的男人有愤恨。

她憎恨自己的愤怒，为此而有罪疚感，以及因此关闭了自己的愤怒情绪（情感隔离），并竭力压抑相关记忆。不能吞咽的感觉也表达了她不愿意说出她想要说的事情，这最终便成为了"去他的吧！"的情绪爆发。一旦她"说出口"，她就会对自己的愤怒产生罪疚感。

在"去他的！"情绪爆发之后，她暴露了一个愿望，即希望男人暂时变成女人"去感觉一下那是一种什么样的感受"。她认为，"如果男人变成了女人，他们也不想被用那样的方式来对待。"她要把男人变成女人的愿望（这样男人将更能理解她一点，不伤害她，并且就会知道她的感受是什么了）使她产生了罪疚感；我们理解了她一直是如何因为罪疚感而压制这些愿望的。她咽喉中的团块感阻止了她表达对男人的敌对性毁灭的感受，而且也表明了她因此所受到的惩罚。

这种癔症球也象征性地"阻止有东西流入"她的身体内（通过嘴），这是"阻止有东西流出"她的身体（就像是怀孕）的一种反转（reverse）。她对男人大发脾气的行为导致她"关闭和堵塞了"，不让"任何东西进入"她自己。

最后，Wendy 回忆起了一个童年的幻想：通过自己的嘴吃入一些特殊的食物来使自己怀孕。在例假期间自己咽喉中的团块阻塞感象征着她对自己怀孕愿望的控制：她很想怀孕，同时她还想通过回避怀孕的过程，以便回避掉她关于涉及男人时的内心冲突。

我怀疑 Wendy 还存在着关于控制的内心冲突，但我们一直没有触及它们。我们看到了口欲期的特征，有关性和怀孕的内心冲突、罪疚感、愤怒，以及回避。经过 16 个月的治疗之后，Wendy 开始与男人约会；18 个月时，她开始与男朋友同居，并有了性生活。他们决定相互专一地相处一年，然后考虑结婚的事情。她感觉很幸福，而癔症球症状也消失了；我们结束了治疗。

穿超短裙和（或）透明衬衫的女人

女性服装被允许暴露的程度随着上千年文化(和情境)的不同而不同。在21世纪，服装多样化风格是正常的，而且绝大多数对女性如何穿着的批评都被认为是不恰当的。

Cole Porter 在他1934年写的歌曲"一切都消失了"(*Anything Goes*)中非常敏感地抓住了这一社会现象。这首非常流行的抒情歌是这么唱的，"过去看到一英寸的丝袜多么让人吃惊，可现在天知道，一切都消失了……"

那些穿着性感的女性不只对男性治疗师可以造成持续的困难，对于女性治疗师来说也是一个问题。我们在这里只是讨论成年来访者，不涉及青少年。少女来访者由于她们的穿着所造成的问题，在处理方法上面有一些不同于成年来访者，因为她们处于发展阶段。[5]

那些穿着性感刺激衣服的女性来访者，会导致异性恋的男性治疗师过度兴奋和内心冲突，无论男性治疗师如何否认或合理化这种情形。有时候，女性来访者知道她们具有性刺激和性诱惑，并且很享受这样的情形(自恋或施虐特质)，但通常情况是穿着成这种风格的女性来访者并不知道她们对男人是具有性方面的影响的。

这种不知道涉及了她们把自己的观点投射给男人。换句话说，女人可能期望男人仅仅是赞美她们；男人对视觉性刺激的舒服感，女人要么不知道，要么否认。

---

[5] 青春期少女对控制异常敏感，特别是涉及她们如何穿着的主题时。她们正在第二次经验着分离－个体化的内心挣扎，并且同时正在奋力解决着她们俄狄浦斯期的异性恋愿望 (Blos, 1960)。通常绝大多数情况下，首先需要花些时间与来访者讨论她们的基本问题，即她们的身份同母亲的分离问题。关于女孩穿着风格的讨论将不可避免地引起女孩儿把(特别是女性)治疗师当作自己母亲的反应。那么接着有可能出现不可克服的阻抗。

治疗师如何接近那些穿着风格非常暴露和性感刺激的女性来访者呢？特别是那些穿着风格处在"社会可接受边缘"（随着时代而变化）的女性来访者呢？

简 短 回 答

在治疗中开始讨论女性来访者的穿着风格之前，男性治疗师必须在相当长的一段时间内容忍他们自己受到视觉刺激。但当女性来访者的穿着风格太过暴露以至于影响治疗师的注意力集中时则另当别论。

举例 1

Bonnie，33岁，一位丰满而漂亮的离婚女性，在首次评估性访谈中，当她出现在男性治疗师办公室时，上身穿着一件透明的宽松女衬衣，且没戴乳罩。她持续地抱怨男人们总是对她进行性挑逗；她对那些"脑子里面只想着一件事情"的男人们感到厌烦。

在获得了Bonnie更多的发展材料之后，治疗师温和地提问Bonnie是否意识到了她自己的穿衣风格。首先，Bonnie在找借口，声称她仅仅是一种时髦的穿着。当治疗师指出她正在最小化她那几乎是裸露的乳房对别人所造成的影响时，她很吃惊，于是她穿上了外衣。

有些女性来访者穿着极短的裙子，当她们坐下的时候，会露出内裤。尽管近来是普遍的现象，但摩登女郎是在20世纪20年代才能"高兴地跳起"查尔斯顿舞，英国女士是在20世纪60年代才穿着超短裙。

治疗师处理来访者穿着的最好方式是，首先收集到与来访者穿着风格相关问题和困难的材料。有自尊问题的女人可能通过穿着暴露或裸露来补偿自体价值感不足。像Bonnie（上面提到的来访者）这样的女性来访者，如果她们否认穿衣风格在性方面的影响，那么你要指出她们的否认。

详 细 回 答

绝大多数情况下，只要来访者在"穿衣的标准"（standard of wear）[6]之内，我并不去评论她们如何穿衣的问题。女人穿着风格是她们作为女性身份[7]的正常部分。尽管来访者选择穿什么样的衣服可能是有意义的，但这些意义通常是无意识的，并在帮助女性来访者理解她们的问题上不见得是有帮助的。一般情况下，穿衣风格简单地表达了来访者遵从（认同）或者反抗（去认同）风尚的一种愿望。

女性治疗师更容易找到机会与来访者讨论她们的穿着；男性治疗师无论如何措辞他的评论，女性来访者都可能认为他是一个"脏老头"。然而，女性治疗师可能会被来访者认为是"批评的"和"懂事的"妈妈，她可以决定女孩儿的衣着打扮。甚至那些很想在穿衣打扮方面帮助来访者的女性治疗师，也会很容易刺激成年女性来访者青春期的反叛性态度。

实际上，女性来访者穿着性感和暴露的意义很多。在比较密集的心理治疗中，经常会出现关于性的主题。很多的案例报告都涉及对男性和女性治疗师诱惑行为的意义，包括治疗中和治疗外。[8]

作为一种防御的"进步"（与退行相反）：女性可能会通过进行性活动（较晚的发展性功能）来回避有关依赖与控制（比较早的发展性愿望）的内心冲突；同时，她们通过性活动无意识地满足了自己依赖和控制的愿望（"妥协形成"）[9]。而穿着刺激和暴露经常有这些相同的意义。

---

[6]　再说，有些人读到这里可能对应用于医生的美国法律原则不太熟悉。医生必须在"关怀标准"之内执业，该标准通常被定义为一种态度，即相同受训的医生应该在相似情景中工作和操作，并给出患者特定的信息。如果医生的工作和操作并不能达到关怀的标准，他们就可能处于一种不利的被诉讼玩忽职守的危险中。此处我用的这个短语"穿着的标准"，我是在开一个反讽的玩笑。

[7]　Kramer-Richards（1992）。也有这种情况，许多妈妈都很惊讶她们三岁的女儿就开始坚持自己的穿着风格。

[8]　Malawista et al.（2011）.

[9]　Brenner（2006）.

作为防御机制的"进步"，其最常见的形式就是性化，以便防御她们自己需要母亲照护的愿望所带来的羞耻感，特别是当依赖愿望非常强烈的时候。性化的女人将会利用性行为（a）来回避面对她们的依赖愿望，和（b）无意识地满足她们的依赖愿望[10]。她们对男人的诱惑性掩盖和秘密满足了渴望获得母亲的愿望。

女人刺激和暴露的穿着也可能反映了一种控制的愿望：一种指向男人的客体－强制性元素（object-coercive element）[11]，这包含了针对母亲的敌意。

举例2

Fern，女性，43岁，一直有婚外情（她的丈夫不知道此事）。当她外出在健身房工作时，她穿着很吸引人的衣服。她是一个很漂亮的女人，并且当她如此穿着时，她说她是知道男人会跟她眉目传情的。

她非常乐意这样做，但她这不是"正常的自恋"。[12] 她想象（而且这就像是真的）看她的男人都会有挫败感。这种想法让她产生施虐性满足感：她猜想她能刺激那些男人产生性欲望，并让他们感到难受和紧张，可是他们又无法通过获得性高潮来释放这种紧张，所以这些男人一直在受着她的折磨。

Fern展示出了这类"鼠人"（Rat People）的性格特征[13]：在她青春期时，她的父亲偷窥她，并且光着身体在她面前走来走去。坦率地说她并没有受到性虐待，但却在性欲望方面感受到了过度刺激和挫败。

作为一个成年女人，她的性诱惑行为的原因部分基于对攻击者父亲的认同；她也变得可以引发男人的性挫败感（反转）。她的性挑逗行为缓解了她与丈夫的亲密关系所带来的焦虑，就像她的婚外情所起的作用一样。

---

[10] 所谓的母亲＝乳房＝阴茎方程式（Marcus，1971）。

[11] Kramer (1983).

[12] Kohut (1971).

[13] Shengold (1967).

很罕见，女性会对衣服产生恋物癖，[14]在对她们的治疗中，最有帮助的是围绕着性欲挑逗的意义进行探索和分析，包括她们如何穿着的意义。如果治疗师等待着一个时机来提出关于女性来访者的穿着问题，当她们呈现出这个主题时，你就可以与她们讨论这个问题，而不能受到可以预测性反移情中一致性或互补性认同的影响。

举例3

Gina，女性，40岁左右，是一个极富性感的女人。然而，在治疗了一年多的时间里，[15]我没有提及她的穿着问题。最后，她问我对她的穿着打扮有什么看法。这时我才能探索她这个问题的实质，她穿衣方式的实质，以及它们的意义。在她的案例中，诱惑性穿着与她在青春期时产生的敌对摧毁性反叛有着紧密的关系。

她的妈妈一直到她上高中时都不允许她穿超短裙。Gina故意在一条长裙下面穿超短裙，她的妈妈一直都不知道。Gina每天到了学校之后，她先去卫生间脱下外面的长裙。每天放学回家前，她又把长裙穿在外面。

最近，在我给精神科住院医师一个小组描述这种类型的行为时，一位女性住院医师大笑起来，并说她在青春期也对自己的母亲做过这样的事情。

---

[14] Raphling (1989).

[15] 与 Renik 的案例相似 (1999).

问题 94

自以为是的人（Wiseguys）

在英语中，这个口语"wiseguys"起初是指那些压根儿就不知道他们是在假装知道的男人。现在这个短语的用法是指那些具有以下特征的男人：自我中心的、高傲的、令人不快的、讽刺的、不成熟的、冒犯人的，以及不愿意认真对待严肃事情的人。

Wiseguys 这个词汇似乎起源于德语，特别是意第绪语，意思是自作聪明的人。其他的英语同义词包括或多或少有点过时的术语"万事通"（wiseacre）和"神气活现的人"（smart alec）。后面的这个词汇（smart alec）与杰出的 Alexander 没什么关系，但极有可能是与一个名字是 Alec 的人有关。

在我执业的几十年当中，我几乎没有碰到这类性格特点的女性来访者，所以本节所涉及的问题基本都是男性来访者出现的。

在潜伏期和青春期的发展阶段，言语的暴虐行为是男孩儿社会化的普遍特点。男孩子们之间倾向于在言语上相互嘲弄和和攻击，相互盛气凌人地说话，甚至在游戏中相互袭击，但这些行为所导致的疼痛和伤害一般是比较轻的。

随着男孩子在青春期阶段逐渐发展出抽象能力，他们就把野蛮游戏的各种元素合并（incorporate）到了他们相互之间的言语表达中。例如，我无意中听到我 18 岁的儿子接他的一位好朋友打来电话时说的话。他拿起电话，当听出是他朋友的声音时，他说，"嗨！是你这个浑蛋啊！"你很难想象一个女孩儿与她的好友这样说话。

我也想起我儿子 7 岁时，他参加完一个生日晚会，我开车去接他。我接近晚会结束的时间到达接他的地点；在房间里面还留下大约十几个男孩围坐在一个马蹄形的桌子旁边，这张桌子一开始可能坐了 20 或 30 个男孩儿。与其他来接孩子的父母们聊了一会儿之后，我进到屋子里面去接我儿子。

　　我观察了几分钟他们正在做的游戏。有一半的孩子藏在桌子下面。另一些坐在桌子旁边的孩子正在用脚踢桌子下面的孩子们。桌子下面的孩子们努力去抓住踢他们的人的腿，并把他们也拉到桌子下面去。每当一个孩子被拉下去，拉他的那个男孩就换坐到桌子旁边，这样"被踢者"就变成了"踢人者"。换上来的新的踢人者开始踢桌子下面的其他孩子；游戏不断地重复着"被踢者"和"踢人者"转换位置。我也去过很多次7岁左右女孩子的生日晚会，从来也没有看到过这种类似的游戏。这就是自以为是性格特质初露端倪了。

　　一个自以为是的人与其他人的言语表达显得尖酸刻薄和无情无义，他们与治疗师的交流表达也是如此。如果自以为是者由于人际困难而变得情绪抑郁，那么他有责任去理解他这种有害的性格特质。

简　短　回　答

　　自以为是的人可能会遭受"继发性抑郁"的痛苦（参见问题7），其原因是维持亲密关系的困难（客体关系问题）。他们通常会对"反－自以为是"的评论作出反应，这种评论主要是帮助他们理解他们在社交、个人，甚至工作环境中几乎是普遍存在的敌意。

小技巧

　　治疗师对自以为是的人所表现出来的尖刻讽刺和傲慢优越的性格特质进行面质时，使用一点"反－自以为是"（counter-wiseguys）的方式可能会更有效果。

举例1

　　Rob，男性，49岁，职业经理人，因与妻子的关系不好而感到情绪抑郁来找我做心理咨询。妻子抱怨她不能获得丈夫Rob的直接回应，并且她经常会吃得过饱，因为丈夫经常奚落那些她认为是严肃的事情。

在他描述一个例子说明妻子如何批评他时，我注意到他认为妻子是一个傻瓜、蠢货，以及过度敏感的女人。他经常愚弄妻子，并说她的风凉话；他的做法经常激怒妻子；妻子不断地挑衅他，并且失去了与他做爱的兴趣。他们偶尔才做一次爱，而且他抱怨说妻子"躺在那里像块木板一样。"

Rob 最喜欢的电视节目是家庭影院频道的《人生如戏》，一部公然冒犯他人的很不得体的闹剧。在工作时，Rob 处在一种被降级的危险中，因为他经常冒犯性地评论女性、少数民族和他的上司。

因为 Rob 对我不傲慢，我开始找不到究竟是他的什么东西那么令人讨厌。我要求他给我举个例子。他笑着解释说，当他批评别人时，他会说类似这样的话，"你这个胆小的蠢货！"（改编了莎士比亚的话），特别是在工作中，他总是说类似的话。

理论

H.Hartmann (1939) 认为一些"前意识自动化"的反应，以及周期性动员起来的行为或态度，某种程度上是意识之外的，能够缓解恐惧或情绪抑郁。

在家里，每当他激惹了妻子，他就会低声咕哝，"脑子进屎了。"当妻子惹他生气时，他就会挖苦地说，"我看你今天是没吃药！"

他自愿利用这些贬低行为"努力提供一种幽默的建设性批评。"当我告诉 Rob 我认为他那冒犯的、傲慢的态度会激发出他妻子全方位的愤怒和困难时，他感到很吃惊。

Rob 被解雇了，但因为他在公司里面的职位比较高，公司多支付给他六个月的薪水作为补偿。他不被允许进入公司大楼。

在澄清了他那令人讨厌的说话方式引起他的人际困难之后，他观察到他其实不总是那样说话。经过一些讨论，我指出每当他感觉到紧张、情绪抑郁或对一些事情有罪疚感的时候，他才说出那样的话。

Rob 的自我理解在工作中帮助了他，但他们在婚姻中的旧伤导致他和妻子离婚了。

他修补了与青春期女儿的情感关系，女儿过去拒绝与他来往，认为他是一个"失败者"。当他结束治疗时，他与她们处得还算好。他自己找到了一个新的女朋友，而且也不再讽刺和挖苦别人了。新女友似乎对他很好。

总的来说，当一个男人有着快速反应的性格特质（前意识的自动化反应）时，治疗师要设法去解释他是如何变成一个自以为是的人的，目的是保护自己不会感受到无助感、恐惧感、悲惨感或抑郁情绪。

详 细 回 答

如果你发现来访者是自以为是的人，他最终也会对你表现出来：不恰当地、讽刺性地评论你。在治疗的早期阶段你应该设法去理解那些评论的意义。

导致男人变成一个非常令人讨厌的自以为是的人，其原因有以下几个：

- 与父母其中一个人或者两个人都认同，父母一直就是尖酸刻薄的和讽刺挖苦的，并且在童年时代父母就一直这样对待他们；
- 移情，他们在重复着他们对父母说的话，或想对父母说的话；
- 他们被动地对待父母行为的反转，转弱为强地对待你；
- 保护他们自己避免想起他们有多么憎恨父母。

令人讨厌的说话方式经常会激发起他人对自己的惩罚，以便缓解罪疚感。[16]如果你能让一个自以为是的来访者看到他是如何激发他人对自己的惩罚的，那么你就可能会得知他们对什么感到罪疚。

---

[16] Blackman (2003a).

举例2

William，一位男性神经外科医生，50多岁，因为在手术期间他对一位护士出言不逊，被医院训导之后转介给我进行心理评估。当时他向那位护士要一个手术器械，护士给他递错了东西。他回应说，"你曾经学习过吗？你是在哪里受训的，是在玻利维亚吗？"由于那位护士是拉丁美洲的出生背景，她非常怨恨他的这种傲慢的批评，而且认为这是对她的偏见和歧视。

在 William 来看我的时候，他被医院暂时停职一个月。他知道他已经有好几年说话喜欢挖苦人了，而且不知道如何才能改变这个习惯。理解他这种自以为是的性格特质大约用了两个多月，每周两次的治疗频率。William 很机敏，对他的孩子也很友善，但对他的妻子则尖酸刻薄。他已经先后结婚四次了；他的几任妻子都受够了他的态度。

他那尖酸刻薄的表达方式部分原因是基于他对自己导师的认同。他的住院医师培训是一种持续五年的"金字塔项目"。每一年就会有一位住院医师被淘汰，因此到他做到神经外科住院总医师的时候，其他已接受培训的人都被淘汰了，他们必须要找到其他的培训（有时候会转到附属医院接受培训）。他承认他恨那个培训过程，但它在某种意义上让他"形成了他自己的一套"。

同样，许多导师都会无情地奚落他缺乏知识。我让 William 知道了他是如何变得和他的那些导师们一样的，他现在做的就是他们当年对待他的事情——这种做法以"爱"导师们的表面形式掩盖了他对导师们的愤怒。他听了之后感到很吃惊。William 一直认为他是一个"我行我素"的人。

他自以为是的态度有着其他的根源，即他从小总是被浮夸的和专横的父亲挫败。William 曾经在青春期时，他的父亲说他"终究不是那么聪明，"以及"你认为你是一个奇才，那只是因为你上了大学。你其实根本就不懂真正的生活！"当我指出 William 如何变得很想他的父亲时，他表示理解了。他需要重新适应，在工作中要对其他人礼貌一些，并感谢我能让他领悟到这些事情。我相信他在工作中的困难将会大大减轻。

举例3

Scott，男性，47岁，是一位汽车代理商的总经理，他对妻子不忠实十五年了。他并没有与他的那些婚外"宝贝儿们"发展"关系"。他的妻子一直怀疑，但他从来就不承认自己沾花惹草的事情。他们的婚姻变得越来越紧张；他认为他有"性成瘾"。

我首先向Scott解释，诊断自己为性成瘾可以让他摆脱背叛妻子的困境。我怀疑他使用合理化的防御机制意味着他正在回避罪疚感。他知道，如果妻子发现这些真相，他将会受到"伤害。那又能怎么样，地狱的烈火抵不了受愚弄女人的愤怒，而地狱的煎熬也抵不上怨妇那样的愤怒。如果她抱怨和指责我，我倒不妨做些事情。"

Scott能言善辩地说，"Brenda不知道这些事情就不会伤害她。实际上，这对于我们的婚姻有好处，因为我们不会陷入争吵的情境中。我去会会"宝贝儿"可以让我感觉轻松一点。从长远来看，这对于Brenda来说可能是比较好的。同时，我与其他女人搞时，对她们也是有好处的，不是吗？"

我认为Scott是一个油嘴滑舌且不会思考的人，他在讥笑我。我回应道，"胡说八道！"

他笑了，笑到几乎要哭了，非常的滑稽。他玩笑着说，"'胡说八道！'很好啊，这是共情……"我说，"我在接受训练时就没学会共情"（面质他的合理化）。这次他笑了1分多钟。

这一段双方都自以为是的互动交流让Scott能够开始思考他那些品行不端行为的意义。我认为这也给我增加了信心，我能够处理他那带有敌意的攻击。有几年他一直理想化我能看穿他的能力，对此他既欣赏，又有点害怕。

你的来访者推荐其朋友找你做咨询

当治疗师生活在一个城市，一个小城镇，或者介于二者之间的一个地方，如果你的工作做得很好，你的来访者就会把他们的朋友们推荐给你为他们做治疗。

这就会造成一定程度上的棘手问题。治疗师将会如何处理呢？

简 短 回 答

在过去的几年中，关于这个主题一直存在着一种伪善的观点——似乎这样是一种违背公众利益的行为，或者治疗师去治疗正在接受治疗的来访者的朋友会破坏保密原则。尽管如此，贯穿心理治疗的历史，治疗师经常通过接受来访者推荐的人来扩展他们的私人业务。

在我自己的经验中，去治疗那些正在接受我治疗的来访者推荐来的朋友很少引起问题。只要这两个朋友来访者都能意识到他们可能会与我谈起彼此，也就是说我可能会听到故事的不同版本，那么这种情景还是比较好处理的。

需要提醒的是，治疗师一定要遵守保密原则。如果治疗师并不是经常会见其中一个来访者，那么治疗师可能会搞不清楚哪个人告诉了他哪个故事。

绝大部分时间里，来访者都有他们自己的问题，而且即使他们与朋友关系亲密，但朋友也不会知道他的手淫幻想、强迫观念、恐惧的内容或抑制的内容。换句话说，心理治疗的"材料"通常不是友谊那部分的内容，尽管有例外。

在那些例外的个案中，通常是一些女性来访者，这些女性来访者朋友彼此知道她们各自的感受和情感，可能她们彼此"分析"对方已经好多年了。有时候，治疗师最好找一个固定的同事，把这样的来访者朋友转借给他（她）。[17]

详 细 回 答

虽然治疗师接受这种类型的来访者并不会有太多的困难，但有时候情况会变得复杂。一种危险是这两个来访者好友可能会"在治疗之外见诸行动"他们各种的内心冲突，而不是与治疗师讨论这些冲突。换句话说，如果你的两个来访者是好朋友，他们可能会彼此讨论一些事情，然后就忘记了告诉治疗师。在这种案例中，治疗师有必要向来访者指出这种可能性，特别是她们有可能合谋向治疗师保密的情况。

来访者给治疗师介绍自己的朋友可能是有重要意义的，我发现很难接近这些意义。正在接受你治疗的来访者，她们在治疗中感觉比较好，对你很感激，理智上认为你是一个好治疗师。当她们的朋友有了问题的时候，她们很自然地就考虑向朋友推荐你，而且并不非常担心她们的朋友会跟你说她们什么问题。尽管，在治疗师评估了她们的朋友之后，有一些问题会变得更加清楚。

举 例 1

Carol，女性，51岁，因为婚姻问题来向我做咨询。理解了她在婚姻中的一些问题之后，她感觉自己进步很大，已经让她的丈夫也对心理治疗产生了兴趣（他丈夫找另一位治疗师做咨询了），她也因婚姻正在变得更

---

[17] 这种情形有一个非常好的故事，我推荐Donald V. Stevenson's (2000)的一本书《不那么无辜》（*Not So Innocent*），这本书描述了一个精神分析风格的谋杀秘密，正在接受作者分析的四个人彼此之间卷入了性的关系，其中有一个是杀手。Donald是我的一位朋友，他写的这个故事基本上是基于他在Virginia (大约一百三十万人口的城市)的Hampton路工作时的经验。在他工作的那个区域里，接受同一个治疗师治疗的人们之间彼此认识是很普遍的事情。.

满意而感到幸福。

经过了几年的治疗，她给我推荐了她的两位朋友来做治疗，她们都有婚姻问题。我后来才发现，在那些情境中，Carol 正在计划摆脱这两个朋友，Carol 这样做是因为感到了罪疚。

她推荐朋友给我的部分动机是为了缓解她想摆脱朋友的罪疚感。在一定程度上，她希望她们将不会因为自己放弃了她们而恨她，那两个朋友都是超级自恋的女人，每个人都只来咨询过一次。这两个女人都对心理咨询没有兴趣，她们来的原因只是由于 Carol 的建议。

Carol 的罪疚感源自于她在原生家庭中产生的内心冲突，特别是与大她 3 岁的姐姐之间的竞争。在成长过程中，她意识中出现了姐姐永远不要出生的愿望。在青春期时，她一直对姐姐不好，以至于她们姐妹之间疏远好多年。[18]

举例2

Nick，男性，一个规模比较大的法律事务所合伙人，由于对他 13 岁的女儿非常担心来向我做咨询。他的女儿非常地反叛，穿着"像一个妓女"，拒绝做家庭作业，深更半夜还和朋友打手机。他经常指责女儿，并没收手机来惩罚女儿。但没有一次批评和惩罚能凑效。女儿继续在午夜使用家里的固定电话与朋友聊天，一直聊到很晚，经常影响第二天的学习。

我为 Nick 提供每周一次的心理治疗，一直持续了十年。我如何帮助他与女儿相处，以及他的婚姻问题完全可以成为我另一本书的主题。大约经过了两年，治疗效果出现了，那时他感觉好多了，而且与女儿的关系也开始有所改善，他把他的一个朋友推荐给我，他的朋友与他在同一个律师事务所，但他们在不同的部门工作。

Nick 的朋友 Whit 比 Nick 年龄大些，但同样是一个很聪明的人，他也与自己青春期的女儿相处困难。Whit 的女儿也认识 Nick 的女儿，他们之

---

[18] 对于姐妹之间这些冲突的极好描述，请参见电影"在她的鞋子里"（*In her shoes*）（Hanson，2005）。

间的友谊达到了一定的程度。虽然，Whit 的婚姻问题与 Nick 的婚姻问题完全不相同，但他们两人彼此都知道对方的问题。

我治疗了 Whit 五年的时间，治疗频率是每周一次，我帮助他解决了他的人际疏远、被动性、容易发怒，以及神经质地批评他的妻子和孩子的问题。无论是 Nick，还是 Whit，他们都很少向我谈起对方。当他们彼此谈起对方时，他们通常都会独自说一句类似这样的话，"我知道你不会讨论这个问题的。"我表示同意他们说的。

他们两个人的治疗都很成功。

问题 96

来访者被他人操纵认为自己变疯狂

Calef 和 Weinshel (1981) 描述过"煤气灯"（gaslighting）。这种有害机制的名字起源于电影《煤气灯下》，在这个电影中，一位丈夫设法让他的妻子相信她疯狂了。这种机制会让男女都感到非常地痛苦。来找你做咨询的来访者往往是那种点煤气灯的人的受害者。在这种情境中，治疗师必须要达到一个微妙的平衡。首先，治疗师想指出来访者是如何吸收和相信（内射）了点煤气灯者对他们的指责。其次，治疗师必须要避免对明显是坏人的人进行批评和指责。

小技巧

当来访者被另一个人操纵着进入了一种自我批评和指责的状态时，治疗师一定要小心谨慎，不要轻易去批评让他们感到痛苦的那个人（点煤气灯的人）。相反，要与他们讨论他们关于那个人（点煤气灯的人）的最小化和判断抑制的防御。

回　　答

虽然治疗师最好是处于中立，但有时候治疗师会不得不面对一些来访者报告一种具有悲惨特质的关系。当治疗师逐渐与来访者熟悉时，可能看到他们的现实检验能力、抽象能力、组织他们想法的能力都完整，也有正当合理的道德良心，以及信任能力也相对没有受损。尽管这些来访者具备了这些积极的人格功能，但你可以通过他们描述他们生活中涉及的其他人的性格特质，看出他们经常把自己置于危险境地。

这样的人也可能看到了现实情况，但并不能给予现实足够的权重（最小化防御）。他们把评判一个人等同于他就是残酷的和邪恶的人，因此单纯的评判和鉴定行为就会造成他们的罪疚感。为了缓解（防御）这种罪疚感，有些来访者就变成了"非评判者"（批评性判断功能的抑制），或者甚至赞美和颂扬那些无赖和操纵他们的人（反向形成）。

举例

Hannah，女性，42岁，离婚，有一个上大学一年级的女儿。她在经济上很成功，而且她的女儿发展的也很好。尽管如此，无论什么时候只要她想起了与Reggie分手的事情，她就会体验到严重的惊恐发作，Reggie曾经与她在一起生活了两年。惊恐发作的原因非常复杂，连续三年每周两次的治疗时间才解决了问题。有一个非常明显的特征就是她完全接受了她的情人对她的批评和指责。

在Lake Tahoe滑冰后的一天，他们在旅馆的酒吧喝酒。Reggie拍了一些数码照片。在他们与酒吧的其他人进行聊天时，Hannah注意到Reggie正在给坐在他旁边的一位性感的、有魅力的女人拍照。他还向那位女士要了她的名字和家庭住址。这让Hannah感到非常的心烦，但一直到那天晚上稍晚一些时候她在看Reggie数码相机里的照片时，她都没有在意这件事情。

她注意到在那个女人的照片中，有许多照片只是照的那个女人的乳房。当Hannah把这件事情与记忆中Reggie在酒吧里面与女人套近乎并索要女人详细住址的事情联系起来之后，她才问他发生了什么事情。他说这是她的幻想，并指责她"太嫉妒了"。这对于Hannah来说很挫败她的自信心。

在Hannah重新叙述了这个故事之后，她说，"我需要你帮助我解决我的嫉妒情绪。"类似这种非常有特征的现象经常发生在一些女性身上，她们既不是精神病，也不是精神变态者，而且也没有智力上的问题。我必须要考虑，为什么Hannah能够接受男朋友对她的评价：她是"太嫉妒了"。

我要求她多跟我谈谈她过分嫉妒是什么意思。她说当她和Reggie一起在梅西百货公司付款台等候付款时，她也感受到了"嫉妒"，那时她听到 Reggie 在问漂亮的女收银员的姓名，并索要她的电话号码。稍后她问 Reggie 为什么要那样做，他说他要那个女人的电话号码只是为了他正在进行的一场商业销售活动（他是搞销售的）Hannah 相信了他。

还有一次，Reggie 和 Hannah 在餐馆吃饭，Reggie 向一位女性服务员索要了她的名字和电话号码。他说他想把她的名字和电话号码告诉另外一个人，那个人可以向她推销她想买的东西。

到现在为止，我看出了一个模式，不幸的是 Hannah 一直没有看出来。但是，不需要知道所有事实，我认为我对 Reggie 的性格结构发表意见是一件危险的事情。当然，我向 Hannah 指出她似乎全盘接受了 Reggie 的解释，她也接受了他批评她太嫉妒了，总的说来，这似乎是一种暗示模式。对 Reggie 一点也没有任何负性的感受，Hannah 完全接受了他认为她太嫉妒了的批评，实际上，她确实也是这样的。她嫉妒他关注其他女人。于是她对于自己的结论就不予考虑了，也不去质疑和批评，并且相信了他的解释。

我尝试去解释她成功地"吸收"（内射）了他明显的煤气灯光（努力让她相信她是疯狂的）。她可以理解这部分，但当她想到与他的关系断裂的时候，她是很害怕的。这导致了我们对她焦虑起源的探索。

她焦虑的绝大部分原因产生于罪疚感，罪疚感源自于她想象中强加给 Reggie 的躯体损害。当她最后接近了她的愤怒情绪时，这涉及了她损坏他生殖器的一些想法，这些想法是形象的、残酷的，而且一点也不出人意料。她也有用一些模糊的、不清晰的方式折磨他的愿望，但这些想法让她感觉到不可思议和充满罪恶。由于这些内心冲突，她一直指责自己，以及接受了男朋友控诉她太敏感的罪名。

Hannah 最后与 Reggie 分手了。为了检查她对现实的看法，她使用了前夫的密码登录了男女约会的网站。她发现前夫是一个双性恋，是一个放荡的人，而且很多年中他一直对外说自己是单身。

我邀请 Hannah 与我一起思考，她的罪疚感是如何发展来的。Hannah 回想起她的妈妈，她提起妈妈的事情不多，妈妈从来也不能使她自己的反应与 Hannah 的需要对调和协调。她的妈妈因为严重的精神疾病住院治疗过三次，而且在家里的时候，妈妈经常是一个人离开，孤独地凝视着天空。在 Hannah 的成长过程中，她的妈妈很少能给 Hannah 恰当的反应。

然而，Hannah，在上主教星期日学校时非常依赖一位女教师，这位女教师成为了 Hannah 青春期时的替代母亲。当 Hannah 8 岁的时候，她的父亲因罹患癌症去世了。

她的童年给她留下了一个人独处的恐惧体验，当她发现她的丈夫在早期欺骗了她好几年时，这让他们的婚姻走到了尽头。她的丈夫一直不认为他的事情是错误的，因此她不得不与他离婚，而且她独自一个人抚养着女儿，一直到女儿上了大学。

Hannah 在上大学一年级的时候，由于她对独处的病态性恐惧使她被丈夫勾引上了。她的丈夫是她上研究生的老师。之后她发现他与其他女孩儿也有性方面的关系，那时他已经与 Hannah 确定恋爱关系了。

这些体验都造成了她关于与男朋友分手的内心冲突，特别是她会担心她可能会永远处于孤独的状态中，担心她不能信任任何男人，并担心她是不是能如自己的心愿（泛化）[19]。

随着 Hannah 逐渐地解除了她对与他约会男人的批评功能抑制，她能够简单地约会了，并当那些男人听起来至少有些精神变态的表现时能够主动终止约会，尽管那些男人每次都成功地指责和批评了她。在 Hannah 结束与我的治疗时，她不会随便与男性约会，但她感觉更自信了，她能够做出对未来好的选择，而且她也不再体验惊恐发作了。

---

[19] Loeb (1982).

听起来正在与严重精神疾病患者约会的来访者

如果正在接受你治疗的来访者告诉你他／她正在与一个听上去有精神疾病的人约会，他们这种情况分手的话，几乎不会有什么严重后果（除了情绪上的）。然而，如果来访者与那个人结婚了，那么结束关系将是非常困难的，实际上是具有很大挑战性的，也是非常麻烦的。事实上，在决定是否结婚之前识别出某个人是否患有精神疾病，事情会容易得多。

如果你的来访者向你描述患有严重精神疾病的某个人，你如何去辨别呢？来访者有可能会歪曲他们的报告，把他们自己的某些部分投射在那个人身上，因为他们自己的问题而指责那个人，或者不能清晰地回忆起事情。有些来访者牵扯到监护权的争夺之中，捏造（前）配偶做坏事情的事实。

简 短 回 答

绝大多数时间里，通过正在接受你治疗的来访者的审视来给其他某个人下诊断肯定是错误的。如果治疗师认为来访者正在描述一个患有精神疾病的伴侣，安全的办法是把他们对其伴侣的各种抱怨集合在一起（澄清），并建议他们考虑他们是如何描述另一个人的。

举例 1

我告诉 Vladimir，"你一直说你的女朋友，Sally，是一个严重的酒鬼，她在公共场所脱衣服，她发誓永远不会戒酒，她坚持要自由地约会其他男人。另一方面，你又一直说过你想要与一个不酗酒的女人建立一种忠诚的关系。我感兴趣的是你是如何综合考虑的。"

于是，Vladimir 承认他其实也挺能喝酒的，而且与 Sally 的性生活也是"枯萎的。"Vladimir 几周就会有一次与男性朋友的高尔夫球旅行，而把 Sally 独自留在家里。虽然他和 Sally 都赞同他们是彼此专一的，但是他在旅行期间还是与其他女人有一夜情。

换句话说，这个案例最后变得非常复杂。我能够帮助 Vladimir 理解的他的问题特征，最后包括以下几点：

◆ 他的酒精滥用是一种缓解自己痛苦的方式。

◆ 他对 Sally 的不忠实是一种建立人际疏远的方式——因为他害怕情感亲密的关系；

◆ 人际亲密的恐惧是由于（移情）对他的母亲、姐妹，和以前曾经接触过的许多女人的各种期望而造成的。

结婚或同居后，造成伴侣之间关系困扰的一个常见原因就是投射性指责。治疗师仅仅根据伴侣一方所描述的对方的不正常情况，而做出对方有所谓精神疾病的推测通常是错误的。警告治疗师们，此时要非常的小心谨慎。

有时候，我会带着一丝气愤，耐着性子看完某些治疗师写给我的转介个案介绍，这些治疗师明显地站在接受他们治疗的来访者一边，很少去考虑来访者的配偶在缺席的情况下被推测为一个如此可怕的人时的感受。

详 细 回 答

要牢记上面的警告，有时候，当你听到正在接受你治疗的来访者说他们的伴侣有异乎寻常的危险行为时，治疗师不给出一些评论可能是不明智的。依然，我设法去接近和探索我的来访者所拒绝和否认的一些信息，而不是很轻易地做出判断或根据一个人的描述而下一个证据不足的诊断。

Mickey，34岁，单身男性，接管了他的家族的零售生意，而且做的比较成功。他向我抱怨 Pam，正在与他约会的一位女士。"她简直快要让我疯狂了！我的头脑中时时刻刻在想着她，对她的想法挥之不去，驱之不尽。"

他在6个月前认识了 Pam，那时她来他的商店买东西。她单身，而且没有男朋友。他感觉她很有魅力，他们的谈话非常令人愉快，这在他的经历中是一种非同寻常的体验。他们互相分享了很多，对彼此的公司也很欣赏。他们在做爱的时候，彼此也感能到极大的享受。

在大约头一个月的时间里他们相处得很好。然后，突然，Pam 认为他们需要"严肃地停止"他们的关系。有一个原来的男朋友联系上了她，她想与前男友约会。Mickey 一下子慌了。他问她如何能与他产生了这么强烈的关系，然后又突然返回去寻找已经一年多没联系的前男友。

Pam 坦白地说，她其实一直与前男友有联系，前男友一直逼迫她回去找他。她认为她自己"欠他"一次尝试的机会。她要求 Mickey 前来做心理治疗。

Mickey 非常地愤怒。Pam 指责他不能理解：自己与前男友约会并不会对 Mickey 造成不利。他们以一种非常不友好的方式分手了，而 Mickey 两个月之后给分手的 Pam 写了一封信，她再一次来找 Mickey。她感到很抱歉，想与 Mickey 谈谈，那一晚他们做爱了。

考虑到她前男友不在场，Mickey 开始与 Pam 谈起了 Pam 的前男友。Pam 变得勃然大怒，指责他"占有欲太强"坚决要求有"空间"和"思考的时间"。过了几个月之后，相同的情景又发生了一次。在他们相互联系期间，Pam 给 Mickey 发过几条色情短信息，但有几天不回 Mickey 的信息。

我花了几周时间才弄清楚（治疗频率是每周一次），Mickey 在与 Pam 的关系中并没有疏远她的行为和表现。他并没有把 Pam 推开；他也不是那么的嫉妒或占有。他已经开始考虑与 Pam 商议他们订婚的期限和结婚的事情了。Mickey告诉我，"我已经处在那个年龄阶段了，如果我碰到了对的女孩儿，我愿意安定下来，成立一个家庭。"

Mickey在与Pam发生性关系之后，他就把他的意图清晰地对她说了。Pam表达了对生孩子的担忧和害怕，但她说如果他想要孩子的话，她会考虑这个事情。Mickey很责备自己，并担心他做错了事。不过她只告诉他说，他没有耐心：她只是想要"空间"。

Pam在关系中表现出片段的亲密和疏远似乎对我来说是某种人格障碍的特征[20]。由于Pam已经29岁了，她在人际关系中的这种摆荡并不能够完全归咎于身份形成不成熟的青春期性格特征。

我向Mickey指出，他不断地为Pam的行为找借口，责备自己，以及他自己不能承认Pam可能有心理问题。他坚持一个理念，即他让她失望了。

经过几次治疗后，Mickey打电话给Pam，询问是否他做了什么事情导致她远离他。她告诉他说，他没有做什么事情让她逃离。她只是不能做决定，以及仍然感觉她暂时需要见到她的前男友。她不能给Mickey任何承诺或者任何时间期限。

Mickey问我，是否我认为是因为他提出了结婚和生孩子这件事情让Pam离开了他。我重复了他告诉我的事情，即她对生孩子的想法确实感到了不舒服，但我不能确定是否就是这件事情导致了她的离开。他推断一定是这件事情，但无论如何，他都感觉"受够了"。

我也聚焦了他最小化了她对他的矛盾性心理。于是Mickey回想起了一件事情，他上高中时对自己女朋友的"怪诞"行为视而不见，一直到她精神分裂症发作被收住院治疗。当他6岁的时候，他的妈妈经历了一次死胎；他一直没有想起来过这件事情，一直到他接受治疗才回忆起来。

Mickey对那些事件的罪疚感引发了他不能对女性的行为进行判断（他认为判断是一种"攻击"）。他也认同了他的父亲，"他永远是你想遇见的

---

[20] "彗星"——Blackman（2003a，2010）

最温柔的人,"其父亲从来也没有批评过谁。因此,对于 Pam,Mickey 无论是批评,还是做出判断,都很缓慢和迟钝。

Mickey 离开了 Pam,他感到很悲伤。但他发展出了对与自己约会的女人的比较好的判断能力。大约七个月之后,Pam 打电话给他,说"想与他谈谈。"他向我谈起他第一次花了两个月时间来理解的相同过程现在只需花两分钟就完成了:首先,他很激动地听她说话,并且他们进行了热情的和有趣的交流。当他问她有关她男朋友的事情时,她说她需要空间,但现在对她伤害了 Mickey 表示道歉。几分钟之内,他就认识到又在重复旧的模式,于是他告诉她不要再给他打电话了。

几个月之内,Mickey 遇到了一个他很感兴趣的女士,她似乎更加稳定,而且对于结婚和生孩子的事情并不感到为难和拘谨。

写下长长梦境的来访者

Ernest Hartmann，是纽约的一位精神分析师和睡眠研究者，多年以来他都要求接受他评估的来访者保持做"梦境记录"。在这类记录中，来访者写下了他们的梦，并带来以便用作研究材料。他把来访者梦的报告与脑电图的结果结合起来研究。研究结果非常令人好奇。[21]

来访者记录的梦，经过破译象征，能帮助你理解他们问题的各种基础要素，这些问题背后的要素在之前一直是不清楚的。另一方面，有时候，来访者会占用一次咨询的三分之二时间来读他们的梦，梦的记录是那么的冗长，以至于很难集中注意力，或得出任何能够用于治疗的结论。

记录梦的来访者正在设法遵从治疗过程，但有时候这是很困难的。遇到这些情况时，治疗师应该如何处理？

简 短 回 答

在大多数情况下，除非来访者读梦的时间太多而干扰了治疗，否则我都会仔细倾听梦里面各种有意义的线索。Alexander (1925) 在他的一篇很精彩的论文中指出，梦的片段顺序通常并置在象征着防御、愿望，以及各种内心冲突的材料中，并且这些片段的梦构成了一个故事。来访者所报告第一个或最后一个梦的片段提供的材料，可以帮助治疗师阐述和理解来访者的问题。

我通常不会轻易干扰来访者对他们所记录梦的报告过程。我一般会跟随着片段梦的顺序，而且这个顺序是非常有用的。当来访者开始报告

---

[21] E. Hartmann (1973, 1982).

他们记录的长梦时，我每隔一两分钟会说些什么，我会打断来访者演绎的那部分，去澄清在梦的那个部分究竟发生了什么。当我这样做时，我就会有充足的时间去记住这个梦发生了什么，这也会帮助正在报告梦的来访者（和我）始终与梦的各个片段保持联系。

在来访者报告完长梦之后，我会仔细检查我认为最有意义的六或七个梦的片段。[22]

举例 1

Darlene，女性，已婚，两个女儿已经长大，并都已经结婚了，她一直存在性功能的抑制。她一直能意识到自己对性活动的矛盾感受，这让她很心烦，并妨碍了她26年去享受与丈夫性生活的快乐。在他们应该很自由地享受性快乐的时刻，她一直是有困难的。

在一次治疗中，她带来了她记录下来的梦的报告：

我在某种形式的朗诵会上。在我坐在观众席上。有一个我认识的女人，她过去是我上高中时的老师。她是一个非常专横的人。她时时刻刻都对我发号施令，我很不喜欢她那样做。我走出了屋子。

现在，我站在一条跑道上，像置身在一场时装表演赛一样。我穿着这身漂亮的、闪闪发光的衣服。场面真是富丽壮观！全部是我从来就没有穿过的那一类衣服。衣服的后背有着长长的裂缝，但不失雅致风格。我穿着这身衣服看起来确实艳丽多彩，我在跑道上来回走着并感到非常的成功。我知道有人在看着我，这也让我感觉到很杰出和得意。

不知道怎么回事，我身在一座木制建筑的顶楼上。这座建筑物看起来有点像我儿时生长的房子，有一个死去的女人，全身的穿着都是黑色，躺在一间卧室中。我没有走进去。相反，我走进了另一间屋子。因为什么原因，我从窗户跳了出去，那有几层楼高，但我掉落在一类环礁湖里面。尽

---

[22] 如果来访者正在接受分析，我正坐在长沙发后面，我可能会草草记录下梦中有关片段顺序的材料，所以我不用打断来访者的叙述。一般情况下，我在做面对面心理治疗时是不做记录的。

管水非常的凉，我才注意到这里是黑暗和朦胧的。那里有一些男人，但我很害怕鳄鱼。我感到非常的恐惧，于是醒来了。

她大概花了20分钟极其详细地叙述完了她记录的梦。我们能够看到的是，在第一个梦的片段中，Darlene对自己"坐在观众席上"感受到了挫折。这反映了在她还是一个小女孩时，当她的妈妈赞扬他的哥哥时，她的感受是怎样的。她记得自己总是被妈妈的态度所"贬低"。

第二个梦的片段似乎反映了以下女性的愿望：变得很漂亮，被美慕和赞美，以及不害羞。我把第一个片段梦（妈妈的指责）与罪疚感的象征做了联接，这罪疚感来源于性欲望，并产生了她的性功能抑制。

第三个梦的片段有点复杂，暗示了她感觉到了与她的妈妈（死了的女人）竞争的危险。她想逃离她的妈妈（从窗户跳了出去）。但自由给她带来了与男人有性活动的危险（鳄鱼和环礁湖里面的男人）。她也把水与她的两个孩子的出生做了联接，她"破水了"[23]（掉落湖中）指向劳动结束了。

这些想法与她想有另一个孩子的愿望相对应；但是她的丈夫拒绝再要一个孩子。理智上她认为有两个孩子很好，但她一直想要一个男孩儿。现在她有两个女儿。想有一个男孩儿的愿望是复杂的，之后我们花了几个月来理解它；他们是"黑暗和朦胧的"。

最后，第三个片段梦象征着Darlene在她的两个女儿出生之后产生的自杀想法。当她每次超越母亲的时候就会出现罪疚感。她每次生女儿都感觉自己是成功的，她养育自己女儿的方式要比当年母亲养育自己的方式好很多。她发誓不把自己的女儿当作二等公民来对待。她也渴望生一个男孩儿让她的母亲感到高兴，尽管母亲公开地更加喜欢她的哥哥。

---

[23] 羊膜囊过早破裂。

详 细 回 答

S. Freud (1900) 认为记录梦可能会阻抗对梦的理解。当来访者把梦写下来的时候，他们倾向于记录得不准确。

有些来访者会忘记他们曾经写下来的内容。他们只是读着梦的记录，并不想去研究它们，而只是想要治疗师"告诉我这些梦意味着什么。"

通常情况下，治疗师其实不知道这些梦意味着什么。治疗师需要做梦人的一些想法——与梦的各种不同方面有关的想法，才能准确地理解梦的象征——特别是关于特定的内心冲突的象征。倘若来访者写下了很长的梦的记录，但不能告诉你他们对这些梦的一些想法，那么这些梦：(a) 充当了回避与治疗师关系变得亲密的一种方式，(b) 通过记录过程被歪曲了和"过滤了"，以及 (c) 能够把治疗师导向一种"切边"(tangential) 的分析，甚至是"野蛮"的分析[24]。当治疗师开始投射他们自己的内心冲突到来访者身上，或者治疗师开始不用根据来自梦者的信息而做出野蛮猜测的时候，野蛮分析就发生了。

记录梦的女性来访者通常都是在庇护她们对手淫的冲突——通常她们对揭示手淫活动和幻想是不自在（抑制）的。记录和阅读长长的梦实际上是一种"精神手淫"(mental masturbation)，通过这种活动，女性来访者：(a) 象征性地回避了对自己手淫幻想的讨论；(b) 在一种伪装的形式中，通过"自己玩弄自己"的方式，实现了手淫幻想；以及 (c) 不让治疗师参与进去。

不让治疗师参与进去有几种常见的意义。一种意义是缓解关于情感亲密的焦虑。这种起源于3岁前并在青春期再现的焦虑是常见的"罪魁祸首"，导致成年女性对性活动的抑制。

在第一生殖器期[25]和青春期，"让男人参与进入"承担着性的象征。

---

[24] S. Freud (1900).

[25] 年龄是 2 - 7 岁之间。参见 Blackman (2010)，第 10 章。

长长的梦记录报告，因此也能够象征着让治疗师"参与进入"的愿望（一个男性或女性治疗师可能象征着一个男性——侵入私人秘密领域），但来访者通过阅读梦这样的个人活动把治疗师排除在外。

记录梦可能显示了对写作过程的象征，正如在以下一封邮件中所描述的那样，这封邮件是我在网络培训项目（CAPA）中教授的一位中国学生治疗师 Chang Wan 写给我的。

举例2

在网络视频课程期间，Chang Wan 报告到她在另一个课堂中呈现案例材料时，有一种很不情愿的感觉。材料涉及一个名字叫 Mu Ling 的罹患广场恐惧症的女性病人，她对自己悄悄偷看男人裆部感到很羞愧。

在课堂上，我提到了一种所谓一致性认同的反移情（Racker, 1953），这时治疗师无意识地认同了接受治疗的来访者。我告诉 Chang Wan，我怀疑她可能认同了来访者 Mu Ling。换句话说，就像 Mu Ling 在公共场所一样，Chang Wan 在其他课堂上害怕被羞辱。

在这个讨论之后，Chang Wan 给我发了一封邮件如下[26]：

亲爱的Jerry：

非常地感谢你的解释，以及鼓励我把这个案例报告发给你。这使我感到突然精神振作了。在你的课堂上，我没有时间告诉你有关我的案例和我自己最有趣的事情。我现在在这里向你暴露一下。

在这次治疗中，我感觉很放松和 Mu Ling 也很亲近。在当天的晚上我睡觉前，我又思考了一下 Mu Ling。她害怕暴露她自己的什么？我在几年前也有过同样的感受，直到现在我有时仍旧有这种感受。带着这个问题，我睡着了，然后在第二天周六的早上我做了一个梦。这个梦似乎回答了我的那个问题：

---

[26] 治疗师（化名）给我写了使用这封信的授权。Mu Ling 也是假字。在我以前的书中曾经描述过这个案例 (Blackman, 2011)。

"我平躺在床上，一下子看见了我的阴茎。它新鲜而强壮，光滑而细长，直挺着像一只钢笔，细的像手指。我并不感到吃惊。我知道这是我的阴茎。我想把它藏起来，我感到害羞，而且我不想让其他人看见它。

我看着他，一个中年男人，躺在床的另一边，他的阴茎很粗大，而且松弛。他仍然在睡觉。似乎有一个中年女人在他旁边。我看不清楚她是谁。"

我认为这个梦向我讲述了俄狄浦斯情结。我渴望父亲的阳具，与父亲认同，希望我自己是个男孩子，拥有更大的权力、能量和成功。我拒绝我女性的身份，所以我不能看清楚母亲，希望她是看不见的。

阴茎像一只钢笔，这意味着我想在写作上拥有更多的成就…，这是我第一次用英文报告这个案例。这个过程非常艰难，但很有帮助。为我的来访者而努力…也让我感到了强壮有力。我很渴望展现我自己，但对此也感到害怕，想把我的雄心和竞争力隐藏起来，就像以前那样。

今天（上完课之后）我想起了一部电影，"公主日记"（Princess Diary）。这部电影我看过很多遍。讲述了一个灰姑娘的故事，一位不引人注目的和自卑的少女最后成为了一位活泼机灵的、有责任的、勇敢的公主。这也是我做的梦。

咨询和治疗你的来访者的家庭成员

心理治疗师经常会评估和治疗彼此生活在同一个家庭中的几个成员。[27]有些治疗师同时为兄弟姐妹和母亲提供个别心理治疗。这种治疗方法之所以兴起，我认为是因为 Virginia Satir、John Bell、Murray Bowen 和 Salvador Minuchin 这些治疗师所开创的家庭治疗的工作。

尽管在家庭冲突涉及上小学和上初中的孩子们时，家庭治疗工作是有帮助的，但我的感觉是在青春期的中期或后期，孩子已经形成了自己的个性化，此时很少有家庭治疗是成功的。

所以，治疗师可以分别治疗丈夫和妻子吗？治疗师应该分别治疗父母和孩子吗？同时还是顺序为他们提供治疗？

简 短 回 答

绝大多数时候，依我看来，尝试去治疗全部"核心的"家庭成员不是一个好主意。有一个例外是以孩子为中心的咨询，这时你可以尝试帮助并建议父母如何与学龄前儿童、小学儿童或青春期早期的少男少女相处。

当父母们并不能认同他们自己是治疗的主体时，治疗师向父母指出他们的内心冲突可能会引发对咨询的阻抗。他们可能会从他们需要治疗的打算中退缩。在极好的条件下，父母能够认识到他们是有问题的，我一般会把他们转诊给我的同事去做个别治疗和／或夫妻治疗。我认为这种解决问题的方法非常好。

我一般不去治疗兄弟姐妹，其原因如下：

---

[27] 我知道有一个案例，治疗师设法在家庭治疗中治疗一对老年夫妻和他们已经结婚了的儿子。治疗结果是一个灾难。

- 大多数青少年都有轻度的猜疑——害怕告诉你他们秘密的事情。如果你也同时治疗他们的兄弟姐妹，那么他们将会变得更加防御（压抑）。

- 兄弟姐妹之间的竞争性将不可避免地被治疗师所激发出来。如果治疗师允许兄弟姐妹同时来看你（即便是他们想来），你可能会激发出竞争性的愤怒。

通常情况下，当治疗师治疗的来访者是一个精神病性患者时，治疗师需要突破保密性协议。如果精神病性来访者已经结婚了，治疗师可能需要会见他/她的配偶，以便获取关于他们是如何与人相处和生活的资料。精神病性来访者通常需要接受住院治疗和再住院治疗，也需要对他们的服药进行调整。通常治疗师需要与他们密切来往的家庭成员进行个别会见。最好的办法是获得接受你治疗的精神病性来访者的知情同意之后，你再去会见他们的家庭成员。要不然，你可以一起会见来访者、其配偶、管理人员，以及其他人。

举例1

Dan，男性，25岁，有部分功能，是所谓"走动的"（ambulatory）精神分裂症患者，他的父亲孤独地生活在另一个州。Dan 的父亲从我的一个同事那里知道了我的名字，给我打了电话，并支付了他儿子的治疗费用。这个治疗（支持性心理治疗）一直持续了两年，治疗期间 Dan 变得越来越稳定。

小技巧

治疗师要避免掉入个别会见来访者的配偶的陷阱中。他们可能会告诉你一个具有破坏性的"秘密"，而这个秘密将会造成你不能维持中立的冲突。

最后，Dan 逐渐能够进行自我支持，在另一个州找到了教学的职位，那个州是他母亲（他已经好几年没有见到过母亲了）居住的地方，他计划搬到离母亲近一点的地方去住。在他的整个治疗过程中，经过Dan的允许，我与他父亲通过几次电话，通报了Dan病情的最新进展。Dan同意我这样做，而且我也能从其父亲那里知道一些信息，这对我来是很重要的事情。

详 细 回 答

曾经相当长一段时间，如果来访者的配偶想向我进行个别咨询，我会允许他们这样做（但来访者必须知情同意）。这将会为我提供一些对方的信息，通常是很有趣的，有时候会促进我对来访者的共情。

然而，我现在已经不这样做了。其中一个原因是，存在婚姻问题的来访者很可能会离婚。当他们离婚时，如果你这对配偶分别做咨询，他们可能都想要你作为他们离婚的见证人。如果其中有一个人与你做咨询，你都很难维持住保密协议，如果他们两个人同时与你做咨询，维持保密协议就更加困难了。

另外一个严重的问题是，其中一个配偶或者两个配偶都有可能欺骗另一个人。如果其中一个人向你坦白了这个问题，即使你曾经都与他们签署过知情同意书，这个信息也会把你放在一个不中立的位置上。例如，正在接受你治疗的一位女性来访者想让你会见她的丈夫。在与她的丈夫单独会见的时候，他坦白说他有婚外情，但要求你不要告诉他的妻子。即使你与来访者签署了保密的知情同意，但你现在知道了她的丈夫正在做一些破坏婚姻的事情。你很可能会感觉到有责任去帮助正在接受你治疗的女性来访者，尽管她的丈夫想让你为他保密。这种情景也能够以另一种方式发生，如果你正在治疗一位男性来访者，他的妻子向你坦白了她有婚外情，并需要你为她保密。

治疗师可以设法"处理"所有这些事情，但你一定是不好开口说，至少你会感到头疼和为难。我的建议是，干脆别干这事，除非你是在做婚姻治疗，而且在一开始你就要让夫妻清楚，你不会为他们双方彼此保密。

在我的职业生涯中，曾经只有一次，我成功地治疗了一对父母后继续为他们其中的一个孩子提供了治疗。

举例2

Eleanor 一直都工作太努力，忽视了她的孩子们，现在她非常痛苦于自己的执念，并对什么事情都很担心。我们经过了长达三年的治疗才理解了她的强迫观念，而且最后她成功地与我结束了治疗。

大约一年之后，她打电话给我说她女儿的事情，她女儿叫 Jennifer，正在上高中，发展出了轻度的神经性厌食症。她要求我评估一下 Jennifer，并且问我能不能为她提供心理治疗。Jennifer 知道我曾经治疗过她的妈妈，但这对于妈妈和女儿来说都不是问题。Jennifer 实际上对我可以帮助她是有信心的，因为我曾经成功地帮助过她的妈妈。

Jennifer 的治疗是一个短程治疗，是在她高中毕业前6个月期间进行的。她的厌食症相对是急性发作，但不严重，并不需要住院治疗。Jennifer 大约低于正常体重10公斤，她一直故意限制进食量。厌食症行为的象征很容易就能被理解：

1. Jennifer 很害怕离开家和离开妈妈。

2. 她退行到了口欲期的防御机制（关于食物的冲突），这就分散了她对一个困难决定的注意力，这个决定就是要不要与她的男朋友性交，她的男友和她一样，也要马上高中毕业上大学了。

3. 她从来就不能面对自己指向母亲的愤怒。她的妈妈总是全神专注于（强迫）她的安全，她对此感到非常地怨恨。这种怨恨与对妈妈的爱形成了冲突，并导致了她的一些罪疚感，所以她就同时：

    a. 用不吃饭来惩罚自己；

    b. 象征性地表达了她想依赖妈妈的愿望，妈妈知道如何照料她吃饭和做其他事情。

有趣的是，在她妈妈曾经接受我治疗期间，这个母亲停止了许多对女儿的过度保护行为，而她的女儿是知道这个情况的。这种改善使我治疗女儿的厌食症变得比较容易一些。

Jennifer 并没有完成她的治疗，因为她要从高中毕业了，尽管她的体重增加了5公斤。她打算去欧洲学习两个月。然后她计划在秋天进入常春藤联盟大学上学。我把她转介给她大学所在城市的一位同事，她接受了转介。我四年之后听说她在大学三年级的时候与我的同事成功地结束了心理治疗，之后她大学毕业了。

来访者"不明白或不知道"：
他们是在否认，还是精神病的表现？

有严重心理紊乱的来访者会告诉他们的治疗师一些听起来不真实的事情，这种情况并不少见。他们可能会构思出一些有悖常理的事情，似乎不能"搞明白"他们周围发生了什么，使用一些奇怪的冗词进行表达，或者干脆指责别人。

治疗师如何把"否认"（防御）与"现实检验功能受损"（缺陷）区分开来呢？

简 短 回 答

"否认"意味着来访者有能力看清现实，但因为有些事情是痛苦和心烦的，他们告诉自己那些事情不是真实的。他们否认的方式可能是：对自己说那是不存在的，使用某些魔术性咒语，进行某种行为或动作，或者发展出某种幻想。[28]如果来访者对现实有着非常好的把握，但他们正在使用否认机制来保护他们自己不受某些痛苦感受的影响，那么他们对治疗师这样的解释通常都会有所反应。

换句话说，治疗师可以试探着对来访者说，"我相信你没有注意或关注这个现实的情境，因为它会让你感到非常的痛苦。"如果你的来访者具备完整的现实检验功能、整合功能，以及抽象功能，他们将会对你的解释做出情感和认识方面的反应，即他们一直是如何对一些痛苦和危险情境进行忽视的。

---

[28] A. Freud（1936）。

如果来访者只是在简单的现实问题上与治疗师争论，而不能看到他们在否认，治疗师可能需要处理他们现实检验能力的崩溃——所引发的妄想。他们的治疗将包括对他们环境的管理，支持性技术的使用，以及服用药物。

详　细　回　答

来访者可能会通过某些行为和活动来进行否认（内在和外在）现实。

举例1

Rick，一位当地的精神科医师，来找我督导一个住院病人的案例。他在急症室对 Rita 进行了评估。Rita 是另外一家医院手术室的技师。两年前，她与 Wendell 有过一个孩子，Wendell 是一位男性主教牧师，他已经与其他人结婚了。在 Rita 看急诊之前，Wendell 去了她的房子，并与她发生了争吵而且还动了手，尽管他们有由法院承认的禁止双方暴力行为令。他们的孩子还在寄养中心孤儿院。

此后不久，Rita 过量服用了抗抑郁剂西酞普兰，在急诊室里面显得焦虑不安；她的亲戚把她送到急症室。当 Rita 看到 Rick 时，她非常害怕，她认为自己将再也不会看到她的孩子了。她害怕 Wendell 会劫持她的孩子，然后从美国消失。Rick 从她的亲戚那里得知，Wendell 一直保持着牧师的位置，他的妻子显然宽恕了他的不忠行为，而且他们在做婚姻治疗。

Rick 向 Rita 表示她的孩子不会有危险，而且她对牧师的担心也是不切合实际的。Rick 还对她说，她没有关注现实情况，而且她过量服药的行为也不是基于现实情境的。Rita 指责 Rick 什么情况也不了解就下结论：孩子总归会被绑架的。她没有理由再活下去了。她想要尽快出院，去自杀。在看护人阻止她出院之后，她威胁要起诉这些人。

> **小技巧**
>
> 　　治疗师尝试去解释来访者对显而易见现实的否认可能是非常有用的技术：如果来访者能理解你的解释，那么领悟取向的治疗可能就会有效；如果他们不能理解你的解释，那么你将会知道来访者是比较严重的精神问题，而且有可能需要药物治疗。

　　在那个时刻，急症室工作人员申请了一个临时看护令行动，目的是能把 Rita 暂时留在医院里面。她平静了下来，但当她被转移到精神科病房时，她又喊大叫，"我要出去，我要抗议！"

　　我向 Rick 指出，他面质 Rita 对现实的"否认"是失败的。这个失败是一种非常有用的诊断性和预后性工具，它帮助治疗师澄清了 Rita 的妄想性思维。[29] 现在 Rick 知道了，帮助 Rita 理解她错误知觉的象征性意义的治疗将是无效的。Rita 需要服用神经阻滞剂药物（抗精神病性药物）。

举例2

　　Jimmy，男性，37岁，工程师，因自杀想法（不伴自杀未遂）而接受住院治疗。当我在门诊见到他的时候（他出院之后），他已经在服用抗抑郁剂了。他和他的妻子 Leila 分居，但没有离婚。Leila 抚养着他们的两个孩子。

　　在 Leila 挂断了 Jimmy 的电话之后，Jimmy 就被收入住院治疗了。

　　Leila 打电话请求 Jimmy 在周末临时照看一下孩子，因为她要去另外一个州见她的一个男性朋友——一种"柏拉图式的关系"。Leila 在那里从周五待到周日才回来。当 Liela 回来时，她便要求 Jimmy 离开她的房子。Jimmy 便回到了自己的公寓，然后给 Leila 打电话劝说她并要求她回来一起住。然而她拒绝了他的要求，Jimmy 坚持认为 Leila 邀请他去照顾孩子

---

[29] 参见 Blackman（2003a），第8章。

就意味着她想重新与他在一起。

当 Leila 拒绝 Jimmy 的时候，他就说她道德品行很坏。他威胁说如果 Leila 不回来与他重新团聚，那他就去自杀。Leila 便把电话挂断了，然后就报了警，警察把 Jimmy 带走了，并把他送到了精神病院。

当我听完了这个故事，并了解了更多关于他们婚姻的历史情况之后，似乎对我来说，Leila 可能与其他男人有婚外情，而且在她与 Jimmy 结婚之后，她可能一直与这个男人有来往。我向 Jimmy 指出，"你不断地给你妻子打电话，以及不断地与妻子争吵，你正是用这样的行为方式努力让你自己相信你还没有失去她。"

Jimmy 开始与我争论。他说，"那好，那为什么她要我去她住的地方，并要求我临时照看孩子呢？"我回应道，"最有可能的是因为你来照顾孩子的价格最合适——免费。无论如何孩子也需要看见你，所以她就可以免费让你临时照看孩子，以及同时也让孩子们见到了你。她这样做的行为其实并不意味着她想回来与你一起过日子。你曲解了她的这个行为，因为在你的愿望里面她并不是真的要离开你。如果你认为你妻子将会与你和解的话，那你正在开自己的玩笑。她不会与你和解了，而且她已经有了另一个男朋友。"

这个时刻，Jimmy 哭了，并且连哭带叫喊了大约十分钟。他大声说，"她根本就不知道她在干什么！她正在破坏这个婚姻！也正在伤害孩子们！"我同意他的意见，离婚对于孩子们来说是痛苦的，而且 Leila 确实正在破坏婚姻。然而，他对于妻子的决定没有任何应对办法。于是他哭泣得更厉害了。

最后，我解释道，他的自杀想法表明了他把指向妻子的很多暴怒转向了他自己，因为他感觉到无助。他表示同意我的解释。

我会见了 Jimmy 两次。他的自杀企图消失了。因为他的保险公司赔付签约不在我这里，我把他转介给了与他的保险公司签约的治疗师那里。

大约十年之后，我接到了正在为他提供治疗的精神科医师的咨询信件。我给她回了电话。她说 Jimmy 仍然对离婚这件事感到很心烦，但还是接受了。他的前妻已经再婚了。自从我对 Jimmy 进行治疗之后，他没有再尝试自杀行为或住院治疗。

问题在于，在这种情况下，我对 Jimmy 否认现实的面质是有效的，并帮助 Jimmy 从有严重的自杀冲动状态转向了能够面对他生活中痛苦现实的状态。在这种帮助下，他能够"明白了"：一旦他停止了否认现实真相，他就能调节他的行为和相应的期望以便适应现实。

如何改进诊断和选择治疗技术

本节包括两部分内容：

在 A 部分中，我重温了在问题1中所提到的一些技术的特性。关于这部分内容更多的描述可以在其他参考书中找到。[30]

在 B 部分中，我对诊断性特征进行了更加详细的描述。为了使你们更容易上手[31]，我把在评估和治疗过程中能看到的各种不同现象罗列出来，以便进一步指导你在治疗中帮助来访者时，可以说什么或做什么。

---

[30] Volkan (2011), Brenner (2006), Blackman (2003a, 2010).

[31] Blackman (2010).

A. 关于支持性和解释性技术的更多描述

各种支持性技术

使用说明

让来访者告诉你更多关于他们来咨询你的原因。对他们在工作中和人际关系中通常会说什么和做什么的详细情况进行提问，以及提问他们曾经尝试过什么样的解决方法。

各种干预

- 就言语或行为向来访者提出建议。
- 治疗师通过描述你将如何做来示范来访者。
- 称赞来访者的积极功能或他们的贡献。
- 在合适的时候，同意来访者的意见。
- 与来访者辩论可选择的其他观点和可能性。
- 劝说来访者相信治疗师是正确的。
- 给（或建议）药物治疗，以便缓解来访者的痛苦情绪。.
- 教授（给他们信息）有关婚姻、人际关系，以及儿童养育的知识。
- 让来访者对他们的选择安心（不断保证）（如果他们的选择似乎是恰当的）。
- 鼓励健康的处世方式和兴趣爱好。
- 鼓励来访者表达被阻塞的悲伤（帮助他们"发泄"情绪）。
- 劝诫来访者的某些行为。（"你需要向你的老板说那件事情"。）
- 送来访者住院治疗。（如果来访者对他们自己或其他人构成了严重危险的情况下）。

各种解释性技术

使用说明

有些来访者是做事情比较主动的人，他们不需要指导，立刻就能谈论他们自己。另外一些来访者需要一些帮助才能开始谈他们自己。需要你向他们解释他们应该告诉你什么内容，也就是，来访者要谈的所有想法和感受包括以下内容：

● 他们的主诉；

● 他们过去和现在的重要人际关系；

● 他们做的梦和白日梦；

● 他们对治疗师所说话的反应；

● 关于治疗的其他想法，包括好的和坏的；

● 在他们与你谈话时，他们出现的任何偶然的想法。

探索技术（Exploration）

在首次评估访谈期间，治疗师需要询问十二个问题，如下：

1. 什么问题困扰着你？

2. 这个问题是什么时候和在什么情况下发生的，以及问题已经持续发生多久了？（寻找急性应激因素。）

3. 你与谁生活在一起？（了解他们的生活的一般结构。）

4. 你是如何进行自我支持的？

5. 你信任任何人吗？或者你有一些朋友吗？（获得一个关于"客体关系"问题的概念——建立亲密，信任关系的能力。）

6. 在你现在危机的关系中存在什么样的主题（你是否有一个主题）？（了解关于目前冲突的资料。）

7. 你是否存在内科、妇产科或外科的问题？你现在正在服用什么药物？（反应和期望是什么？）

8. 你过量饮酒或使用药物吗？（冲动控制问题。）

9. 你涉及任何法律诉讼吗？（他们的道德良心、动机、价值观和对你的潜在风险。）

10. 你曾经考虑过或尝试过杀死你自己或他人吗？如果是，什么时候和如何做的？（自杀风险、情感容受）

11. 在你看不到任何人的时候，你听到过有什么人或什么东西与你讲话吗？（现实检验能力是否受损）

12. 你认为有人在监视你，和／或谈论你，和／或密谋反对你吗？（现实检验能力是否受损）

当一个接受心理评估的来访者生活中有几个朋友，并且以上评估中最后五个问题都回答"不，或没有"时，在治疗中我通常会提问很少的问题，而是去构想和讨论来访者的防御（来访者的防御会让治疗师有提问题的想法和冲动）[32]，这样做通常是有效果的。

当治疗师提问太多的问题时，来访者可能会与你合作，但经过几次谈话后他们就会停止治疗。当治疗师在治疗中用提问问题代替了提及防御的时候（参见下面内容），来访者就会感到被侵入了，而且会变得愤怒（问题77），因此就会产生罪疚感，因为治疗师一直对他们是友善的。所以，他们为了回避掉所有这些冲突[33]，只能变得更加防御，并且不再回来会见治疗师。这似乎有点不好懂：来访者是那么合作地回答治疗师的各种提问——但顺从的表现是在防御内心愤怒的反抗——来访者内心的愤怒会通过稍后不再出席治疗的行为而"见诸行动"。

面质技术（Confrontation）

治疗师让来访者意识到他们的无意识防御或无意识性格特质的技术。

---

[32] 关于如何才能发现无意识防御的讨论，请参见Blackman (2003a)，第6章节。也有几个"反提问规则"的例外，请参见Blackman (2010)，第4章节。

[33] 参见 Dorpat (2000)。

举例

治疗师可以说，"你在开玩笑吧，可是我想告诉你这些对你来说其实是一种痛苦。"

一般情况下，治疗师不要去面质各种情感。我通常不会说这样的话，"我认为你在生气"（这就是在面质情感）。我可能会这样说，"我认为不知道因为什么你似乎意识不到（或在隐藏，或在逃离）你很愤怒"（面质防御）。

澄清技术（Clarification）

治疗师总结和概括出一个来访者的模式，治疗师已经看清了这个模式，但是来访者还不清楚。举个例子，治疗师可以这样说，

"从你所告诉我的信息和材料来看，你曾经避开了与你第一任妻子的性生活，现在你又找到了回避现任妻子的借口，而且你似乎对与我讨论你的问题也感到很困难和不自在（抑制）。"

解释当下技术（Current-day Interpretation）[34]

治疗师对来访者的各种愿望、罪疚感、现实、情感和防御等相关的当下各种内心冲突进行解释的技术。

举例

治疗师可以说，"Jim，我认为阻止你进入你妻子轿车里面的恐慌，实际上在一个小时前你就开始感受到了，那个时候你妻子因为你说了脏话而指责你。首先，你感觉到被贬低了，但由于你太过于尴尬和羞耻，以至于你自己不能去思考你的恐慌感。你妻子的苛求性批评也让你对她很愤

---

[34] 关于妥协形成和动力性解释的定义，请参见Brenner (2006) and Blackman (2003a, 2003b)。

怒，但像平常一样，你对自己变得愤怒而又有了罪疚感。为了减轻这种罪疚感和羞耻感，你变得被动了，并向你妻子致歉。但是，我认为，你其实并没有认识到这一点，你因为自己的被动性而生你自己的气，同时你也因为你妻子的假正经而指责她。当你不上她的车时，那就出现了一种‘完美的攻击’：你表达了要逃离她的愿望，同时你的愤怒也指向了她，但恰恰是你的道歉反过来缓解了你的罪疚感。"如果来访者（Jim）要求治疗师重复一遍所有这个解释，你务必要对他再说一遍你刚才说的话。

解释移情和阻抗技术

治疗师需要发现来访者在治疗中是如何与你不合作的（不遵循治疗协议和设置）。来访者所做的事情或所说的话都是在对抗治疗协议和设置，这是因为他们基于一种预期，即他们预期你将会与他们过去所经历的那些人（父母、亲戚、朋友，甚至老师）一样。

解释梦、白日梦和手淫幻想技术

做梦的来访者报告他们对梦各个不同方面的各种想法，然后，在做梦者的帮助下，治疗师要探索被隐藏着的各种愿望和情感的象征性意义，并发现能够解释做梦者主诉部分和精神病理其他部分的各种防御。治疗师也可以针对来访者的白日梦[35]和手淫幻想[36]做同样的工作。

重构过去和现在技术（Reconstruction of the Past or Present）

治疗师尝试去构想在最近或遥远的过去来访者曾经发生过什么——这些是他们不能回忆起来的——并向来访者呈现出你有依据的推测和解释。如果治疗师的推测和解释接近于正确或准确的，那么来访者将会用新的记忆和想法来肯定或否定你的推测和解释。这个技术的使用有时候会

[35] Raphling (1996).

[36] Marcus and Francis (1975).

为他们现在一些明显的非理性想法提供一些解释和说明[37]。如果来访者不记得任何新的东西，或者他们不能看到他们的问题与你的推测和思考有任何联系的话，治疗师的推测和解释极有可能是错误的；在这种情况下，治疗师千万不能对来访者施加任何压力。

---

[37] Blum (2005).

B. 关于诊断的更多知识

基本心理功能（各种自我功能）、
超我、自我力量和客体关系

AIRS, SE, ES, OR[38]

1. AIRS：指抽象、整合、现实检验、自我－保护（Abstraction/ Integration/Reality-testing/Self-preservation）四个基本心理（自主性自我）功能

在成年人当中，以下四个基本心理（自主性自我）功能中的任何一个功能都可能存在某种程度的损害（缺陷）：

● 抽象功能（abstraction）

● 整合功能（integration）

● 现实检验功能（reality testing）

● 自我－保护功能（self-preservation）

基本自我功能损害可以由以下原因导致：

● 遗传因素

● 躯体疾病

● 大脑组织病变

● 严重的、强烈的情感

治疗师可以使用表1中的法则，差不多像这样：

有基本自我功能缺陷的来访者不应该选择解释性治疗技术；这些来

---

[38] 在本节中，我使用了首个字母缩写词，以便帮助我的学生们能记住这些最重要的心理状态评估原则。

访者不具备足够的自我力量来容受这类技术产生的效应[39]。当治疗师判断来访者存在基本自我功能缺陷时，你的首要的治疗目标是缓解他们的痛苦情绪，以便帮助他们去适应现实。

表 1   诊断法则

自我功能损害	治疗原则
抽象、整合和现实检验受损	服用神经阻滞剂药物
伴随自杀未遂（自我–保护功能受损）	增加抗抑郁剂药物
伴随情感容受能力受损，导致易激惹、睡眠障碍、音联、意念飘忽、思维奔逸（躁狂症状）	增加抗躁狂药物和／或情感稳定剂药物
伴随睡眠–觉醒周期紊乱	增加睡眠药物

如果只是经历了单纯创伤情境的来访者，诸如强暴和集中营的幸存者，有些治疗师可能不愿意给予他们药物治疗。遭受精神创伤的来访者（意味着淹没性情感使他们的组织和思考功能崩溃了）需要支持性治疗：言语表达（情绪疏泄）和共情性理解。那些患有影响大脑功能疾病（各种中毒、嗜络细胞瘤、大脑星状细胞瘤）的患者首先需要治疗他们的原发性躯体疾病。

在判断力和适应性方面（另外两个重要自我功能）表现出困难的来访者是一个问题混合体，有些人严重到不可治。尽管有些患者需要支持性治疗技术（问题1和101[A]），但大多数患者的痛苦源自于引发他们错误行为的各种内心冲突和人格问题。治疗师要探索和发现他们的移情和防御性操作（逆恐性态度，被动性）和各种内心冲突，并去解释它们。

2. SE：超我（Super Ego）功能（F.I.R.E.–L.I.G.H.T.S.）

超我功能缺陷可以发生在正常成年人的态度中，如表2所列。

超我功能包括十个维度（FIRE-LIGHTS），一个成年人的超我功能中

---

[39] 关于相反的意见，请参看 Rosen (1953)，Boyer (1986)，和 Searles (1976)。

FIRE 缺乏的越多：公平（Fairness）、正直（Integrity）、可信赖（Reliability）和伦理道德（Ethics），以及 LIGHTS 缺乏的越多：法制意识（Lawfulness）、理想（Ideals）、罪疚（Guilt）、诚实（Honesty）、信用（Trustworthiness）和羞愧（Shame），那么他们就越多具有精神变态（或反社会）的人格特质，他们表现出来的问题也就越严重。

超我功能中具有多重维度严重缺陷的成年人通常是完全不可能被任何手段和技术治疗的。妄想性、暴力性谋杀犯和对儿童的施虐性强奸犯，用比喻来说吧，他们罹患了精神疾病中已经转移了的恶性黑色素瘤，完全无可救药。他们可能有着悲惨的生活故事，可能是被其他人虐待的受害者，但是对这类道德良心严重损害的人还有益处的唯一帮助，那就是通过我们的矫正系统或其他专门拘留机构所提供的那种类型的拘留或监管。

有些人似乎在他们的道德良心方面有"缺陷"（"空隙"），但实际上他们的超我并没有问题。他们有可能是：

● 强迫观念－冲动的人，他们通过一些不道德的、非法的，以及诸如此类的行为防御性地破坏了他们的道德良心强加给他们的控制。（他们的"见诸行动"涉及"抵消"和"挑衅而被惩罚"，都是为了缓解罪疚感。）

表 2　超我十个维度（FIRE-LIGHTS）

正常超我功能	超我功能缺陷
公平（Fairness）	做决定前不考虑事实。
正直（Integrity）	与自我理想不一致。
可信赖（Reliability）	不能履行承诺。
伦理道德（Ethics）	不能遵循知道的道德规范。
法律意识（Lawfulness）	违反社会法律。
理想（Ideals）	没有自我目标和追求。
罪疚（Guilt）	对所犯错误不能自我批评
诚实（Honesty）	经常不说真话。
信用（Trustworthiness）	不能托付秘密
羞愧（Shame）	不关心其他人的意见和看法

- 不成熟的人（超我的各种成分还没有完全发展出来）——这就是
  关于许多青少年犯罪在法律上更加宽容的原因。[40]

与自恋性精神变态病理不一样，这些人是可以被治疗的。

3. ES：自我力量（Ego Strengths）

- 冲动控制能力的损害可以存在于以下情况中：过度肥胖、贪食症、
  性成瘾、药物和酒精成瘾、不忠行为、剧烈的脾气爆发。当发现
  冲动控制能力存在缺陷时，通常治疗会要求团体支持、支持性建
  议和/或认知－行为技术（诸如在治疗中教会他们进行现实检验）。

  ▲ 在一些特殊的案例中，冲动性是一种防御方式，治疗师要设法
    与来访者讨论他们的冲动性是如何被用来缓解痛苦的。例如，
    治疗师可以对来访者说，"你是想用过量进食（或过量饮酒）
    的方式来缓解你痛苦的悲伤"（防御抑郁性情感）。如果来访者
    把冲动性作为一种防御手段，那么来访者将会体验到一种痛苦
    情感被释放（哭泣或变得悲伤）的感受，并且会更多地思考他
    们的痛苦。如果冲动性不是一种防御，来访者有可能会用类似
    这样的话回应你，"我只是喜欢喝酒，仅此而已。"

- 情感容受能力的损害会引起来访者工作和注意力集中方面的困难
  和问题。如果情感容受性存在缺陷，那么那些其他人能够正常承受
  的稍微强烈的情绪刺激，或是轻微的情绪波动，都会导致来访者其
  他自我功能的崩溃。

  ▲ 导致这种情感容受能力脆弱的原因通常是童年早期安全－组织
    的依恋关系被破坏，或者是青春期个性化发展的失败。

  ▲ 当成年人在情感容受性方面比较脆弱的时候，他们会遭受注意
    集中功能的崩溃之苦，这时诊断很容易与注意缺陷障碍（ADD，

---

[40] 有一首电影歌曲精彩地阐述了青少年行为不良的诊断和治疗方法选择的问题，即西区故
事中的"警官克虏伯"（*"Officer Krupke"in West Side Story*）。

一种注意能力发展迟滞的疾病）相混淆。

▲ 对于情感容受性脆弱的成年人的治疗可能需要抗焦虑药物和 / 或抗抑郁剂类药物，包容（支持性倾听和吸收来访者的各种感受）技术[41]，以及其他的支持性技术——只要来访者的 AIRS（自主性自我功能）差不多是完整的。

● 包容原初思考过程（Containing primary process）是自我力量的第三个维度，当这个维度的功能受损并变薄弱时，原处思考过程中的一些象征性意象、梦样意象就会穿透包容并进入意识——导致了"怪诞的"想法。表达怪诞想法的患者会把治疗师看作是病人和像外行一样的人。患者原处过程闯入意识中的内容越多，他们就越需要服用神经阻滞剂药物。通常情况下，在这类案例中，AIRS（自主性自我功能）也是受损的。

4. OR：客体关系（Object Relations, Warm-E.T.H.I.C.S.）功能

如果 AIRS（自主性自我功能）是受损的，那么来访者表现出以下客体关系功能十个维度的困难时，他们就需要服用神经阻滞剂类药物和关系技术来进行处理。客体关系功能的十个维度可以缩写为 Warm-ETHICS，其代表了是各个维度能力，包括：温暖热情（Warmth）、共情（Empathy）、信任（Trust）、抱持环境（Holding environment）、身份（Identity）、亲密（Closeness）、和关系中的稳定性（Stability）。

如果 AIRS 功能是完整的，但上面斜体黑字部分描述的"客体关系"维度受损的话，治疗师可以使用解释技术，支持技术[42]和关系技术。

关系技术包含治疗师通过一些自我暴露来试图调整来访者在信任和情感亲密维度上的弱势功能。在为成年人提供的治疗中，自我暴露可能会因为性的因素而变得复杂（来访者会感受到治疗师的自我暴露充其量是一种取笑，或者最坏的情况是治疗师在向他们搭讪）；在治疗中要想理

---

[41] Bion (1963).

[42] Volkan (2009).

解这种复杂的互动现象，来访者必须要具备足够的抽象能力。

如果 AIRS（自主性自我功能）和自我力量（OS）的损害不严重，以及客体关系功能也仅仅是轻度损害（也就是说，当来访者的信任、共情和亲密的能力只是存在轻度或中度问题时），解释性技术是有效的。在这种情况下，你可以面质来访者：

- 无意识的人际疏远；
- 引发某种防御的身份丧失的恐惧感；
- 建立起亲密与疏远轮替出现的不同模式来防御"自体客体融合性焦虑。"[43]

总结：诊断、治疗选择和技术

当 AIRS，SE，ES，OR 这些心理功能全部是完整的时候，解释内心冲突是有效的。没有心理（自我）功能缺陷的来访者，他们在治疗中将：

- 完全迅速地信任治疗师；
- 不会由于他们体验到的各种强烈感受而分心和烦扰（一些来访者告诉我，"我不是来这里享受舒服的！我是来解决问题的！"）；
- 能够重新整合他们发现的新知识，为的是能够进一步改善他们的适应和减轻他们的症状。

随着 AIRS、SE、ES、OR 这些心理功能的缺陷严重程度的增加，来访者对解释技术的有效反应也就越来越少。当这些心理功能更多的缺陷呈现出来时，必须要增加支持性干预和药物治疗技术。

当 AIRS、SE、ES、OR 这些心理功能表现相当好的时候，心理治疗继续推进，同时需要：

- 面质防御

---

[43] Akhtar (1994).

- 澄清模式和冲突
- 解释（动力学解释）目前与愿望、罪疚、情感和防御相关的内心冲突；
- 探索并找出以下材料的意义（并做出解释）：
  - ▲ 梦
  - ▲ 与过去经历（验）的联接
  - ▲ 阻抗
  - ▲ 对治疗师的移情，它们是基于来访者个人生活不同阶段和不同人的经验。

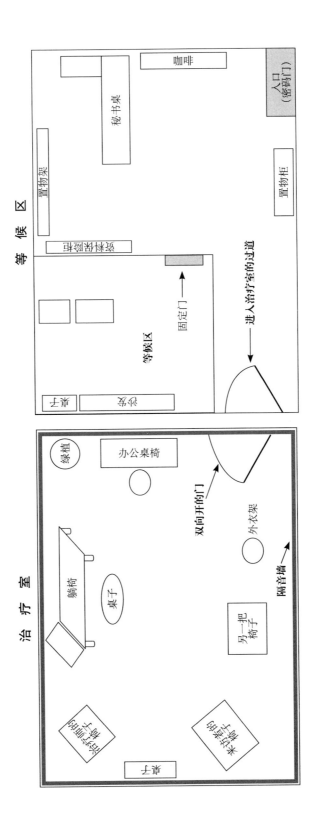

参考文献

Abend, S. (1975). An analogue of negation. *Psychoanalytic Quarterly* 44:631–637.

Abraham, K. (1923). Contributions to the theory of the anal character. *International Journal of Psychoanalysis* 4:400–418.

Adatto, C. (1970). Snout-hand behavior in an adult patient. *Journal of the American Psychoanalytic Association* 18:823–830.

Adkins, D. (Director). (2001). *Novocaine* [Motion picture]. United States: Artisan Entertainment.

Aisenstein, M. (2007). On therapeutic action. *Psychoanalytic Quarterly* 76S:1443–1461.

Akhtar, S. (1994). Object constancy and adult psychopathology. *International Journal of Psychoanalysis* 75:441–455.

Akhtar, S. (1996). "Someday.." and "if only.." fantasies: Pathological optimism and inordinate nostalgia as related forms of idealization. *Journal of the American Psychoanalytic Association* 44:723–753.

Akhtar, S. (Ed.). (2011). *The electrified mind: Developmental, pathological and therapeutic problems in the era of email and the Internet*. Lanham, MD: Jason Aronson.

Alexander, F. (1925). Dreams in pairs and series. *International Journal of Psychoanalysis* 6:446–452.

Almansi, R. (1960). The face-breast equation. *Journal of the American Psychoanalytic Association* 8:43–70.

Alpert, A. (1959). Reversibility of pathological fixations associated with maternal deprivation in infancy. *Psychoanalytic Study of the Child* 14:169–185.

American Psychiatric Association. (2000). *Diagnostic and statistical manual of mental disorders* (4th ed., Text rev.). Washington, DC: Author.

American Psychiatric Association Practice Guidelines. (2012). Assessing and treating suicidal behaviors: A quick reference guide. *Psychiatry Online*.

Arlow, J. (1979). The genesis of interpretation. *Journal of the American Psychoanalytic Association* 27S:193–206.

Arlow, J. (1995). Stilted listening: Psychoanalysis as discourse. *Psychoanalytic Quarterly* 64:215–233.

Bach, S. (2006). *Presentation at to the annual meeting of the Virginia Psychoanalytic Society*. Charlottesville, VA, April 26.

Beck, A. (1967). *Depression: Causes and treatment*. Philadelphia: University of Pennsylvania Press.

Beck, A. (1983). Cognitive therapy of depression: New perspectives. In P. J. Clayton & J. E. Barrett (Eds.), *Treatment of depression: Old controversies and new approaches* (pp. 265–290). New York: Raven.

Beebe, B. (2004). Faces in relation. *Psychoanalytic Dialogues* 14:1–51.

Beebe, B., & Lachmann, F. (1988). The contribution of mother–infant mutual influence to the origins of self- and object -representations. *Psychoanalytic Psychology* 5:305–337.

Bion, W. (1963). *Elements of psycho-analysis.* London: Heinemann.

Bion, W. (1970). *Attention and interpretation.* London: Tavistock.

Bird, B. (1955). *Talking with patients.* Philadelphia, PA: Lippincott.

Blackman, J. (1994). Psychodynamic technique during urgent consultation interviews. *Journal of Psychotherapy Practice and Research* 3:194–203.

Blackman, J. (1997). Teaching psychodynamic technique during an observed analytic psychotherapy interview. *Academic Psychiatry* 35:148–154.

Blackman, J. (2002). On childless stepparents. In S. Cath & M. Shopper (Eds.), *Stepparenting: Creating and recreating families in America today.* New York: Routledge pp. 168–182.

Blackman, J. (2003a). *101 defenses: How the mind shields itself.* New York: Routledge.

Blackman, J. (2003b). Dynamic supervision concerning a patient's request for medication. *Psychoanalytic Quarterly* 72:469–475.

Blackman, J. (2010). *Get the diagnosis right: Assessment and treatment selection for mental disorders.* New York: Routledge.

Blackman (2011). Defenses in the 21st century. *Synergy: Psychiatric writing worth reading* 16(2):1–7.

Blatt, S. (1992). The differential effect of psychotherapy and psychoanalysis with anaclitic and introjective patients: The Menninger Psychotherapy Research Project revisited. *Journal of the American Psychoanalytic Association* 40:691–724.

Blatt, S. (1998). Contributions of psychoanalysis to the understanding and treatment of depression. *Journal of the American Psychoanalytic Association* 46:723–752.

Blechner, M. (2007). Approaches to panic attacks. *Neuro-Psychoanalysis* 9:91–100.

Bleuler, E. (1950). *Dementia præcox—Or the group of schizophrenias.* New York: International Universities Press. (Original work published 1911)

Blos, P. (1960). *On adolescence.* New York: International Universities Press.

Blos, P. (1967). The second individuation process of adolescence. *Psychoanalytic Study of the Child* 22:162–186.

Blum, H. (2005). Psychoanalytic reconstruction and reintergration. *Psychoanalytic Study of the Child* 60:295–311.

Blum, H., & Galenson, E. (1978). The psychology of women. *Journal of the American Psychoanalytic Association* 26:163–177.

Bollas, C. (1999). On the loss of confidence in psychoanalysis. *International Psychoanalytical Association (IPA) Newsletter* 8(2).

Bonovitz, C. (2011). Evolving personifications: The contribution of interpersonal theory to an understanding of development. *Contemporary Psychoanalysis* 47:578–587.

Bowlby, J. (1944). Forty-four juvenile thieves: Their characters and home-life. *International Journal of Psychoanalysis* 25:19–53.

Boyer, B. (1986). Technical aspects of treating the regressed patient. *Contemporary Psychoanalysis* 22:25–44.

Brazelton, T., Christophersen, E., Frauman, A., Gorski, P., Poole, J., Stadtler, A., & Wright, C. (1999). Instruction, timeliness, and medical influences affecting toilet training. *Pediatrics* 103(Supplement):1353–1358.

Brenner, C. (1959). The masochistic character: Genesis and treatment. *Journal of the American Psychoanalytic Association* 7:197–226.

Brenner, C. (1982). *The mind in conflict.* Madison, CT: International Universities Press.

Brenner, C. (2006). *Psychoanalysis: Or mind and meaning.* New York: Psychoanalytic Quarterly.

Bretherton, I. (1992). The origins of attachment theory: John Bowlby and Mary Ainsworth. *Developmental Psychology* 28:759–775.

Brooks, R. (Director). (1977). *Looking for Mr. Goodbar* [Motion picture]. United States: Paramount Pictures.

Brown, S. (2003). *The crush.* New York: Grand Central Publishing/Hachette Book Group.

Buie, D. (1981). Empathy: Its nature and limitations. *Journal of the American Psychoanalytic Association* 29:281–307.

Calef, V., & Weinshel, E. (1981). Some clinical consequences of introjection: Gaslighting. *Psychoanalytic Quarterly* 50:44–66.

Celenza, A. (2006). Sexual boundary violations in the office. *Psychoanalytic Dialogues* 16:113–128.

Centers for Disease Control and Prevention. (2011, October 19). *More than 1 in 10 in U.S. take antidepressants.*

Charcot, J. (1877). *Lectures on the diseases of the nervous system: Delivered at La Salpêtrière.* Translated by Sigerson, G. London: New Sydenham Society (published 1881).

Clarke, S. (2008). *Promiscuous.* New York: Aphrodisia Press.

Cohen, K. (2008). *Loose girl: A memoir of promiscuity.* New York: Hyperion.

Cohen, M. (1993). The negative therapeutic reaction, maternal transference, and obsessions. *American Journal of Psychoanalysis* 53:123–136.

Dewald, P. (1982). Serious illness in the analyst: Transference, countertransference, and reality responses. *Journal of the American Psychoanalytic Association* 30:347–363.

Dorpat, T. (2000). *Gaslighting, the double-whammy, interrogation, and other methods of covert control in psychotherapy and analysis.* Northvale, NJ: Aronson.

Easser, B. R. (1974). Empathic inhibition and psychoanalytic technique. *Psychoanalytic Quarterly* 43:557–580.

Erikson, E. (1950). *Childhood and society.* New York: Basic Books.

Erikson, E. (1968). *Identity, youth, and crisis.* New York: W.W. Norton.

Fine, B., Brenner, C., & Waldhorn, H. (1975). *Alterations in defenses during psychoanalysis.* New York: International Universities Press.

Firestein, S. (2001). *Termination in psychoanalysis and psychotherapy.* Madison, CT: International Universities Press.

Fishkin, R., & Fishkin, L. (2011). The electronic couch: Some observations about Skype treatment. In S. Akhtar (Ed.), *The electrified mind: Developmental, pathological and therapeutic problems in the era of email and the Internet.* Northvale, NJ: Aronson, pp. 99–112.

Fonagy, P., Gyorgy, G., Jurist, E., & Target, M. (2005). *Affect regulation, mentalization, and the development of self.* New York: Other Press.

Fournier, J., DeRubeis, R., Hollon, S., Dimidjian, S., Amsterdam, J., Shelton, R., & Fawcett, J. (2010). Antidepressant drug effects and depression severity. *Journal of the American Medical Association* 303(1):47–53.

Freud, A. (1936). *The ego and the mechanisms of defense.* New York: International Universities Press.

Freud, S. (1900). The interpretation of dreams. *Standard Edition* 4:5.

Freud, S. (1901). The psychopathology of everyday life. *Standard Edition* 6:vii–296.

Freud, S. (1905). Fragment of an analysis of a case of hysteria. *Standard Edition* 7:1–122.

Freud, S. (1910). "Wild" psycho-analysis. *Standard Edition* 11:219–228.

Freud, S. (1913). On beginning the treatment (further recommendations on the technique of psycho-analysis I). *Standard Edition* 12:121–144.

Freud, S. (1916). Some character-types met with in psycho-analytic work. *Standard Edition* 14:309–333.

Freud, S. (1917). Mourning and melancholia. *Standard Edition* 14:237–258.

Freud, S. (1919). "A child is being beaten": A contribution to the study of the origin of sexual perversions. *Standard Edition* 17:175–204.

Freud, S. (1923). The Ego and the Id. *Standard Edition* 19:1–66.

Freud, S. (1926). Inhibitions, symptoms and anxiety. *Standard Edition* 20:75–176.

Gabbard, G. (1994a). On love and lust in erotic transference. *Journal of the American Psychoanalytic Association* 42:385–403.

Gabbard, G. (1994b). Sexual excitement and countertransference love in the analyst. *Journal of the American Psychoanalytic Association* 42:1083–1106.

Gabbard, G. (1996). The analyst's contribution to the erotic transference. *Contemporary Psychoanalysis* 32:249–272.

Gaiman, N. (2002). *Coraline*. New York: HarperCollins.

Galenson, E., & Roiphe, H. (1980). The preoedipal development of the boy. *Journal of the American Psychoanalytic Association* 28:805–827.

Gill, B. (1998). *Cilantro*.

Glover, E. (1931). The therapeutic effect of inexact interpretation: A contribution to the theory of suggestion. *International Journal of Psychoanalysis* 12:397–411.

Glover, E. (1968). *The technique of psycho-analysis*. New York: International Universities Press.

Goldberg, A. (2002). Self psychology since Kohut. *Progress in Self Psychology* 18:1–13.

Goldberger, M. (1988). The two-man phenomenon. *Psychoanalytic Quarterly* 57:229–233.

Good, M. (Ed.). (2005). *The seduction theory in its second century: Trauma, fantasy, and reality today* (2nd ed.). Madison, CT: International Universities Press.

Goodman, A. (1998). *Sexual addiction: An integrated approach*. Madison, CT: International Universities Press.

Gray, J. (1993). *Men are from Mars, women are from Venus*. New York: HarperCollins.

Gray, P. (1994). *The ego and the analysis of defense*. Madison, CT: International Universities Press.

Greenson, R. (1972). Beyond transference and interpretation. *International Journal of Psychoanalysis* 53:213–217.

Greenson, R. (2008). The working alliance and the transference neurosis. *Psychoanalytic Quarterly* 77:77–102.

Gutheil, T., & Gabbard, G. (1993). *The concept of boundaries in clinical practice: Theoretical and risk-management dimensions*. American Psychiatric Association.

Hanson, C. (Director). (2005). *In her shoes* [Motion picture]. United States: Twentieth Century Fox.

Harar, R., Kumar, S., Saeed, M., & Gatland, D. (2004). Management of globus pharyngeus: Review of 699 cases. *Journal of Laryngology and Otology* 118:522–527.

Hartmann, E. (1973). *The functions of sleep*. New Haven, CT: Yale University Press.

Hartmann, E. (1982). From the biology of dreaming to the biology of the mind. *Psychoanalytic Study of the Child* 37:303–335.

Hartmann, H. (1939). *Ego psychology and the problem of adaptation.* New York: International Universities Press.

Hartmann, H. (1965). *Essays on Ego psychology.* New York: International Universities Press.

Herzog, J. (1980). Sleep disturbance and father hunger in 18- to 28-month-old boys—The Erlkönig syndrome. *Psychoanalytic Study of the Child* 35:219–233.

Herzog, J. (2001). *Father hunger: Explorations with children and adults.* Hillsdale, NJ: Analytic Press.

Hoch, P., & Polatin, P. (1949). Pseudoneurotic forms of schizophrenia. *Psychiatric Quarterly* 23:248–276.

Jaffee v. Redmond. (1996). *The federal psychotherapist-patient privilege [Jaffee v. Redmond, 518 U.S. 1]: History, documents, and opinions.*

Joffe, W., & Sandler, J. (1979). Adaptation and individuation: An illustrative case. *Bulletin of the Anna Freud Centre* 2:127–161.

Johnson, A., & Szurek, S. (1952). The genesis of antisocial acting out in children and adults. *Psychoanalytic Quarterly* 21:323–343.

Kanzer, M. (1952). The transference neurosis of the Rat Man. *Psychoanalytic Quarterly* 21:181–189.

Karme, L. (1981). A clinical report of penis envy: Its multiple meanings and defensive function. *Journal of the American Psychoanalytic Association* 29:427–446.

Kernberg, O. (1975). *Borderline conditions and pathological narcissism.* New York: Aronson.

Kernberg, O. (1998). Aggression, hatred, and social violence. *Canadian Journal of Psychoanalysis*, 6:191–206.

Killingmo, B. (1989). Conflict and deficit: Implications for technique. *International Journal of Psychoanalysis* 70:65–79.

Kirsch, I., Moore, T., Scoboria, A., & Nicholls, S. (2002). The Emperor's new drugs: An analysis of antidepressant medication data submitted to the U.S. Food and Drug Administration. *Preventive Treatment* 5, Article 23.

Kleeman, J. A. (1966). Genital self-discovery during a boy's second year—A follow-up. *Psychoanalytic Study of the Child* 21:358–392.

Kliman, G., & Rosenfeld, A. (1983). *Responsible Parenthood: The child's psyche through the six-year pregnancy.* New York: Henry Holt.

Knight, R. (2005). The process of attachment and autonomy in latency. *Psychoanalytic Study of the Child* 60:178–210.

Kohut, H. (1959). Introspection, empathy, and psychoanalysis—An examination of the relationship between mode of observation and theory. *Journal of the American Psychoanalytic Association* 7:459–483.

Kohut, H. (1971). *The analysis of the self.* New York: International Universities Press.

Kramer, S. (1983). Object-coercive doubting: A pathological defensive response to maternal incest. *Journal of the American Psychoanalytic Association* 31S: 325–351.

Kramer, S., & Akhtar, S. (1988). The developmental context of internalized preoedipal object relations—Clinical applications of Mahler's theory of symbiosis and separation-individuation. *Psychoanalytic Quarterly* 57:547–576.

Kramer, S., & Prall, R. (1978). The role of the father in the preoedipal years. *Journal of the American Psychoanalytic Association* 26:143–161.

Kramer-Richards, A. (1992). The influence of sphincter control and genital sensation on body image and gender identity in women. *Psychoanalytic Quarterly* 61:331–351.

Kris, A. (1981). On giving advice to parents in analysis. *Psychoanalytic Study of the Child* 36:151–162.

Langs, R. (1973). *The technique of psychoanalytic psychotherapy.* New York: Jason Aronson.

Lauper, C. (1983). Girls just want to have fun. On *She's So Unusual* [Record].

Lehr, E. D. (1975). *King Lehr and the gilded age.* New York: Arno Press. (Original work published 1935)

Levin, S. (1969a). A common type of marital incompatibility. *Journal of the American Psychoanalytic Association* 17:421–436.

Levin, S. (1969b). Further comments on a common type of marital incompatibility. *Journal of the American Psychoanalytic Association* 17:1097–1113.

Levy, K., Wasserman, R., Scott, L., Zach, S., White, C., Cain, N., Clarkin, J., Kernberg, O. (2006). The development of a measure to assess putative mechanisms of change in the treatment of borderline personality disorder. *Journal of the American Psychoanalytic Association* 54:1325–1330.

Lewin, B. (1948). The nature of reality, the meaning of nothing, with an addendum on concentration. *Psychoanalytic Quarterly* 17:524–526.

Lewin, B. (1955). Dream psychology and the analytic situation. *Psychoanalytic Quarterly* 24:169–199.

Loeb, F. (1982). Generalization as a defense. *Psychoanalytic Study of the Child* 37:405–419.

Lorand, S. (1937). Dynamics and therapy of depressive states. *Psychoanalytic Review* 24D:337–349.

Lorand, S., & Console, W. (1958). Therapeutic results in psycho-analytic treatment without fee—(Observation on therapeutic results). *International Journal of Psychoanalysis* 39:59–64.

Mahler, M. (1968). *On human symbiosis and the vicissitudes of individuation.* New York: International Universities Press.

Mahler, M., Pine, F., & Bergman, A. (1975). *The psychological birth of the human infant.* New York: Basic Books.

Makari, G. (2008). *Revolution in mind: The creation of psychoanalysis.* New York: HarperCollins.

Malawista, K., Adelman, A., & Anderson, C. (2011). *Wearing my tutu to analysis and other stories: Learning psychodynamic concepts from life.* New York: Columbia University Press.

Marcus, I. (1971). The marriage-separation pendulum: A character disorder associated with early object loss. In I. Marcus (Ed.), *Currents in psychoanalysis.* New York: International Universities Press, pp. 361–83.

Marcus, I. M. (1980). Countertransference and the psychoanalytic process in children and adolescents. *Psychoanalytic Study of the Child* 35:285–298.

Marcus, I. (2004). *Why men have affairs.* Jefferson, LA: Garrety Printing.

Marcus, I., & Francis, J. (1975). *Masturbation from infancy to senescence.* New York: International Universities Press.

Masterson, J., & Rinsley, D. (1975). The borderline syndrome: The role of the mother in the genesis and psychic structure of the borderline personality. *International Journal of Psychoanalysis* 56:163–177.

Mayo Clinic. (2012). *Stress management.*

McCrae, C., Wilson, N., Lichstein, K., Durrence, H., Taylor, D., Bush, A., & Riedel, B. (2003). "Young old" and "old old" poor sleepers with and without insomnia complaints. *Journal of Psychosomatic Research* 54:11–19.

McDevitt, J. (1983). The emergence of hostile aggression and its defensive and adaptive modifications during the separation-individuation process. *Journal of the American Psychoanalytic Association* 31:273–300.

McDevitt, J. (1997). The continuity of conflict and compromise formation from infancy to adulthood: A twenty-five-year follow-up study. *Journal of the American Psychoanalytic Association* 45:105–126.

Menninger, K. (1933). Psychoanalytic aspects of suicide. *International Journal of Psychoanalysis* 14:376–390.

Mitchell, S. (1990). Discussion: A relational view. *Psychoanalytic Inquiry* 10:523–540.

Mitchell, S. (2000). You've got to suffer if you want to sing the blues. *Psychoanalytic Dialogues* 10:713–733.

Moffat. (2002). *Coupling*, Season 3, Episode 4, "Remember This."

Moloy, P., & Charter, R. (1982). The globus symptom: Incidence, therapeutic response, and age and sex relationships. *Archives of Otolaryngology* 108:740–744.

Nichols, M. (Director). (2004). *Closer* [Motion picture]. United States: Columbia Pictures.

Novick, J., & Novick, K. (1996). *A fearful symmetry: The development and treatment of sadomasochism.* Northvale, NJ: Aronson.

Paniagua, C. (1997). Negative acting in. *Journal of the American Psychoanalytic Association* 45:1209–1223.

Paniagua, C. (1998). Acting in revisited. *International Journal of Psychoanalysis* 79:499–512.

Parens, H. (1991). A view of the development of hostility in early life. *Journal of the American Psychoanalytic Association* 39S:75–108.

Parker, K. (2008). *Save the males: Why men matter, why women should care.* New York: Random House.

Parker, R. B. (2009). *Night and day.* New York: PG Putnam's Sons/Penguin.

Person, E. (1986). Male sexuality and power. *Psychoanalytic Inquiry* 6:3–25.

Pine, F. (1985). *Developmental theory and clinical process.* New Haven, CT: Yale University Press.

Pizzi, C., Rutjes, A., Costa, G., Fontana, F., Mezzetti, A., & Manzoli, L. (2011). Meta-analysis of selective serotonin reuptake inhibitors in patients with depression and coronary heart disease. *American Journal of Cardiology* 107(7):972–979.

Porter, C. (1934). *Anything goes* [Record].

Racker, H. (1953). A contribution to the problem of countertransference. *International Journal of Psychoanalysis* 34:313–324.

Raphling, D. (1989). Fetishism in a woman. *Journal of the American Psychoanalytic Association* 37:465–491.

Raphling, D. (1996). The interpretation of daydreams. *Journal of the American Psychoanalytic Association* 44:533–547.

Renik, O. (1996). Knowledge and authority in the psychoanalytic relationship. *Psychoanalytic Quarterly* 55:1–265.

Renik, O. (1998). Getting real in analysis. *Psychoanalytic Quarterly* 67:566–593.

Renik, O. (1999). Playing one's cards face up in analysis. *Psychoanalytic Quarterly* 68:521–539.

Roose, S., & Johannet, C. (1998). Medication and psychoanalysis: Treatments in conflict. *Psychoanalytic Inquiry* 18:606–620.

Roose, S., & Stern, R. (1995). Medication use in training cases: A survey. *Journal of the American Psychoanalytic Association* 43:163–170.

Rosen, J. (1953). *Direct analysis: Selected papers.* New York: Grune and Stratton.

Rothfuss, P. (2009). *The name of the wind.* New York: Daw Books.

Rothfuss, P. (2011). *The wise man's fear.* New York: Daw Books.

Rothstein, A. (1998). *Psychoanalytic technique and the creation of analytic patients.* Madison, CT: International Universities Press.

Sadock, B., Sadock, V., and Ruiz, P. (2009). *Kaplan and Sadock's Comprehensive Textbook of Psychiatry.* Phila.: Lippincott, Williams, & Wilkins, pp. 1432–3, 1486–7, & 1523.

Sander, F. (2004). Psychoanalytic couple therapy. *Psychoanalytic Inquiry* 24:373–386.

Sandler, J. (1960). The background of safety. *International Journal of Psychoanalysis* 41:352–356.

Sandler, J. (1981). Character traits and object relationships. *Psychoanalytic Quarterly* 50:694–708.

Sarnoff, C. (1976). *Latency.* New York: Aronson.

Schilder, P. (1939). The psychology of schizophrenia. *Psychoanalytic Review* 26:380–398.

Schlesinger, H. J. (1995). The process of interpretation and the moment of change. *Journal of the American Psychoanalytic Association* 43:663–688.

Schur, M. (1966). *The id and the regulatory principles of mental functioning.* New York: International Universities Press.

Schwaber, E. A. (1998). From whose point of view? The neglected question in analytic listening. *Psychoanalytic Quarterly* 67:645–661.

Searles, H. (1965). *Collected papers on schizophrenia and related subjects.* New York: International Universities Press.

Searles, H. (1976). Psychoanalytic therapy with schizophrenic patients in a private practice context. *Contemporary Psychoanalysis* 12:387–406.

Seinfeld, J. (Creator.). (1990–1998). *Seinfeld* [Television program].

Semuels, A. (2009, February 24). Television viewing at all-time high. *Los Angeles Times.*

Shakespeare, W. (1602). *Hamlet.*

Sheets-Johnstone, M. (2002). Taking Freud's "bodily ego" seriously. *Neuro-Psychoanalysis* 4:41–44.

Shengold, L. (1967). The effects of overstimulation: Rat people. *International Journal of Psychoanalysis* 48:403–415.

Sifneos, P. (1987). *Short-term dynamic psychotherapy: Evaluation and technique.* New York: Springer.

Spitz, R., & Wolf, K. (1946). Anaclitic depression—An inquiry into the genesis of psychiatric conditions in early childhood, II. *Psychoanalytic Study of the Child* 2:313–342.

Stein, M. (1988). Writing about psychoanalysis: II. Analysts who write, patients who read. *Journal of the American Psychoanalytic Association* 36:393–408.

Stevenson, D. (2000). *Not so innocent.*

Stoller, R., Buxbaum, E., & Galenson, E. (1976). Psychology of women—(1) Infancy and early childhood; (2) Latency and early adolescence. *Journal of the American Psychoanalytic Association* 24:141–160.

Stolorow, R., & Atwood, G. (1989). The unconscious and unconscious fantasy: An intersubjective-developmental perspective. *Psychoanalytic Inquiry* 9:364–374.

Tarachow, S. (1963). *An introduction to psychotherapy.* New York: International Universities Press.

Ticho, E. (1972). The development of superego autonomy. *Psychoanalytic Review* 59:217–233.

Volkan, V. (1982). *Linking objects and linking phenomena.* New York: International Universities Press

Volkan, V. (1988). *Six steps in the treatment of borderline personality organization.* Northvale, NJ: Aronson.

Volkan, V. (2009). *Searching for the perfect woman: The story of a complete psychoanalysis.* Lanham, MD: Jason Aronson.

Volkan, V. (2011). *Psychoanalytic technique expanded: A textbook on psychoanalytic treatment.* Istanbul, Turkey: OA Publishing.

Waelder, R. (2007). The principle of multiple function: Observations on over-determination. *Psychoanalytic Quarterly* 76:75–92. (Original work published 1936)

Warner, S. L. (1991). Psychoanalytic understanding and treatment of the very rich. *Journal of the American Academy of Psychoanalysis and Dynamic Psychiatry* 19:578–594.

Wilson, C., Hogan, C., & Mintz, L. (1992). *Psychodynamic technique in the treatment of the eating disorders.* Northvale, NJ: Aronson.

Winnicott, D. (1953). Transitional objects and transitional phenomena—A study of the first not-me possession. *International Journal of Psychoanalysis* 34:89–97.

Wolfe, B. (1985). The costs of compliance. *Progress in Self Psychology* 1:147–163.

Wolfe, T. (1987). *The bonfire of the vanities.* New York: Picador.

Wyler, W. (Director). (1946). *The best years of our lives* [Motion picture].

Yoest, C. (2007). *Reasoned audacity.*